北京大学第三医院 组织编写

# 临床诊治要点与盲点

## 呼吸系统疾病

主编 贺蓓 肖毅

人民卫生出版社

图书在版编目（CIP）数据

临床诊治要点与盲点 . 呼吸系统疾病 / 北京大学第三
医院组织编写 . —北京：人民卫生出版社，2017
　ISBN 978-7-117-24283-7

Ⅰ.①临… Ⅱ.①北… Ⅲ.①呼吸系统疾病 – 诊疗
Ⅳ.①R4 ②R56

中国版本图书馆 CIP 数据核字（2017）第 055123 号

| 人卫智网 | www.ipmph.com | 医学教育、学术、考试、健康， |
| | | 购书智慧智能综合服务平台 |
| 人卫官网 | www.pmph.com | 人卫官方资讯发布平台 |

临床诊治要点与盲点：呼吸系统疾病

组织编写：北京大学第三医院
出版发行：人民卫生出版社（中继线 010-59780011）
地　　址：北京市朝阳区潘家园南里 19 号
邮　　编：100021
E - mail：pmph @ pmph.com
购书热线：010-59787592　010-59787584　010-65264830
印　　刷：北京铭成印刷有限公司
经　　销：新华书店
开　　本：710×1000　1/16　印张：20
字　　数：370 千字
版　　次：2017 年 6 月第 1 版　2017 年 6 月第 1 版第 1 次印刷
标准书号：ISBN 978-7-117-24283-7/R · 24284
定　　价：78.00 元

打击盗版举报电话：010-59787491　E-mail：WQ @ pmph.com
（凡属印装质量问题请与本社市场营销中心联系退换）

# 《临床诊治要点与盲点：呼吸系统疾病》编委会

**主　编**

贺　蓓　北京大学第三医院

肖　毅　北京协和医院

**副主编**

文仲光　中国人民解放军总医院第一附属医院

张睢扬　中国人民解放军火箭军总医院

马迎民　首都医科大学附属北京朝阳医院

沈　宁　北京大学第三医院

**编　委**（按病例出现顺序排列）

魏晓阳　中国人民解放军总医院第一附属医院

马　楠　中国人民解放军总医院第一附属医院

马凌云　中国人民解放军总医院第一附属医院

肖　燕　中国人民解放军总医院第一附属医院

杨　薇　北京大学第三医院

朱　红　北京大学第三医院

丁艳苓　北京大学第三医院

王　飞　北京大学第三医院

王建丽　北京大学第三医院

周庆涛　北京大学第三医院

聂理会　首都医科大学附属北京胸科医院

王　隽　首都医科大学附属北京胸科医院

蔡宝云　首都医科大学附属北京胸科医院

段鸿飞　首都医科大学附属北京胸科医院

初乃惠　首都医科大学附属北京胸科医院

# 序　言

　　正确诊断和治疗患者，是临床医师所期待的。但由于有些疾病复杂疑难，常常可能发生误诊、漏诊，甚至误治。本书由具有丰富临床经验的临床专家，从介绍病例开始，将诊治过程中的要点和盲点加以分析，每个章节都凝聚着临床实践过程中的经验、教训，十分宝贵，希望能够通过这样的写作实现临床"经验"的"传"与"授"。

　　本书与以往病例讨论和疾病专著有所不同：

　　本书追求抓住重心，但求精而专。读者会注意到，当本书作者提出"要点"后，会就"点"而不是病例本身展开话题，而以后的讨论和诊治叙述，可能不是来自教科书，或者是没有"标准答案"，而是更多来自临床实践。在读者读完一个章节后，可以获得临床思维的方法，而不仅仅是对一个疾病的认识。

　　本书中的"盲点"，是临床中误认为是正确、而实际上是错误的"点"，这些也是诊治过程中的"要点"，本书作者提出的"盲点"，多是与年轻医师们经验不足或者横向思维不够有关，本书以"盲点"形式提出，是希望引起更多关注，并启发大家的深入思考。

　　本书并没有涵盖全部呼吸系统疾病，而是围绕诊治中较常遇到的问题展开，突出临床思维过程，并可达到举一反三的目的。希望本书能够成为年轻医生成长的良师益友。

北京大学第三医院　呼吸与危重症医学科

贺蓓

2017. 3. 20

# 目　录

# 第一章　肺部感染性疾病

# 病例1  判断社区获得性肺炎病原体的基础要点

**【关键词】** 社区获得性肺炎　病原体

## 【引言】

社区获得性肺炎（community-acquired pneumonia，CAP）的本质是由病原体引起的肺实质炎症，确定引起 CAP 的病原体是初始经验性选择抗菌药物的关键。引起 CAP 最常见的病原体为肺炎支原体（mycoplasma pneumoniae，MP）、肺炎链球菌（streptococcus pneumoniae，SP）和流感嗜血杆菌，三者约占 50%~60%；其次为卡他莫拉菌、肺炎衣原体（chlamydia pneumoniae，CP）、金黄色葡萄球菌、大肠埃希菌、肺炎克雷伯杆菌、铜绿假单胞菌、肠球菌、厌氧菌及军团菌等；广义引起 CAP 的病原体还包括结核分枝杆菌、真菌、病毒及原虫等。此外，因不同病原体的混合感染导致的 CAP 也较为常见，如肺炎支原体和细菌的混合感染，细菌和病毒的混合感染，以及需氧菌和厌氧菌的混合感染等。

在我国北京和上海等多个大城市的三级甲等医院进行 CAP 病原体调查结果也显示，MP、SP 和流感嗜血杆菌是引起 CAP 前三位的病原体。CAP 病原学诊断较为困难，仍有近半数患者病原体检测阴性。由于我国经济发展存在地域性差异，抗菌药物的使用种类和强度也不尽相同，因此引起 CAP 的病原体组成及耐药性存在一定的差异，不可盲目根据国外及国内大城市、大医院的流行病学资料判断引起 CAP 的病原体，并据此选择抗菌药物，应根据当地流行病学资料及临床经验指导 CAP 的病原学诊断和治疗。如何正确判断引起 CAP 的病原体，应抓住以下要点。

## 要 点

◎ 根据人口学特征、居住环境、既往史及感染性疾病接触史判断引起 CAP 的病原体

◎ 根据临床资料判断引起 CAP 的可能病原体

## 【要点】

**要点 1：根据人口学特征、居住环境、既往史及感染性疾病接触史判断引起 CAP 的病原体**

详细了解 CAP 患者的人口学特征、居住环境、既往史及感染性疾病接触史，对判断引起 CAP 的病原体有一定的指导意义。儿童及青少年患 MP 肺炎的比例较高，随着年龄的增长，MP 肺炎的发病率逐渐降低，细菌感染的比例增加，65 岁以上的老年人细菌性肺炎的比例显著增加。既往史和引起 CAP 的一些危险因素也对判断引起 CAP 的病原体有一定的作用。

肺囊性纤维化、支气管扩张和其他结构性肺病患者多为铜绿假单胞菌属和金黄色葡萄球菌感染；慢性阻塞性肺疾病和慢性支气管炎患者多为肺炎链球菌、革兰阴性杆菌（如流感嗜血杆菌）和铜绿假单胞菌属感染；慢性误吸引起的 CAP 多为混合感染、厌氧菌和革兰阴性杆菌感染；流感继发的 CAP 多为金黄色葡萄球菌、肺炎链球菌和流感嗜血杆菌感染；静脉注射吸毒者常见病原体为金黄色葡萄球菌（包括耐甲氧西林金黄色葡萄球菌）、肺炎链球菌、厌氧菌和结核分枝杆菌；长期使用类固醇激素者应警惕曲霉菌感染；金黄色葡萄球菌和厌氧菌多见于酗酒的人；口腔卫生差或牙周炎患者多见厌氧菌感染；HIV 感染早期、CD4$^+$ T 淋巴细胞正常的患者多为肺炎链球菌、流感嗜血杆菌和结核分枝杆菌感染，而 HIV 感染晚期、CD4$^+$ T 淋巴细胞减少的患者除上述病原体外，肺孢子菌、新型隐球菌、组织胞浆菌和球孢子菌感染也常见；皮肤感染者继发 CAP 常见金黄色葡萄球菌感染；合并其他严重基础疾病，如肾功能不全、神经系统疾病、营养不良和肝脏疾病者多见肺炎链球菌、革兰阴性杆菌（如流感嗜血杆菌）和非典型病原体（如肺炎支原体、肺炎衣原体和军团菌）感染；患病前密切接触感染性疾病的患者，可能与所接触患者的病原体一致；居住或工作在一起的人群，同时或先后发病可能为同一病原体。

**要点 2：根据临床资料判断引起 CAP 的可能病原体**

CAP 患者发病情况、临床症状、化验检查结果及影像学表现不仅是诊断 CAP 及评价其严重性的重要依据，也对判断可能的病原体有一定帮助。细菌性肺炎多表现为急性起病，体温较高，咳嗽并伴有脓性痰；血白细胞总数、中性粒细胞计数及 C- 反应蛋白显著升高，出现全身炎症反应及脓毒症时降钙素原明显升高，影像学多表现为肺实质炎症。咳铁锈色痰提示肺炎链球菌感染可

能性大,咳黄色胶冻样痰肺炎克雷伯杆菌感染可能性大,咳翠绿色痰铜绿假单胞菌感染可能性大。血源性金黄色葡萄球菌肺炎往往进展迅速,表现为双肺多发浸润影,并常伴有多发空洞。

肺炎支原体肺炎多表现为高热、剧烈干咳;血白细胞总数和中性粒细胞计数正常或轻度升高,C-反应蛋白轻中度升高,降钙素原多正常,合并细菌感染上述指标则明显升高。轻症患者影像学多表现为肺间质改变,肺纹理增多、增粗及出现网格影,中、重症患者表现肺实质渗出影,甚至出现大叶性肺炎的改变。

病毒性肺炎多起病急,进展迅速,常并发呼吸功能不全;白细胞总数和中性粒细胞计数正常或降低,C-反应蛋白正常或轻度升高,影像学既可出现肺间质性病变,也可出现肺实质性渗出性病变或实变征。

## 【盲点】

### ✘ 盲点 1:反复使用同一种或同一类抗菌药物治疗 CAP

前期抗菌药物治疗的品种、剂量、给药方法、疗程及治疗反应对判断引起 CAP 的病原体以及后续经验性选择抗菌药物十分重要。杜绝反复使用同一种或同一类抗菌药物,致使病情持续加重,甚至发展为重症 CAP 的现象发生。

### ✘ 盲点 2:中、重度 CAP 患者也不需要病原学诊断

对门诊治疗的轻、中度患者,如无严重的基础疾病及耐药菌感染的危险因素,可以不进行病原学诊断,而根据 CAP 的常见病原体经验性选择抗菌药物,并观察治疗效果。对于需要住院治疗的中、重度患者,尤其是需要入住 ICU 的危重患者和初始经验性治疗失败的患者,以及可能有少见病原体感染的患者,应积极进行病原学诊断。

## 【诊治箴言】

1. 根据 CAP 患者的人口学资料,当地 CAP 常见病原体及药物敏感性、临床资料和前期抗菌药物使用情况以及治疗的效果,推断可能的病原体是初始经验性选择抗菌药物的关键。

2. 密切观察抗菌药物的疗效及进行积极的病原学诊断,对初始经验性治疗失败的患者再次选择抗菌药物十分重要。

## 【参考文献】

1. 中华医学会呼吸病学分会. 社区获得性肺炎诊断和治疗指南. 中华结核和呼吸杂志, 2006,29(10):651-655.

2. 刘又宁,陈民钧,赵铁梅,等. 中国城市成人社区获得性肺炎 665 例病原学多中心调查.

中华结核和呼吸杂志,2006,29(1):3-8.

3. 尹玉东,曹彬,王辉,等.北京地区社区获得性肺炎中肺炎支原体耐药情况的多中心调查.中华结核和呼吸杂志,2013,36(12):1-5.

4. 于学忠,周荣斌,陈旭岩,等.2015年中国急诊社区获得性肺炎临床实践指南.中国急诊医学杂志,2015,24:1324-1344.

5. 王旭,等.204例社区获得性肺炎患者抗菌药物应用分析.中国医院用药评价与分析,2015,12:1646-1648.

6. 邓伟吾.正确理解和合理使用"社区获得性肺炎"诊断和治疗指南.上海交通大学学报,2008,1057-1061.

7. 徐作军,丁可,黄慧,等.社区获得性肺炎诊断和治疗指南临床应用调查及490例病例分析.中华结核和呼吸杂志,2007,30:4424-4446.

8. John SB,Carrie LS,Samir SS,et al. The Management of Community-Acquired Pneumonia in Infants and Children Older Than 3 Months of Age:Clinical Practice Guidelines by the Pediatric Infectious Diseases Society and the Infectious Diseases Society of America Clin Infect Dis,2011,53(7):25-76.

**（中国人民解放军总医院第一附属医院　文仲光）**

# 病例 2　社区获得性肺炎也有耐药菌感染的可能

【关键词】社区获得性肺炎　经验性抗菌治疗　肺炎克雷伯杆菌　超广谱 β-
内酰胺酶

【引言】

　　社区获得性肺炎(community-acquired pneumonia,CAP)是指在医院外罹患
的感染性肺实质炎症,包括具有明确潜伏期的病原体感染在入院后潜伏期内
发病的肺炎。一般认为,引起 CAP 的病原体多为临床常见,且对抗菌药物较
为敏感的病原体,如肺炎链球菌、肺炎支原体、流感嗜血杆菌及肺炎克雷伯杆
菌等。

　　近年来,由于社会人口老龄化、心脑血管疾病、肿瘤等各种慢性病发病率
的增加,各种侵入性操作、广谱抗菌药物、肾上腺皮质激素和免疫抑制剂的广
泛应用,以及临床微生物检测手段的不断改进,引起 CAP 的病原体组成、致病
性及对抗菌药物敏感性发生了很大变化。因此,初始经验性抗菌药物选择要
充分考虑当地 CAP 常见的病原体及对抗菌药物的敏感性,并积极进行病原学
诊断,一旦初始经验性抗感染治疗失败,应根据病原学结果给予针对性抗感染
治疗。

【病例重现】

　　患者男性,69 岁,既往健康。1 周前受凉后出现发热,咳少量黄痰,血常规
白细胞计数 $17.0 \times 10^9$/L,中性粒细胞百分比 86%,C-反应蛋白 126mg/L(正常 <
10mg/L),血小板压积 1.1mg/L。胸片及胸部 CT 检查提示右下肺大片高密度
渗出影(图 1-1,图 1-2)。临床诊断 CAP,曾分别静脉滴注阿奇霉素 0.5g/d,连
用 4 天;盐酸莫西沙星 0.4g/d,连用 3 天,无效。痰培养为肺炎克雷伯杆菌,超
广谱 β-内酰胺酶阳性,其中亚胺培南/西司他丁的最小抑菌浓度为 2mg/L,

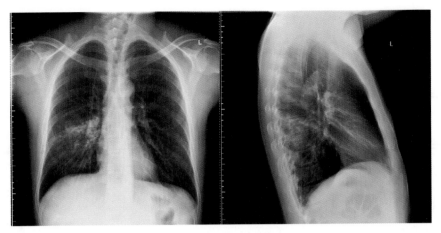

图 1-1　胸片提示右下肺大片高密度渗出影

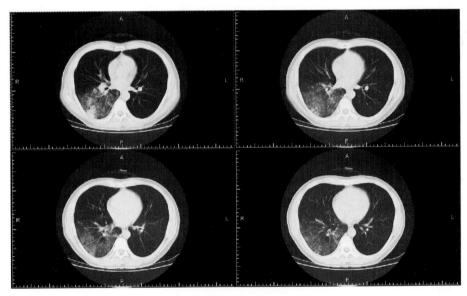

图 1-2　胸部 CT 检查提示右下肺大片高密度渗出影

血清肺炎支原体抗体 1 : 40。给予亚胺培南 / 西司他丁 0.5g,每 6 小时一次,第 4 天体温降至正常,咳嗽、咳痰症状明显好转,第 8 天复查胸部 CT,提示右下肺浸润影大部吸收,当日出院(图 1-3)。

【提示点】

1. 老年男性,既往体健。急性起病,发热、咳嗽。血白细胞及中性粒细胞升高,肺内大片渗出影。

◎ 肺炎克雷伯菌在老年 CAP 中并不少见且存在耐药菌

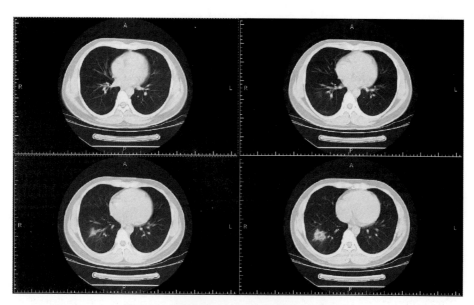

图 1-3　复查胸部 CT 右下肺浸润影大部吸收

2. 阿奇霉素、莫西沙星治疗效果不佳。

3. 痰培养为肺炎克雷伯杆菌,ESBL(+),亚胺培南 / 西司他丁治疗好转。

## 【要点】

**要点 1:肺炎克雷伯菌在老年 CAP 中并不少见且存在耐药菌**

引起 CAP 最常见的病原体为肺炎支原体、肺炎链球菌和流感嗜血杆菌,三者约占 50%~60%;其次为卡他莫拉菌、肺炎衣原体、金黄色葡萄球菌、肺炎克雷伯菌、大肠埃希菌、铜绿假单胞菌、肠球菌、厌氧菌及军团菌等;广义的引起 CAP 病原体还包括病毒、结核分枝杆菌、真菌及原虫等。此外,CAP 不同病原体的混合感染也较为常见,如肺炎支原体和细菌的混合感染,细菌和病毒的混合感染,以及需氧菌和厌氧菌的混合感染等。

肺炎克雷伯菌是 G⁻ 杆菌中引起 CAP 最重要的病原体之一,我国文献报道其约占引起 CAP 病原体的 10%,有报道在老年人 CAP 患者中甚至高达 25.9%。与医院获得性肺炎(hospital-acquired pneumonia,HAP)和医疗相关性肺炎(health-care associated pneumonia,HCAP)相比,引起 CAP 的肺炎克雷伯菌对抗菌药物的敏感性较高,耐药性较低,但仍然存在不同程度的耐药性。国

## 要 点

◎ 产生 β- 内酰胺酶是肺炎克雷伯杆菌发生耐药的主要机制

◎ "指南"是基础,治疗尚需个体化

内有文献报道 CAP 患者痰培养出的肺炎克雷伯菌对氨苄西林和哌拉西林的敏感率为 0,对头孢唑啉的敏感率为 39.5%,对头孢噻肟的敏感率为 46.7%,对头孢吡肟的敏感率为 79.4%,对头孢哌酮 / 舒巴坦及亚胺培南的敏感率为 100%,对阿米卡星的敏感率为 79.4%,对左氧氟沙星的敏感率为 82.35%。

**要点 2:产生 β- 内酰胺酶是肺炎克雷伯杆菌发生耐药的主要机制**

肺炎克雷伯菌属于肠杆菌科的细菌,其耐药机制主要为产青霉素酶、β- 内酰胺酶和超广谱 β- 内酰胺酶(extended spectrum β-lactamases,ESBLs),故对青霉素类,第三、四代头孢类抗菌药物耐药率较高,对哌拉西林 / 他唑巴坦、头孢哌酮 / 舒巴坦等含 β- 内酰胺酶抑制剂的复合制剂耐药率较低,而对碳青霉烯类抗菌药物耐药率最低。此外,在我国肠杆菌科的细菌,如大肠埃希菌、肺炎克雷伯菌对喹诺酮类及氨基糖苷类抗菌药物也有较高的耐药性,不应单独使用这两类药物治疗这类细菌引起的感染。本例患者痰培养为产 ESBLs 的肺炎克雷伯杆菌,且对亚胺培南中度敏感,尽管发生率较低,但也应引起临床高度重视,尤其是初始经验性抗菌治疗失败时,更应该想到耐药菌感染的可能。

**要点 3:"指南"是基础,治疗尚需个体化**

我国《社区获得性肺炎的诊断和治疗指南》是根据引起 CAP 的常见病原体及对抗菌药物的敏感性,并对 CAP 的严重程度进行了分层,给出了初始经验性抗菌药物选择的具体建议,如需要住院治疗的患者可联合使用大环内酯类和第一代和第二代头孢类抗菌药物,或单独使用呼吸喹诺酮类。指南规定 CAP 治疗的一般原则,其所推荐的治疗方案覆盖 CAP 常见的病原体,适用于 60%~80% 的患者,并且避免初始经验性抗菌药物选择的随意性,与根据医师个人经验用药相比,有其合理性和必要性。

由于我国地域因素和气候因素导致 CAP 的病原体组成和耐药性存在较大差异,且随着时间的变迁,病原体的组成及耐药性也在不断变化。因此,机械地按照"指南"推荐的治疗方案给药,必然会导致部分患者初始治疗失败。所以应参照"指南"的原则,同时综合考虑本地区病原体的组成及对抗菌药物的敏感性,患者的免疫状况及临床特点,前期抗菌药物的使用及疗效等因素,给予个体化抗菌药物治疗。一旦患者初始经验性治疗失败,应及时更改抗菌药物。但更为重要的是在抗菌药物治疗前积极进行病原学诊断,并尽快进行针对性抗菌药物治疗。本例患者住院后按"指南"的推荐给予了莫西沙星治

◎ 病原学诊断的重要性

疗,但治疗失败。此时,根据痰培养结果给予了针对性抗菌药物治疗,获得了良好的疗效。

**要点4:病原学诊断的重要性**

再有经验的临床医师经验性使用抗菌药物治疗CAP患者也有失败的可能,治疗失败时,不仅要考虑是否存在非感染性疾病,是否出现诸如迁徙性脓肿、脓胸等并发症,更重要的是考虑所用抗菌药物能否覆盖引起CAP的病原体,是否考虑了CAP病原体耐药性。此时,进行病原学诊断至关重要。一般认为,对于轻中度CAP患者,可根据当地流行病资料及临床特征给予经验性抗菌药物治疗,不必进行病原学诊断。但对于需要住院治疗的中、重症CAP,初始经验性治疗失败,以及可能存在少见病原体感染时应积极进行病原学诊断,包括痰、血、胸腔积液或肺组织病原学检查,及组织的病理学检查,尽早明确感染的病原体,并给予针对性抗菌药物治疗。

## 【盲点】

### ✘ CAP感染一定是敏感菌株

无论从指南、文献的角度还是在临床工作中所遇到的,CAP感染的病原体大多数都是敏感菌株。但是,近年来,由于抗菌药物的过度使用以及器官移植技术的成熟、人口老龄化问题等的出现导致免疫受损人群的增加,致使社区的菌群结构正在发生着微妙的改变。临床工作中越来越多地遇到有耐药菌感染的CAP病例,包括耐甲氧西林的金黄色葡萄球菌、耐药的铜绿假单胞菌和鲍曼不动杆菌以及本病例提到的产ESBLs的肺炎克雷伯杆菌。因此,长期以来认为CAP感染一定是敏感菌株的这个概念需要进行更新了。

当然,在经验性抗菌药物治疗的选择方面,还应该以"指南"为基础,对不同的患者进行区别对待。同时,在老年、重症和初始治疗失败的患者中确定病原体也是十分重要的。

## 【诊治箴言】

1. 肺炎克雷伯杆菌在老年CAP患者中并不少见,而且存在耐药可能。

2. CAP抗菌治疗的关键是根据"指南"规定的原则,给予个体化初始经验性抗菌药物选择,并密切观察患者进行治疗的效果。

3. 积极正确的病原学诊断对尽早给予针对性抗菌药物治疗,以及抗菌药物的降阶梯治疗均至关重要。

## 【参考文献】

1. 中华医学会呼吸病学分会.社区获得性肺炎诊断和治疗指南.中华结核和呼吸杂志，2006,29(10):651-655.

2. 刘又宁,陈民钧,赵铁梅,等.中国城市成人社区获得性肺炎665例病原学多中心调查，中华结核和呼吸杂志,2006,29(1):3-8.

3. 邓伟吾.正确理解和合理使用"社区获得性肺炎"诊断和治疗指南.上海交通大学学报，2008,1057-1061.

4. 徐作军,丁可,黄慧,等.社区获得性肺炎诊断和治疗指南临床应用调查及490例病例分析,中华结核和呼吸杂志,2007,30:442-446.

5. 卢海跃,边保华,葛慷艳.老年社区获得性肺炎病原菌的分布及耐药性分析.中国预防医学杂志,2015,624-627.

6. 唐贞明,凌宙贵,刘卫,等.医院与社区获得性肺炎的病原菌分布及耐药性.中华医院感染学杂志,2014,24:1092-1094.

7. 王辉.下呼吸道感染微生物研究新进展.中国实用内科杂志,2006,26:1205-1206.

8. John SB,Carrie LS,Samir SS,et al. The Management of Community-Acquired Pneumonia in Infants and Children Older Than 3 Months of Age:Clinical Practice Guidelines by the Pediatric Infectious Diseases Society and the Infectious Diseases Society of America Clin Infect Dis,2011,53(7):25-76.

（中国人民解放军总医院第一附属医院　文仲光　魏晓阳）

# 病例3 发热、血白细胞增高及肺部浸润影不一定都是肺炎

【关键词】社区获得性肺炎　经验治疗　鉴别诊断

## 【引言】

社区获得性肺炎（community-acquired pneumonia，CAP）是呼吸系统的常见病、多发病。当患者出现发热、血白细胞及中性粒细胞升高及胸片大片实变影时，一般会先考虑为肺炎。但如果应用抗菌药物规范治疗5~7天无效，且病情加重时，不仅要考虑抗菌药物没有覆盖病原菌，或者出现迁徙性病灶，还应考虑肺炎的诊断是否有误，一些与肺炎相似的症状常被误诊为肺炎，延误治疗。

## 【病例重现】

患者男性，82岁，主因"右侧胸痛14天，发热、干咳5天，加重2天"收入院。既往体健。查体：体温38.4℃，心率78次/分，呼吸21次/分，血压135/76mmHg，右肺可闻及湿啰音。血白细胞计数10.64×10⁹/L，中性粒细胞百分比88.6%，C-反应蛋白89mg/L，红细胞沉降率64mm/h。入院时胸片示右肺斑片影伴右侧胸水。初步诊断为肺炎。给予静脉滴注莫西沙星抗感染治疗5天，患者仍持续高热伴呼吸困难，体温最高达40℃，胸部CT（图1-4）示右肺大片实变影，左肺见片状密度增高影。随后患者出现病情加重，氧饱和度下降。遂将抗菌药物调整为亚胺培南/西司他丁联合利奈唑胺治疗6天，病情仍无好转（图1-5）。纤维支气管镜检查未见明显异常，多次血培养、痰及支气管灌洗液培养均阴性。患者家属拒绝经皮肺穿刺检查。给予试验性糖皮质激素治疗，甲泼尼龙静脉滴注40mg/d，5天后病情明显好转，激素逐步减量直至出院，随后肺部病变逐渐吸收（图1-6）。

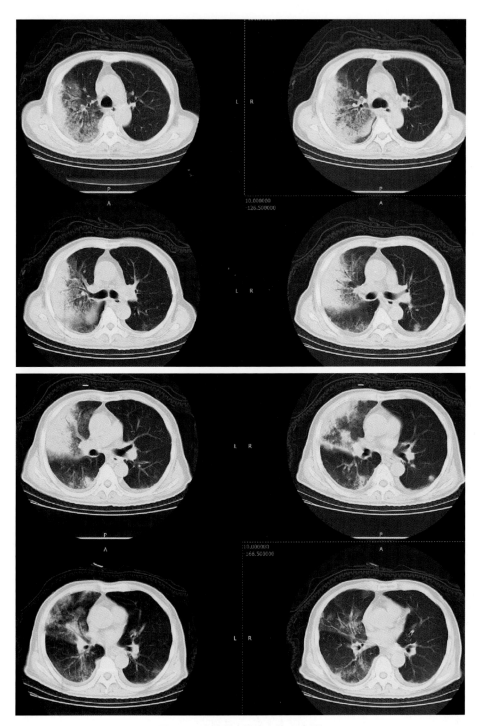

图 1-4　治疗前:右肺大片实变影

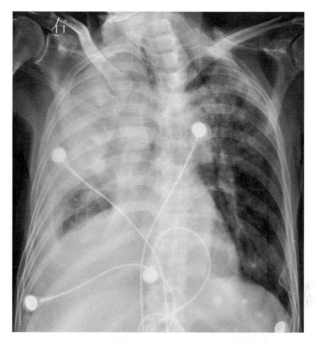

图 1-5　抗菌药物治疗无效：病变加重

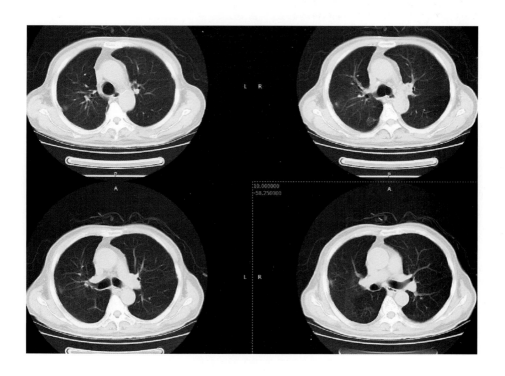

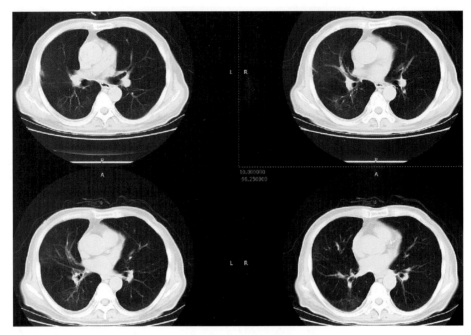

图 1-6　激素治疗 2 个月后,病变完全吸收

## 【提示点】

1. 老年男性,既往体健。急性起病,发热、咳嗽、胸痛、呼吸困难。血象升高,肺内实变影。

2. 多种广谱抗菌药物治疗效果不佳。多次血培养、痰及支气管灌洗液培养均阴性。

3. 试验性糖皮质激素治疗,病情出现好转。

## 【要点】

### 要点 1:经验性治疗失败时,重新回到原点寻找诊断线索

本病例主要症状为发热伴咳嗽、胸痛,右肺闻及湿啰音,血白细胞计数、中性粒细胞计数及 C-反应蛋白明显升高,肺部影像学检查可见渗出影。上述表现均提示"典型"的 CAP,但患者多次病原学检查阴性,多种广谱抗菌药物治疗无效,故应考虑到非感染性疾病的可能性。而在非感染性疾病中,患者的临床特点与机化性肺炎最为接近,试验性激素治疗有效。虽然没有病理学证据,但临床表现和影像学诊断及治疗结果符合机化性肺炎的病例特点。

考虑机化性肺炎的诊断后,要注意与继发性机化性肺炎鉴别,在临床表现和影像学上,二者无明显区别。近年有研究表明,31%~44% 的机化性肺炎与

◎　经验性治疗失败时,重新回到原点寻找诊断线索
◎　建立正确的诊断是成功的关键
◎　诊断性肺穿刺活检有助于解开谜团
◎　小心而合理地利用试验性治疗

感染、药物、放疗、风湿免疫病以及器官移植等因素有关,故应在治疗过程中详细询问病史,做相关疾病的检查以鉴别诊断;同时跟踪随访,观察有无其他系统疾病的临床表现。该病例随访了 2 年,在为期 6 个月给予激素减量直至停药后 2 周,机化性肺炎复发,重新开始激素治疗,病情再次稳定。

**要点 2:建立正确的诊断是成功的关键**

这个病例的曲折在于进行 CAP 的经验性治疗时间较长,多次专家会诊都首先建立的概念是"肺炎"诊断正确,将时间投入到经验性抗感染治疗中——抗细菌、抗真菌、抗病毒等。治疗的失败源于诊断的错误,故当 CAP 的治疗失败时,应重新审视是否误诊。

**要点 3:诊断性肺穿刺活检有助于解开谜团**

当对 CAP 的诊断产生怀疑时,采集肺活检标本进行病理及病原学检查有助于明确诊断,对复杂的肺炎,明确病原菌是目标治疗的关键。上述病例因家属拒绝,未能获得病理学证据。若患方依从性好,适时应用有创操作,缩短经验性治疗的时间,尽快明确诊断可大大降低医疗花费。

**要点 4:小心而合理地利用试验性治疗**

上述病例治疗的转折点是试验性应用糖皮质激素治疗 5 天,5 天后复查胸片,肺部阴影明显吸收,临床症状好转,验证了机化性肺炎的诊断,故而停用抗菌药物治疗,规律使用激素治疗。在临床工作中,对于复杂疑难的病例,现有的检查手段不能帮助我们明确诊断时,经过仔细慎重分析后,可以用试验性治疗帮助我们明确诊断。

## 【盲点】

### 发热、血白细胞增高合并肺部浸润影就是肺炎

CAP 的诊断标准:①新近出现的咳嗽、咳痰,或原有呼吸道疾病症状加重,并出现脓性痰,伴或不伴胸痛;②发热 38℃;③肺实变体征和(或)湿啰音;④白细胞计数 $>10 \times 10^9/L$ 或 $<4 \times 10^9/L$,伴或不伴核左移。⑤胸部 X 线检查显示片状、斑片状浸润性阴影或间质性改变,伴或不伴胸腔积液。以上①~④项中任何一项加第⑤项,并除外肺结核、肺部肿瘤、非感染性肺间质性疾病、肺水肿、肺不张、肺栓塞、肺嗜酸性粒细胞浸润症、肺血管炎等,可建立临床诊断。

按此标准对照上述病例,诊断社区获得性肺炎似乎没有错,但经验性治疗失败,这时应鉴别诊断肺结核、肺部肿瘤、非感染性肺间质性疾病、肺水肿、肺不张、肺栓塞、肺嗜酸性粒细胞浸润症、肺血管炎等。其中就提到非感染性肺间质性疾病,所以符合 CAP 的全部诊断标准,不一定就是 CAP,仍然要重视鉴别诊断,特别是经验性治疗失败时。

## 【诊治箴言】

1. 诊断是整个治疗的关键,当经验性治疗失败时,重新审视诊断是否正确十分重要。

2. 仔细观察患者的症状、体征的变化,对照实验室检查,寻找诊断线索。

3. 必要时肺穿刺活检可能成为明确病因的关键。

4. 慎重分析后,试验性治疗有助于明确诊断。

## 【参考文献】

1. 中华医学会呼吸病学分会 . 中国成人社区获得性肺炎诊断和治疗指南(2016 年版). 中华结核和呼吸杂志,2016,39(4):1-27.

2. 发热伴肺部阴影鉴别诊断共识专家组 . 发热伴肺部阴影鉴别诊断专家共识 . 中华结核和呼吸杂志,2016,39(3):169-176.

3. 李惠萍,范峰,李秋红 . 肺活检证实隐源性机化性肺炎 25 例临床诊治体会 . 中华结核和呼吸杂志,2007,30(04):259-264.

（中国人民解放军总医院第一附属医院　马楠）

# 病例4 肺炎支原体肺炎出现大叶性肺炎改变并不少见

【关键词】肺炎支原体肺炎 大叶性肺炎 肺炎支原体抗体

【引言】

一般认为,肺炎支原体肺炎(mycoplasma pneumoniae pneumonia,MPP)的影像学表现以肺间质性浸润为主,而临床上MPP的影像学检查常表现为肺实质的点片状渗出影,且大叶性MPP呈增多趋势,其症状往往较重,且可累及双肺,易合并胸腔积液、肺不张及出现肺外症状等,可发展为难治性肺炎支原体肺炎(refractorinessmycoplasma pneumoniae pneumonia,RMPP),重者甚至危及生命。

【病例重现】

患者女性,27岁,既往体健。4天前受凉后出现发热,体温高峰波动在39~40℃,伴寒战、咳嗽、咳少量黄痰。院外经"头孢曲松钠"治疗3天,体温持续升高,并出现活动后气短症状。血白细胞计数$7.85 \times 10^9/L$,中性粒细胞百分比85%,肺炎支原体抗体1∶40,C-反应蛋白>160mg/L(参考值<10mg/L)。X线胸片见左下肺及右上肺片状高密度影,以左下肺为主。胸部CT示左下肺及右上肺大片状渗出影,部分肺部组织发生实变。给予万古霉素联合头孢哌酮/舒巴坦钠治疗3天仍高热,呼吸困难明显加重,X线胸片示右上肺大片实变影面积明显增加,复查血清肺炎支原体IgM抗体达1∶1280,改为莫西沙星联合头孢哌酮/舒巴坦钠治疗48小时后体温恢复正常,呼吸困难症状明显改善,1周后肺部阴影明显吸收而出院。诊断为重症肺炎支原体肺炎,不除外与其他病原体混合感染。

【提示点】

1. 青年患者,既往体健,有受凉诱因,持续高热伴寒战,咳嗽、咳痰,影像

**要 点**

◎ 大叶性 MPP 并不少见

◎ 从临床治疗效果推测肺炎支原体感染的可能性,经验性治疗应覆盖非典型病原体

◎ 简单易行的血清肺炎支原体抗体检测在肺炎的诊治中必不可少

学示"大叶性肺炎",不一定就是细菌性肺炎。

2. 入院时肺炎支原体 IgM 抗体正常不能排除 MPP。

3. 病程中再次复查肺炎支原体抗体。

**【要点】**

### 要点 1:大叶性 MPP 并不少见

临床医师应该认识到,大叶性肺炎在 MPP 中并不少见。流行病学研究显示,社区获得性肺炎中,肺炎支原体是仅次于肺炎链球菌的常见病原体,尤其是在儿童患者中大叶性 MPP 占大叶性肺炎的比例可高达 30.8%。而大叶性 MPP 与肺炎链球菌引起的大叶性肺炎临床表现相似,需结合临床治疗经过及实验室检查进一步甄别。

### 要点 2:从临床治疗效果推测肺炎支原体感染的可能性,经验性治疗应覆盖非典型病原体

由于现有 MPP 的病原学诊断方法相对滞后,在尚无病原学证据时,可先行经验性治疗,根据临床治疗效果推测肺炎支原体感染的可能性。如 β- 内酰胺类抗菌药物治疗 72 小时无效,应考虑存在肺炎支原体感染的可能性。一旦临床怀疑 MPP,不论有无血清学证据,都应给予对肺炎支原体有效的抗菌药物。18 岁以上的成人患者可优选氟喹诺酮类抗菌药物,18 岁以下的患者仍首选大环内酯类抗菌药物。

本例患者使用头孢曲松钠 3 天无效,继以万古霉素联合头孢哌酮 / 舒巴坦钠联合治疗 3 天仍无效后才改变思路。而实际正确的临床诊断思路为头孢曲松钠 3 天无效时就应考虑 MPP 的可能,早期采用对肺炎支原体有效的抗菌药物,临床进展过程可能会更快达到预期效果。《社区获得性肺炎诊治指南》中描述到由于社区感染肺炎支原体患者的增加,以及大环内酯类抗菌药物有易穿透和破坏细菌生物被膜的作用,几乎每一个人群的初始经验性治疗,均建议选择联合应用大环内酯类或呼吸系统喹诺酮类抗菌药物覆盖非典型病原体。临床工作者应总结经验教训,熟记及遵从指南建议,可尽量避免不恰当的经验性治疗,改善预后。

### 要点 3:简单易行的血清肺炎支原体抗体检测在肺炎的诊治中必不可少

目前的实验室检查如基因探针法、聚合酶链反应 PCR 法等分子生物学手

**要　点**

◎　大叶性 MPP 不能排除与其他病原体混合感染

段,虽然耗时短、特异性和敏感性高,适合于早期快速诊断,还可用于判断疗效,但技术要求高,基层医院很难达到要求。而培养肺炎支原体及检测血清肺炎支原体特异性 IgM 抗体所需时间长,无法对 MPP 进行早期判断。尽管如此,在肺炎诊治过程中,尤其是病原诊断不明的肺炎,血清肺炎支原体特异性 IgM 抗体检测仍是目前诊断及鉴别肺炎支原体感染最简单易行的实验室手段,肺炎支原体特异性 IgM 抗体滴度持续 >1∶160 或双份血清(间隔2周)IgM 抗体滴度较发病初期增加4倍,或恢复期 IgM 抗体滴度较急性期下降 1/4 可确诊肺炎支原体感染。因此,所有不能排除肺炎支原体感染的肺炎,均应行肺炎支原体特异性 IgM 抗体检测,并前后对照评判其诊断意义。

**要点 4:大叶性 MPP 不能排除与其他病原体混合感染**

肺炎支原体感染可破坏呼吸道柱状纤毛上皮的完整性,为继发其他病原体感染创造条件。肺炎支原体可以是社区获得性肺炎的唯一病原体,也可合同其他病原体引起 CAP。这种肺炎支原体与其他病原体同时存在的情况,无论是同时感染,还是继发感染,抗菌药物的选择没有差别,故统称混合感染。与肺炎支原体混合感染的病原体包括细菌、病毒等,其中肺炎链球菌和流感嗜血杆菌最为常见。肺炎支原体与其他病原体混合感染多病情较重,病死率较高,故及时诊断并给予正确治疗至关重要。

对于符合肺炎支原体感染的临床特征,或病原学检查已确诊的患者,如出现下列表现,应考虑与其他与病原体混合感染的可能。①所有重症 CAP 患者,均不排除混合感染可能,初始治疗应覆盖其他可能的病原体,尤其是肺炎链球菌;②使用对肺炎支原体有效的药物治疗 3~5 天无效,尤其是血白细胞计数及中性粒细胞计数、C- 反应蛋白、血小板压积等炎性指标持续升高者;③经积极治疗影像学表现仍持续恶化的 MPP,或肺炎支原体感染者的痰、肺泡灌洗液或胸腔积液细菌培养阳性,或胸腔积液常规生化检查有细菌感染证据。

## 【盲点】

 **"大叶性肺炎"即认为是"细菌性肺炎"**

曾有如下定义:大叶性肺炎,多由肺炎双球菌等细菌感染引起的呈大叶性分布的急性肺实质炎症。所以,一提到"大叶性肺炎",医师们的第一反应就是肺炎链球菌肺炎。误将"大叶性肺炎"等同于"细菌性肺炎"的医师不在少数。其实,所谓大叶性或小叶性肺炎,是按解剖分类或感染范围而划分,而肺炎链球菌肺炎是按病原学分类而命名。此解剖学分类本身就不能完全和病原学分类等同,之所以存在误区,是因为除了对肺炎基本知识认识的不足和肺炎支原体影像学认识的局限性外,还在于临床思维的混淆及经验的不丰富。临床上,MPP 影像检查结果呈现大叶性肺炎的不少见。

## 【诊治箴言】

1. 大叶性 MPP 并不少见,因此影像学表现为大叶性肺炎的患者应考虑到 MPP 的可能。

2. MPP 的病原学诊断方法相对滞后,但简单易行的血清肺炎支原体特异性 IgM 抗体在诊断及鉴别诊断中非常重要。

3. CAP 的初始治疗应覆盖肺炎支原体。

4. 不能排除与其他病原体混合感染的重症 MPP,在寻找实验室依据的同时,应联合使用抗菌药物,必要时加用激素及免疫支持治疗。

## 【参考文献】

1. 中华医学会呼吸病学分会. 中国成人社区获得性肺炎诊断和治疗指南(2016 年版). 中华结核和呼吸杂志,2016,39(4):1-27.

2. 发热伴肺部阴影鉴别诊断共识专家组. 发热伴肺部阴影鉴别诊断专家共识. 中华结核和呼吸杂志,2016,39(3):169-176.

(中国人民解放军总医院第一附属医院　马凌云　文仲光)

# 病例5 大环内酯类抗菌药物治疗无效不能除外肺炎支原体感染

**【关键词】** 肺炎支原体 大环内酯类抗菌药物耐药

## 【引言】

肺炎支原体(pneumonia mycoplasma,MP)是社区获得性肺炎(community acquired pneumonia,CAP)的重要病原体。曾经大环内酯类抗菌药物可谓是CAP治疗的"利器",如果"利器"失灵,肺炎支原体感染的诊断可能要重新考虑,甚至被否定。但2004年以后,随着国内外耐大环内酯类抗菌药物肺炎支原体的相继报道,这一结论越来越受到质疑。目前我国北京和上海成人肺炎支原体对大环内酯类的耐药率已接近70%,儿童可能更高,由此可见"大环内酯类治疗5天无效可除外肺炎支原体肺炎"的说法是错误的。

## 【病例重现】

患者女性,18岁,既往体健。以寒战、发热、干咳伴胸痛4天入院。曾接受口服克拉霉素和头孢呋辛治疗4天无效。体温达39.5℃,肺部未闻及干湿啰音,血白细胞为$4.5×10^9$/L,中性粒细胞百分比为74%,C-反应蛋白19mg/L(参考值<10mg/L),X线胸片左下肺渗出影。给予静脉阿奇霉素联合头孢曲松治疗5天仍无效,体温高达41℃;复查胸部CT示病变进展。调整为莫西沙星静脉滴注,第2天体温下降至正常,症状明显改善,发病第4天血清肺炎支原体IgM抗体为1∶40,第10天升至1∶1280,明确诊断为肺炎支原体肺炎,虽未进行支原体培养与体外药敏试验,但临床考虑为耐大环内酯类抗菌药物的肺炎支原体感染。

该患者曾口服克拉霉素4天,静脉滴注阿奇霉素5天,并联合使用第二、三代头孢菌素,治疗均无效。改用静脉滴注莫西沙星后病情很快好转并治愈。分析本例的诊治过程,如果按以前的观点,应用大环内酯类抗菌药物5天无效

**要　点**

◎ 充分了解肺炎支原体耐大环内酯类抗菌药物的现状

◎ 耐药支原体检测方法尚不能指导临床治疗

就可判断该病例不是肺炎支原体感染，难免造成误诊。

本例患者从发病年龄、临床特点及实验室检查均符合肺炎支原体肺炎的特征，并伴有血清肺炎支原体 IgM 抗体升高 4 倍以上，达 1∶1280，故可确诊本病。

## 【提示点】

1. 在大环内酯类抗菌药物耐药率很高的地区，大环内酯类抗菌药物的初始治疗无效时，需考虑到耐药的可能。

2. 耐大环内酯类抗菌药物的肺炎支原体实验室诊断耗时较长，从临床资料判断耐药菌就显得非常必要。

3. 对耐大环内酯类抗菌药物肺炎支原体肺炎应给以个体化抗菌药物治疗。

## 【要点】

**要点 1：充分了解肺炎支原体耐大环内酯类抗菌药物的现状**

临床常用的 β- 内酰胺类、氨基糖苷类及糖肽类抗菌药物因不能进入到细胞内，故对肺炎支原体无效。2004 年以前，世界范围内肺炎支原体对大环内酯类、四环素类、喹诺酮类抗菌药物及林可霉素和克林霉素普遍敏感。2004 年以后，法国和日本相续出现耐大环内酯类抗菌药物肺炎支原体感染的报道，其中法国约 10%~20%，日本约 30%。我国上海报道，2005~2008 年间儿童呼吸道分泌物分离的肺炎支原体对大环内酯类耐药率从 17% 上升至 100%，首都医科大学附属北京朝阳医院及北京医院也相继报道成人耐药率达 70%，虽然其他地区报道较少，但从儿童及成人肺炎支原体肺炎对大环内酯类治疗的反应分析，也同样存在不同程度的耐药性。我国肺炎支原体对大环内酯类的高耐药性与此类抗菌药物药物长期不合理使用有一定的关系。

**要点 2：耐药支原体检测方法尚不能指导临床治疗**

目前，肺炎支原体对大环内酯类抗菌药物耐药菌株检测方法主要依据是肺炎支原体培养及 MIC 测定，按照美国国家临床实验室标准委员会 2001 年规定的临界浓度判定红霉素的敏感度 ≤0.25mg/L 为敏感，0.25~1.0mg/L 为中介，≥1.0mg/L 为耐药。此外，以 PCR 为基础的耐药基因检测是近年来出现的新方法，包括：PCR 或巢式 PCR 产物的测序、限制性内切酶片段长度多态性、实时荧光定量 PCR 结合高溶解度朗线分析法。

MIC 测定法所得结果不够精确,培养耗时、费力,仅能作为粗略判断病原体是否存在耐药,不能进一步分析耐药株是否发生基因突变及其他耐药原因。PCR 或巢式 PCR 产物的测序法、RFLP 及实时荧光定量 PCR 结合高溶解度朗线分析法也存在诸如仪器设备昂贵、技术条件要求高,不适宜于对大规模的临床标本的检测等问题。因此,目前临床尚难以指望通过实验室检查指导耐大环内酯类抗菌药物的肺炎支原体肺炎的诊断和治疗。

## 【盲点】

### ✗ 大环内酯类抗菌药物无效就不是肺炎支原体感染

2004 年以前,肺炎支原体对大环内酯类抗菌药物普遍敏感,阿奇霉素、红霉素等大环内酯类抗菌药物基本都能治愈肺炎支原体感染。在当时,"大环内酯类抗菌药物无效就不是肺炎支原体感染"的理论不无道理。而当今,肺炎支原体耐药的现象越来越多见,单纯从治疗效果判断是否肺炎支原体感染的观点已时过境迁,大环内酯类抗菌药物治疗无效不能除外肺炎支原体感染。除了考虑肺炎支原体以外的病原菌感染,还应考虑耐药肺炎支原体感染或是与其他病原菌混合感染。

与敏感株导致的肺炎支原体肺炎相比,大环内酯类抗菌药物耐药菌株导致的肺炎在单独接受大环内酯类抗菌药物治疗时,退热时间显著延迟,治疗时间长于敏感肺炎支原体感染的治疗时间。因此,经足量大环内酯类抗菌药物,尤其是新型大环内酯类,如阿奇霉素、克拉霉素、罗红霉素治疗 3~5 天无效,或疾病进一步加重,应考虑耐药菌株感染。尤其是在我国耐药率很高的城市如北京、上海,大环内酯类治疗无效时,应积极采集患者呼吸道分泌物进行支原体培养鉴定、药物敏感性测定及耐药基因测定,并及时更改抗菌药物(如喹诺酮类或米诺环素)和(或)使用增强免疫力的药物。

当然,在大环内酯类耐药率较低的地区,如果大环内酯类抗菌药物治疗 5 天甚至以上,临床和影像学表现仍恶化的肺炎,应首先考虑肺炎支原体感染的诊断是否有误,结合感染者的痰、肺泡灌洗液或胸腔积液培养、胸腔积液常规生化有无细菌感染证据,或经大环内酯类抗菌药物治疗后血白细胞计数、C-反应蛋白等炎性指标持续升高者,应考虑存在其他病原菌感染或混合感染的可能。

## 【诊治箴言】

1. 对于大环内酯类抗菌药物治疗无效的肺炎,不能一概排除肺炎支原体感染,而应考虑到肺炎支原体耐药或混合感染的可能,并在有条件的情况下积极进行实验室诊断。

2. 合理使用抗菌药物是减少病原体耐药的唯一途径。

## 【参考文献】

1. 中华医学会呼吸病学分会.中国成人社区获得性肺炎诊断和治疗指南(2016年版).中华结核和呼吸杂志,2016,39(4):1-27.

2. 发热伴肺部阴影鉴别诊断共识专家组.发热伴肺部阴影鉴别诊断专家共识.中华结核和呼吸杂志,2016,39(03):169-176.

3. 刘金荣,彭芸,杨海明,等.难治性肺炎支原体肺炎的表现特征和判断指标探讨.中华儿科杂志,2012,50(12):915-918.

4. Morozumi M,1wata S,Hasegawa K,et a1. Increased macrolide resistance of Mycoplasma pneumoniae in pediatric patients with community acquired pneumonia. Antimicrob Agents Chemother,2008,52(1):348-350.

（中国人民解放军总医院第一附属医院 马凌云 文仲光）

# 病例6　医院获得性肺炎患者痰培养出鲍曼不动杆菌不一定是致病菌

【关键词】医院获得性肺炎　鲍曼不动杆菌　定植菌　致病菌

## 【引言】

鲍曼不动杆菌(*Acinetbacter baumannii*)目前已经成为医院获得性肺炎患者感染的重要病原体,在医院感染的革兰阴性杆菌中仅次于大肠埃希菌和肺炎克雷伯杆菌。一方面鲍曼不动杆菌具有快速获得耐药性和传播耐药性的能力,多重耐药、广泛耐药、全耐药鲍曼不动杆菌普遍存在,并成为我国目前最重要的"超级细菌",使抗感染领域面临更严峻的挑战,一旦发生感染,患者病死率极高;而另一方面,鲍曼不动杆菌是条件致病菌,只有在患者机体免疫力下降的时候才致病。当患者痰中培养出鲍曼不动杆菌,必须综合分析患者的临床表现,判断它是定植菌还是致病菌,然后再决定是否应当给予相应的抗感染治疗。

## 【病例重现】

患者男性,80岁,有脑梗死基础病,长期卧床在家,生活不能自理,近3个月内因脑梗死曾住我院神经内科。此次因"发热、咳嗽、咳脓痰、呼吸困难"入院,诊断医院获得性肺炎。痰涂片可见大量革兰阴性杆菌和少量革兰阴性球杆菌,未见革兰阳性球菌,痰培养出铜绿假单胞菌、肺炎克雷伯杆菌以及鲍曼不动杆菌(仅对左氧氟沙星和依替米星敏感),首先考虑前两种菌感染可能性较大,鲍曼不动杆菌可能为定植菌,给予美罗培南抗感染治疗。三天后患者体温降至正常,临床症状亦好转。之后,多次培养出多重耐药的鲍曼不动杆菌,仍考虑为定植菌。

10天后患者再次高热,体温39℃,痰量增多,脓性痰,血常规白细胞计数再次升高,胸部影像学示左下肺出现新的斑片影,痰涂片均可见较多革兰阴性

## 要　点

◎ 初次入院痰培养出铜绿假单胞菌、肺炎克雷伯杆菌、鲍曼不动杆菌，谁是"真凶"

◎ 住院期间多次培养出鲍曼不动杆菌，临床应如何看待

球杆菌，两次痰培养出铜绿假单胞菌、鲍曼不动杆菌，结合此前已针对铜绿假单胞菌和肠杆菌属细菌治疗，考虑此次鲍曼不动杆菌所致医院获得性肺炎可能性大，给予头孢哌酮/舒巴坦联合米诺环素治疗，4天后，体温下降，痰量开始减少，一周后复查胸片吸收好转，继续治疗14天左右停药出院。

## 【提示点】

1. 初次入院时多种细菌培养阳性，需要对可能的致病菌进行判断，不同的细菌选择抗菌药物应有不同的侧重。

2. 住院期间继发的医院获得性肺炎，需要结合之前抗菌药物的品种和抗菌谱、治疗效果进行综合判断。

3. 耐甲氧西林的金黄色葡萄球菌、铜绿假单胞菌、大肠埃希菌、肺炎克雷伯菌及鲍曼不动杆菌等均为医院常见的条件致病菌，判断是定植菌还是致病菌较为困难，需要综合考虑患者的临床诸多因素方能做出合理的判断。

## 【要点】

**要点 1：初次入院痰培养出铜绿假单胞菌、肺炎克雷伯杆菌、鲍曼不动杆菌，谁是"真凶"**

患者初次入院时，有肺部感染临床表现，痰标本同时培养出铜绿假单胞菌、肺炎克雷伯杆菌和鲍曼不动杆菌，这三种都是我国院内获得性肺炎常见的病原体，在当时要想准确判断"真凶"确实不是件容易的事情。虽然从理论上存在混合感染的可能性，但真正同时感染以上三种革兰阴性杆菌的概率还是比较低的。对于多重耐药菌而言，即便是产ESBL的肺炎克雷伯杆菌还是相对容易治疗的，所以从临床思维角度来看，选择美罗培南还是有其一定的合理性。

**要点 2：住院期间多次培养出鲍曼不动杆菌，临床应如何看待**

初次痰培养出铜绿假单胞菌、肺炎克雷伯杆菌和鲍曼不动杆菌，经验性治疗后感染被控制，此时痰培养显示铜绿假单胞菌、肺炎克雷伯杆菌被清除。在无感染迹象的情况下，仍多次培养出多重耐药的鲍曼不动杆菌，则高度提示其为定植菌。而这也为患者再次感染的病原体判断提供了一定的线索。结合此前的美罗培南用药史，有可能是定植的鲍曼不动杆菌转变为感染的致病菌，或者是感染了甲氧西林耐药的金黄色葡萄球菌。事实上给予头孢哌酮/舒巴坦

联合米诺环素,获得了良好的效果,验证了我们的推理判断。

## 【盲点】

 **痰中培养出鲍曼不动杆菌就认为有鲍曼不动杆菌感染**

在临床实际工作中,痰中培养出鲍曼不动杆菌,许多医务人员常常不分析其是否为定植菌还是致病菌,主观地认为一旦培养出来就是致病菌,就给予抗感染治疗,这不仅导致抗菌药物的滥用,更严峻地会进一步增加细菌的耐药性。虽然鲍曼不动杆菌已成为我国院内肺部感染的主要致病菌之一,但并不是说痰中培养出鲍曼不动杆菌就是致病菌。鲍曼不动杆菌是常见的条件致病菌,也是最容易在体表定植的革兰阴性杆菌。据调查,约 1/4 的正常成人有该菌定植。国外也有数据显示,入住 ICU 的患者 50% 以上存在细菌定植,而这些患者中有 39% 存在鲍曼不动杆菌定植。临床上对于痰培养显示鲍曼不动杆菌阳性的患者,应首先怀疑定植菌,因为鲍曼不动杆菌在人体定植比感染更为常见,约为 3.5∶1。其次,必须要结合患者的基础疾病、免疫状况以及先前使用的抗菌药物情况进行综合判断。此患者在首次感染症状好转之后,仍多次培养出多重耐药的鲍曼不动杆菌,则高度提示为定植菌。

## 【诊治箴言】

1. ICU 患者痰标本常培养出多种细菌,临床需结合病史综合判断。

2. 鲍曼不动杆菌是条件致病菌,该细菌具有极易获得耐药性以及传播耐药性的生物学特性,可定植于正常人的多部位,痰中培养出鲍曼不动杆菌,不一定是致病菌。

## 【参考文献】

1. 贾辅忠,李兰娟.感染病学.南京:江苏科学技术出版社,2010.

2. 张小江,徐英春,俞云松,等.2009 年中国 CHINET 鲍曼不动杆菌细菌耐药.检测中国感染与化疗杂志,2010,10(6):441-446.

3. 施毅,印洁,不动杆菌肺部感染诊治进展.解放军医学杂志,2011,36(8):788-791.

4. Mehta Y,Gupta A,Todi S,et al/Guidelines for prevention of hospital acquired infections. Indian J Crit Care Med,2014,18(3):149-163.

（中国人民解放军总医院第一附属医院　肖燕）

# 病例7　如何区别痰培养出的细菌是定植菌还是致病菌

【关键词】定植菌　致病菌　鉴别

## 【引言】

细菌从环境中侵入人体,在人体某个部位定居、生长及繁殖,但如不引起机体发生病理改变,也没有出现相应临床表现,则称为"细菌定植",不需要抗感染治疗。反之,如细菌侵入人体,并引起一系列病理变化,出现相应临床表现时则称为"细菌感染",这就需要抗感染治疗。大多数定植菌对人体并无害处,且可与人体和谐共生,但当人体抵抗力下降时,一些定植菌可大量繁殖并导致感染,这类细菌称为条件致病菌。因此,呼吸道分泌物检出的细菌,可能是定植菌,也可能是条件致病菌,如何区别定植菌及致病菌,对是否使用及如何选择抗菌药物至关重要。

但是在实际工作中,许多临床医师并不清楚这样的概念,只要痰中培养出细菌,未加分析就判断为致病菌,并给予相应抗感染治疗,导致抗菌药物过度使用。以下病例有助于我们更好地理解定植菌和致病菌。

## 【病例重现】

患者女性,80岁,慢性阻塞性肺疾病急性加重入院,经有创机械通气、支气管扩张剂及抗感染综合治疗后病情稳定,但因呼吸衰竭而需长期呼吸机治疗。

住院期间,下呼吸道吸出物多次培养出铜绿假单胞菌、鲍曼不动杆菌和耐甲氧西林金黄色葡萄球菌,但患者无发热等呼吸道感染的表现,考虑为细菌定植,对患者进行单间病房隔离,密切观察病情,未使用抗菌药物。

呼吸机治疗4个月后,患者出现发热、脓痰增加,血常规:白细胞计数$12.6 \times 10^9$/L,中性粒细胞百分比90%,降钙素原1.3mg/L,X线胸片提示双下肺斑片影,气管吸出物涂片为革兰阴性杆菌较多,且可见白细胞内吞噬大量革兰

◎ 痰标本应正确留取、送检及结果解读

阴性杆菌,给予头孢哌酮/舒巴坦联合米诺环素治疗,3 天后体温降至正常。痰培养仍为铜绿假单胞菌、鲍曼不动杆菌及耐甲氧西林金黄色葡萄球菌,血培养阴性,因体温下降至正常而未给予针对耐甲氧西林金黄色葡萄球菌的抗菌药物。

患者 7 天后再次发热,痰涂片以革兰阳性球菌为主,考虑再次感染可能系耐甲氧西林金黄色葡萄球菌所致,在原来抗菌药物的基础上联用利奈唑胺,2天后体温降至正常,10 天后达治愈标准停用抗菌药物。最后诊断为呼吸机相关性肺炎,铜绿假单胞菌、鲍曼不动杆菌及耐甲氧西林金黄色葡萄球菌混合感染的可能性大。

【提示点】

1. 本例患者气管吸出物中多次培养出病原菌,结合有无肺部感染的临床表现,给予了隔离消毒和抗感染治疗两种处理方法。

2. 呼吸道和大气相通,上呼吸道经常有不同的细菌定植,因此,来自下呼吸道的痰标本极易受到上呼吸道定植菌的污染,而正确留取痰标本减少污染是正确判断致病菌的前提。

3. 任何诊断都应密切结合临床表现及治疗效果。

【要点】

**要点 1:痰标本应正确留取、送检及结果解读**

痰标本留取方法不正确,放置时间过长,培养基选择不当不仅使痰培养的阳性率降低,还可能错误地将污染菌当作致病菌,导致抗菌药物选择错误,耽误治疗。因此,为确保痰标本病原菌检测结果准确,并给予正确解读,应注意以下要点。

（1）痰标本的留取及送检

痰标本应在抗菌药物使用前采集,最好留取清晨痰液,此时痰量多,含菌量较大。留痰前先用清水漱口三遍,以除去口咽部定植菌,深吸气后用力咳嗽,咳出呼吸道深部痰,并留置于无菌容器中,应尽可能防止唾液及鼻咽部分泌物混入样品。如果患者昏迷或无力咳嗽,先协助患者采取合适体位,叩背使痰液松动,再用吸痰器吸引,在吸痰器中段接收集器,按吸痰正确方法将痰液吸入收集器内。痰标本最好在半小时内送达实验室,不得超过 2 小时,否则应4℃冷藏,但放置时间不超过 24 小时。细菌室应对接收的痰标本进行正确检

**要 点**

◎ 其他下呼吸道防污染标本的定量细菌培养方法

查、选取、培养、细菌鉴定及报告。

（2）痰培养结果的正确解读

首先要判断痰标本是否合格：痰涂片镜检鳞状上皮细胞 <10 个 / 低倍镜视野，多核白细胞 >25 个 / 低倍视野，或两者比例≤1 : 2.5 表明标本来自下呼吸道，为合格痰标本。

判定结果有意义：合格痰标本优势菌中度以上生长≥（+++），或合格痰标本虽然细菌少量生长，但与涂片结果一致（如肺炎链球菌，流感嗜血杆菌、卡他莫拉菌），或 3 天内多次培养到同一病原菌，或涂片革兰染色见到肺炎链球菌、流感嗜血杆菌等苛氧菌，即便培养为阴性，也有意义。此外，气管内吸出物定量细菌培养≥$10^6$cfu/ml，或半定量 >（++）也对临床有指导意义。

判定结果无意义：培养出上呼吸道正常菌群（如草绿色链球菌、表皮葡萄球菌、干燥奈瑟菌、类白喉杆菌、念珠菌等）；痰培养为多种病原菌少量生长其半定量 <（+++）；对革兰阴性杆菌涂片及培养均阳性才有意义，若仅培养为阳性，涂片阴性则大多为污染菌或低浓度定植菌。

（3）正确读取药敏结果

一般而言，S 为敏感，用常规剂量抗菌药物即可达到疗效；I 为中介，表示加大药物剂量可达疗效；R 为耐药，药物无效。对于革兰阴性杆菌，如超广谱β- 内酰胺酶阳性，不管体外药敏结果如何，均应避免使用第三、四代头孢菌素。此外，药敏结果并不等同于临床疗效，还需综合考虑患者机体状况，抗菌药物药效学、药物代谢、毒副作用以及本地区本病房细菌耐药状况，正确选择抗菌药物。

**要点 2：其他下呼吸道防污染标本的定量细菌培养方法**

近年，也有人建议采用下呼吸道防污染标本包括保护性毛刷采样标本（protected specimen brushing, PSB）、保护性支气管肺泡灌洗液标本（bronchoalveolar lavage, BAL）及微量支气管肺泡灌洗标本（mBAL）。与痰标本相比，可避免口咽部细菌污染，可靠性更高。对这些防污染标本进行定量细菌培养是获得病原学诊断及药物敏感性的重要方法。一般认为，气管内吸出物≥$10^6$cfu/ml，BAL≥$10^4$cfu/ml，PSB≥$10^3$cfu/ml 被认为是致病菌，而低于该界定值则认为是定植菌或污染菌。目前研究认为下呼吸道防污染标本可以经支气管镜到达感染部位采样，也可以不经支气管镜非定位采取标本，两者的效果并无显著差别。因此，操作者可以根据经验和技术条件决定采用何种方法，重要的是规范操作。需要注意的是，下呼吸道防污染标本的定量细菌培养技术开展的医院十分有限,也不是所有患者都适用,首先患者的一般情况必须要能耐受气管镜检查,病情应相对复杂,应用无创手段尚不能明确致病菌,再结合本单位条件方可考虑。

（1）PSB 操作方法

术前禁食 3~4 小时,2% 利多卡因局部黏膜麻醉,也可术前 30 分钟肌注地西泮（安定）10mg 及阿托品 0.5mg。将支气管镜插入目标叶、段或亚段支气管（分泌脓性分泌物的支气管,或达到 X 线检查出现肺部浸润影的支气管）,并插入保护性毛刷,伸出气管镜末端 1~2cm 后用内套管顶去聚乙二醇塞、超越外套管约 2cm,随后将毛刷伸出内套管约 2~3cm 刷取分泌物。也可将保护性毛刷经人工气道盲目插入支气管采取分泌物。依毛刷、内套管顺次退回外套管内,然后拔出整个 PSB。用酒精消毒 PSB 外套管,以无菌剪刀剪去内外套管顶端部分,然后前伸毛刷并将其剪下至装有无菌林格乳酸盐溶液（不含防腐剂）的带螺旋帽的玻璃瓶中,再用力震动玻璃瓶,从中取 0.1ml 或 0.01ml 液体接种到常规培养基上,进行需氧和厌氧菌培养。

（2）BAL 操作方法

术前禁食 3~4 小时,2% 利多卡因局部黏膜麻醉,也可术前 30 分钟肌注地西泮（安定）10mg 及阿托品 0.5mg。将支气管镜插入目标段及亚段支气管,注入 2% 利多卡因 2~3ml 局部麻醉后,用 50ml 注射器将 37℃生理盐水分次注入,每次 25~50ml 总量 100~200ml,注入后立即通过负压吸引装置吸引、回收至硅质灌洗液收集瓶内。一般回收液量应达注入液量的 40%~60%。回收液用双层无菌纱布过滤,除去黏液,记录总回收液量,装入硅质容器中,置于冰水（-4℃）中送检验室,应在 2 小时内对灌洗液进行病原学及细胞学检查。由于常规支气管肺泡灌洗容易使感染部位的细菌播散到其他肺叶,感染性疾病的灌洗多采用 mBAL。mBAL 灌洗液体总量为 10~20ml,足够进行病原学诊断,也避免了感染性疾病的扩散。

## 【盲点】

### ✕ 只要痰培养阳性就断定该细菌一定是致病菌

必须要纠正的是,并不是只要痰中培养出细菌就一定是致病菌,就需要抗感染治疗。首先要保证送检的痰标本或气管吸出物标本要合格;其次要明白有些细菌是不在人体定植的,比如结核分枝杆菌、白喉棒状杆菌、百日咳杆菌、新型隐球菌、肺炎链球菌、流感嗜血杆菌、卡他莫拉菌等,这些细菌一旦痰中培养出,就应考虑为致病菌,应给予针对性的抗感染治疗;第三,大多数的细菌是条件致病菌,比如约占 90% 的葡萄球菌、大肠埃希菌菌属和非发酵菌,它们往往在呼吸道寄生,在机体免疫功能正常的情况下往往并不致病;此外,有一些真菌也为条件致病菌。判断这些病原菌是否为致病菌,应密切结合临床资料。如患者出现体温升高,咳嗽咳痰,血白细胞总数、中性粒细胞计数、C-反应蛋白及降钙素原升高,影像学检查出现新的肺部浸润影等肺部感染的表现,则提示为致病菌。反之,则可能是污染菌或定植菌。如果进行针对性致病菌抗感染治疗后,感染的临床症状及实验室指标好转,且感染部位目标细菌数量减少则为致病菌;反之,则可能是污染菌或定植菌。若判断为致病菌,就应给予相应的抗感染治疗,若判断为定植菌,不需要抗感染治疗。

临床工作中,正确采集痰标本,认真解读痰菌检验单,结合临床表现,才能正确判断痰培养出的细菌是定植菌还是感染菌,从而合理选择抗菌药物。

## 【诊治箴言】

1. 痰标本正确留取、送检、培养及结果解读是区别致病菌、定植菌及污染菌的关键。

2. 痰标本检查结果应密切结合临床资料,以免导致误判。

3. 根据医院条件和患者病情可以考虑下呼吸道防污染标本定量细菌培养,这是病原学诊断的重要手段,但也应密切结合临床特征进行治疗。

## 【参考文献】

1. Xie J, Ma X, Huang Y, et al. Value of American Thoracic Society Guidelines in Predicting Infection or Colonization with Multidrug-Resistant Organisms in Critically Ill Patients. PLoS ONE, 2014, 9 (3): e89687.

2. S. Nseir1, G. Grailles1, A. Soury-Lavergne, et al. Accuracy of American Thoracic Society/Infectious Diseases Society of America criteria in predicting infection or colonization with multidrug-resistant bacteria at intensive-care unit admission. Clin Microbiol Infect, 2010, 16: 902-908.

3. 朱迎钢, 瞿介明. 医院感染治疗中的一个难以决策的问题:定植还是感染? 中国呼吸与危重监护杂志, 2011, 10: 421-423.

(中国人民解放军总医院第一附属医院 肖燕)

# 病例8　免疫力正常患者中的重症腺病毒肺炎

【关键词】腺病毒肺炎　免疫功能正常　实变影

## 【引言】

腺病毒是常见的呼吸道病原体,多在婴幼儿、儿童中引发轻度上呼吸道感染、胃肠炎和结膜炎,疾病呈自限性。重症腺病毒感染多见于免疫力低下的成人。在免疫力正常的健康成年人中,重症腺病毒感染十分罕见。腺病毒肺炎病情严重,疾病进展快,病变可以累及多个脏器,常见并发症有急性呼吸窘迫综合征、弥散性血管内凝血、肾衰竭和感染中毒性休克。患者预后差,病死率高达42.1%。重症腺病毒肺炎的治疗以对症支持治疗为主,抗病毒药物(利巴韦林和更昔洛韦)不能改变疾病的病程和预后,有文献报道糖皮质激素可降低患者病死率,但是否确实有益仍有争议。由于腺病毒肺炎临床表现多为非特异性,免疫力正常的成年人中早期确诊存在困难。如何及早诊断,避免不必要的抗菌药物使用,并且使患者可以在重症监护病房(ICU)接受早期积极对症治疗,改善患者预后是值得我们关注的问题。

## 【病例重现】

患者男性,22岁,学生。因"咳嗽、咳痰、发热1周,呼吸困难3天"入院。患者于入院前1周受凉后出现发热、咳嗽,体温38℃左右,3天后出现呼吸困难。胸片显示双肺大片状浸润影,右侧胸腔积液(图1-7,图1-8)。既往体健。入院血白细胞正常,中性粒细胞百分比91.4%。血气分析为Ⅰ型呼吸衰竭。超声心动图左心室射血分数(LVEF)42%。患者入院诊断为:军团菌肺炎可能。给予左氧氟沙星、亚胺培南、万古霉素及红霉素联合治疗,并加用甲泼尼龙80mg/d,同时给予气管插管机械通气治疗,治疗无效。入院后1天使用体外膜肺氧合(extracorporeal membrane oxygenation,ECOM)治疗。入院后多次痰、胸腔积液、血、支气管肺泡灌洗液(bronchoalveolarlavagefluid,BALF)细菌培养均为阴性。血巨细胞病毒抗体、支原体抗体、军团菌抗体均为阴性,军团菌尿抗原阴性。后经北京市疾病预防和控制中心检查:咽拭子和经气管插管吸取的呼吸道分泌物腺病毒核酸阳性,更正诊断为腺病毒重症肺炎。患者对症治疗后曾一度病情平稳(图1-9),但终因继发菌血症、感染中毒性休克、肾衰竭,于入院后27天死亡。

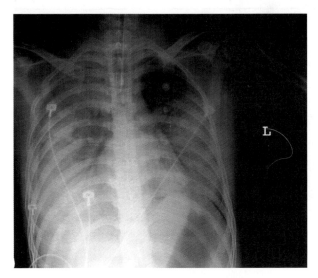

图1-7 入院时胸片:双肺大片实变影

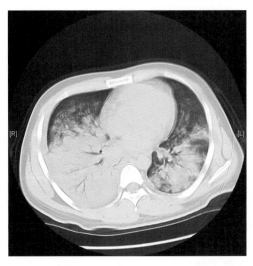

图1-8 入院时胸部CT:双肺大片实变影,右侧少量胸腔积液

◎ 腺病毒肺炎可出现在免疫力正常的患者
◎ 腺病毒肺炎影像学可以表现为大片实变阴影

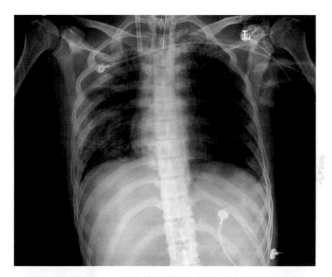

图 1-9　治疗后一度病情好转期：双肺实变影明显吸收

## 【提示点】

1. 腺病毒肺炎可出现在免疫力正常的患者。
2. 腺病毒肺炎影像学可以表现为大片实变阴影。
3. 腺病毒肺炎确诊难度大。
4. 腺病毒肺炎治疗以对症支持治疗为主。

## 【要点】

**要点 1：腺病毒肺炎可出现在免疫力正常的患者**

免疫力正常的成年人中出现重症腺病毒感染的原因目前尚不清楚。曾有学者提出宿主的某些 HLA 类型可能对腺病毒敏感，改变腺病毒蛋白 19K 的功能，从而干扰宿主 I 型 MHC 的表达。免疫力正常成年患者的重症腺病毒肺炎国内尚无报道，国外曾有 21 例报道。临床上对于抗感染治疗效果不好的重症肺炎，即便患者免疫力正常，也应考虑病毒感染的可能。

**要点 2：腺病毒肺炎影像学可以表现为大片实变阴影**

病毒性肺炎的影像学特点往往以间质性改变为主，多表现为磨玻璃阴影、网格影和多发的小结节影，而实变浸润影少见。所以当看到影像学表现为实

## 要　点

◎ 腺病毒肺炎确诊难度大
◎ 腺病毒肺炎治疗以对症支持治疗为主

变浸润影的重症肺炎时,更多地认为是军团菌或其他细菌性肺炎。从本例患者临床医师可能要认识到,病毒性肺炎影像检查表现的多样性,拓宽临床诊断思路,及早进行相关的检查。

**要点3:腺病毒肺炎确诊难度大**

腺病毒肺炎临床表现无特异性,因此根据临床表现直接诊断腺病毒感染存在较大的困难。咽拭子、呼吸道分泌物、支气管肺泡灌洗液和肺活检组织标本中分离出腺病毒、腺病毒核酸阳性、间接免疫荧光抗原检测阳性或免疫荧光检测抗体滴度上升4倍及4倍以上是确诊腺病毒的标准。但是重症患者获取肺组织标本和BALF困难,同时依据抗体动态变化诊断需要一定随访时间。因此通过咽拭子、呼吸道分泌物和腺病毒核酸检测阳性诊断,方法快捷简便安全,可能具有更高的临床实用性和指导意义。本病例根据多次痰培养、血培养、胸腔积液培养、BALF培养除外细菌(包括结核分枝杆菌和真菌)感染、多次血抗体及尿抗原阴性除外不典型病原菌(支原体、军团菌)感染,结合抗菌药物治疗无效及咽拭子和经气管插管吸取的呼吸道分泌物腺病毒核酸阳性,考虑患者应能明确诊断为腺病毒肺炎。

**要点4:腺病毒肺炎治疗以对症支持治疗为主**

重症腺病毒肺炎治疗以对症支持为主。如何能帮助患者安全度过病毒感染的急性期可能是治疗成功的关键。抗病毒药物不能改变疾病的病程和预后,并且糖皮质激素的使用存在争议。早期入住重症监护病房,使用积极对症治疗,可能改善患者预后。但是由于腺病毒肺炎与其他细菌性肺炎和军团菌肺炎鉴别困难,患者往往是在使用广谱抗菌药物无效时才想到病毒感染性肺炎可能。既往国外文献报道的21例患者中,除一对双胞胎姐妹和夫妻,因姐姐和丈夫先发病并确诊为腺病毒肺炎,所以妹妹和妻子随后发病时直接考虑病毒肺炎而接受对症及抗病毒治疗外,其余的19例患者在发病初期均首先考虑军团菌肺炎或其他重症细菌肺炎,接受广谱抗菌药物联合治疗。本文报道的病例也首先诊断军团菌肺炎,临床上首先给予广谱抗菌药物及抗军团菌的联合治疗,由于治疗效果欠佳,且细菌、真菌相关检查均为阴性,才考虑到病毒性肺炎的可能,后在入院10天后经北京市疾病和预防控制中心证实腺病毒核酸阳性,更正诊断为腺病毒肺炎。本例患者在积极使用ECOM及对症治疗后曾一度病情好转,但后因继发感染死亡。所以及早诊断,积极的对症支持治疗意义重大。

## 【盲点】

⚠ **免疫力正常的成年患者影像学检查为大片实变浸润影,就排除腺病毒感染**

　　既往我们对在免疫力正常的成年人中出现重症腺病毒肺炎认识不足。近年来,免疫功能正常者病毒感染导致的重症肺炎越来越多,从冠状病毒导致的严重急性呼吸综合征(severe acute respiratory syndrome,SARS),到 H5N1 流感病毒肺炎,以及之后的甲型 H1N1 肺炎,对临床医师诊断及治疗免疫力正常的成年人重症病毒肺炎提出了更高的要求。通过本病例应提高对免疫力正常的成年人患重症病毒肺炎的重视,加强对重症肺炎的鉴别诊断及相关治疗。

## 【诊治箴言】

　　1. 免疫力正常成年人可以出现重症腺病毒肺炎,应提高认识。

　　2. 腺病毒肺炎的影像学常表现为大片实变影,与其他病毒所致肺炎有所不同,应注意鉴别诊断。

　　3. 腺病毒肺炎的治疗以对症支持为主,及早诊断充分治疗可以改善预后。

## 【参考文献】

1. Barker JH, Luby JP, Sean Dalley A, et al. Fatal type 3 adenoviral pneumonia in immunocompetent adult identical twins. Clin Infect Dis, 2003, 37:142-146.

2. Cunha BA. Severe adenovirus community-acquired pneumonia mimicking legionella. Eur J ClinMicrobiol Infect Dis, 2009, 28:313-315.

3. Anonymous. Extracorporeal Membrane Oxygenation for 2009 influenza A(H1N1)Acute Respiratory Distress Syndrome, JAMA, 2009, 302:1888-1895.

(北京大学第三医院　杨薇　朱红)

# 病例9 隐球菌肺炎易被误诊为社区获得性细菌性肺炎

【关键词】隐球菌肺炎 鉴别诊断 抗真菌治疗

## 【引言】

隐球菌肺炎临床上无特异性症状、体征及影像学表现,且痰涂片及痰培养阳性率很低,故诊断存在困难。对于免疫功能正常患者,隐球菌肺炎多为社区获得性感染,临床症状轻微,极易与社区获得性肺炎相混淆,往往需要依靠病理来确诊。

## 【病例重现】

患者女性,31岁,博物馆工作人员,近期有陈旧家具图书接触史,既往体健。间断右胸背部疼痛伴持续低热、干咳20余天,曾诊为"肺炎",予"莫西沙星"静脉滴注12天,症状略好转。胸部CT检查示左上叶、右下叶多发片状实变影,考虑感染,结核分枝杆菌感染待除外。支气管镜检查:双侧主支气管及各级分支支气管黏膜略充血,管腔内少许浆液性分泌物。气管镜刷片未找到结核分枝杆菌、真菌和瘤细胞。因体温及咳嗽好转不满意换用"头孢哌酮/舒巴坦"静脉滴注12天,患者体温正常,咳嗽好转,但仍有右胸疼痛,深吸气时明显。复查胸部CT,双肺多发斑片状阴影,较前有所吸收。患者行胸部CT引导下肺穿刺活检,病理可见散在、成堆孢子(PAS+,PASM+),符合真菌感染。组织中真菌形态提示可能为隐球菌。追查患者新型隐球菌血清抗原阳性。最终诊断:隐球菌肺炎。

## 【提示点】

1. 患者为社区获得性肺部感染,但是给予经验性抗感染治疗后效果欠佳,应考虑有无特殊感染。

◎ 隐球菌肺炎在免疫功能正常的患者的临床特点
◎ 隐球菌肺炎在免疫功能正常的患者中的诊断及鉴别诊断

2. 对于疑为肺部特殊感染病例,应尽可能获取病原学证据,必要时尽早取病理活检。

【要点】

**要点 1:隐球菌肺炎在免疫功能正常的患者的临床特点**

隐球菌肺炎在免疫功能正常者中发病率约为$1/10^5$,诱因多为禽类粪便、霉变物接触。多为社区获得性感染,临床症状轻微,咳嗽、咳痰、伴或不伴发热、畏寒,少部分患者无症状,为体检时发现。也有少部分患者表现为较重的全身播散隐球菌感染,肺部体征不明显,常无特异性。影像学表现为肺结节型、肿块型、肺炎型,最常见的表现为单发或多发结节样改变,常位于胸膜下,而"树芽征"少见。与 HIV 阳性,或其他具有宿主免疫抑制因素(如肿瘤或血液系统恶性病、糖尿病、激素或免疫抑制剂使用等)患者相比较,免疫力正常的隐球菌肺炎患者出现伴有支气管充气征的实变和单发 / 多发结节状表现(图 1-10)更多见,而空洞样病变、双肺弥漫间质改变和胸腔积液者相对少见,全身播散病变少见。临床预后良好,甚至少部分患者未经正规抗真菌治疗也可自行吸收。

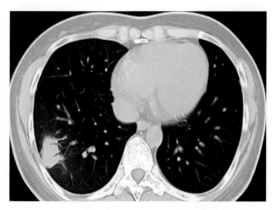

图 1-10　胸部 CT:右下肺结节样实变影

**要点 2:隐球菌肺炎在免疫功能正常的患者中的诊断及鉴别诊断**

由于本病无特异性症状、体征及影像学表现,且痰涂片及痰培养阳性率很低,故诊断存在困难。对于初诊为社区获得性肺炎患者,若出现下述情况,应考虑本病可能:

（1）发病前有禽类粪便或霉变物品接触史。

（2）虽为社区获得性感染，但是常规经验性抗感染治疗后影像学检查显示无吸收或吸收不满意以及无临床症状而体检发现肺部病变。

此外，本病除与社区获得性肺炎鉴别外，还需与肺结核、肺癌鉴别。

对疑诊为本病患者，痰涂片及培养阳性率极低，故可考虑查支气管肺泡灌洗液墨汁染色、血清隐球菌抗原滴度检测；病理活检是确诊本病的依据，因此，应当尽可能获得病理证据（如行纤维支气管镜下气道黏膜活检、经皮肺穿刺活检等）。

若明确为隐球菌肺炎，所有患者（除无症状、非弥漫性病变的免疫功能正常宿主，且血清隐球菌抗原阴性或低滴度者外）还应进行腰穿检查以排除伴发中枢神经系统感染的可能。

## 【盲点】

### ✕ 盲点1：痰涂片或培养真菌阴性，就不考虑隐球菌肺炎

与气道念珠菌、曲霉菌感染等有所不同，隐球菌肺炎患者痰涂片和痰培养阳性率极低，这可能与标本本身条件不利于隐球菌发现有关。因此，对于疑为本病患者，应考虑行多种检查，如血清隐球菌抗原、支气管肺泡灌洗液墨汁染色，病理活检是确诊本病的依据。

### ✕ 盲点2：未经正规抗真菌治疗病变吸收，可以排除隐球菌肺炎

对于免疫功能正常患者，少部分患者未经正规抗真菌治疗，肺部病变可自行有所吸收。因此，在上述情况下，不能仅根据影像学变化轻易排除本病可能。尽管本病有自行吸收可能，但是患者一经明确诊断，仍应尽快开始正规抗真菌治疗。

## 【诊治箴言】

1. 隐球菌肺炎可发生于免疫功能正常的患者，多为社区获得性感染，易误诊为社区获得性肺炎。

2. 询问病史时尤其应注意接触史如患者在发病前是否接触禽类粪便或霉变物品等，对本病的诊断思路很有帮助。

3. 经皮肺穿刺活检的适应证把握。对于初诊为社区获得性肺炎患者，若经验性抗感染治疗无效，应考虑与本病鉴别，必要时尽早获取肺部病理学依据。

## 【参考文献】

1. Murayama S, Sakai S, Soeda H, et al. Pulmonary cryptococcosis in immunocompetent patients HRCT characteristics. Clin Imaging, 2004, 28（2）:191-195.

2. Kishi K, Homma S, Kurosaki A, et al. Clinical features and high-resolution CT findings of pulmonary cryptococcosis in non-AIDS patients. Respir Med, 2006, 100:807-812.

3. Jarvis JN, Wainwright H, Harrison TS, et al. Pulmonary cryptococcosis misdiagnosis as smear-negative pulmonary tuberculosis with fatal consequences. Int J Infect Dis, 2010, 14:310-312.

4. Dromer F, Goldman DL, Graybill JR, et al. Clinical practice guidelines for the management of cryptococcal disease:2010 update by the infectious diseases society of America. Clin Infect Dis, 2010, 50:291-322.

（北京大学第三医院　丁艳苓　朱红）

# 病例 10 伴有肾功能不全的重症肺孢子菌肺炎患者应采用卡泊芬净与磺胺联合治疗

【关键词】肺孢子菌肺炎　肾功能不全　联合治疗

## 【引言】

　　肺孢子菌肺炎（pneumocystis carinii pneumonia, PCP）是一种机会性感染性肺炎,主要致病菌是伊氏肺孢子菌（*Pnuemocystisjirveci*, PJ）。临床常主要表现为发热、干咳和渐进性呼吸困难。该病好发于艾滋病患者和其他因素导致免疫功能受损患者。PCP 的治疗首选甲氧苄啶-磺胺甲噁唑（TMP-SMZ）,然而,基于磺胺经肾代谢的特点,在合并有肾功能不全的患者中使用受到一定程度的限制,而在很多医院又缺乏其他二线治疗药物,如氨苯砜、伯氨喹啉或阿托伐醌等,导致存在肾功能不全时 PCP 的治疗,尤其是重症 PCP 患者的治疗成为临床工作中的一个难点。

## 【病例重现】

　　患者男性,44 岁。Ⅰ型急进性肾小球肾炎、急性肾衰竭史,给予甲基强的松龙及环磷酰胺冲击治疗,环磷酰胺冲击治疗第二次入院时出现发热和进行性呼吸困难,胸部 CT 示双肺弥漫磨玻璃影（图 1-11）,莫西沙星抗感染治疗 3天,效果不佳,于感染症状出现后第 5 天,应用卡泊芬净治疗 5 天,经支气管肺泡灌洗液（BALF）检测证实 PCP 后,换用 TMP-SMZ 2 片 / 次,每天 3 次,治疗5 天,因患者呼吸困难持续进展,影像检查仍未好转,改用两药联合治疗。后经肺穿刺活检病理再次证实为 PCP 合并机化性肺炎,加用克林霉素,同时将甲基强的松龙在原有基础上增加 60mg。在 TMP-SMZ 联合卡泊芬净治疗 2 周后复查 BALF 中肺孢子菌（-）,但患者肺部影像无明显改善,呼吸衰竭进行性加重,治疗无效,最终死亡。

要　点

◎ 针对伴有肾功能不全的 PCP 患者要掌握治疗时机和方案选择

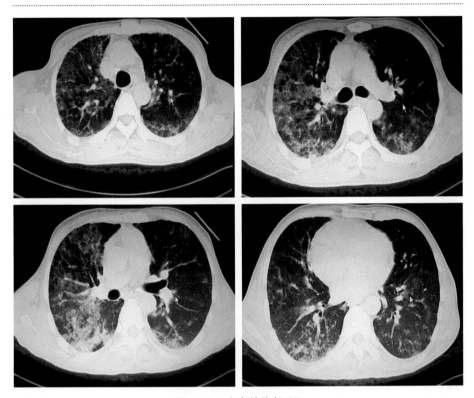

图 1-11　患者的胸部 CT

## 【提示点】

1. 非 AIDS 导致免疫功能受损宿主,存在肾功能不全,在应用激素及细胞毒药物治疗的过程中出现发热和进行性呼吸困难,影像学提示双肺弥漫磨玻璃影,经 BALF 病原学检测证实 PCP。

2. 初始治疗选择卡泊芬净静脉给药,后换用 TMP-SMZ 2 片 / 次,3 次 / 日单独治疗,病程 10 天后改用两药联合,2 周后复查 BALF 肺孢子菌阴性。

3. 虽然抗肺孢子菌治疗有效,但后期出现其他病原体混合感染,患者肺部影像无明显改善,最终因呼吸衰竭死亡。

## 【要点】

**针对伴有肾功能不全的 PCP 患者要掌握治疗时机和方案选择**

（1）磺胺是治疗 PCP 患者的首选药物

磺胺是治疗 PCP 的首选药物。由于我国尚无静脉剂型,因此磺胺以口服给药为主,通常 SMZ-TMP 口服给药剂量为 4 片 / 次,每天 3 次,疗程 2~3 周。然而,在治疗过程中约有 30% 的 PCP 患者会出现剂量相关的不良反应,包括皮疹、白细胞或血小板减少、间质性肾炎以及严重的胃肠道反应等,另有 5%~10% 患者出现治疗失败。由于 SMZ 和 TMP 均主要经肾小球滤过和肾小管分泌,在大量、长期使用时,容易在肾小管中发生结晶,故服药期间应辅以水化、碱化治疗。此外,SMZ 和 TMP 的血浆清除半衰期为 10 小时左右,肾功能不全者,半衰期延长,需调整剂量,有可能会影响药物的作用。因此,在伴有肾功能不全的患者中,磺胺的使用更加受到限制。本例患者因伴有肾功能不全,根据肌酐清除率计算磺胺用量为 2 片 / 次,每天 3 次,治疗 5 天后患者临床症状以及影像学表现有进行性加重趋势,表明减少剂量可能会直接影响治疗效果。评价磺胺无效或治疗失败的时间窗国内外略有不同,我国专家共识中推荐 4~8 天,美国胸科学会的真菌治疗指南中推荐 7~10 天。本病例中磺胺治疗 5 天,但患者病情危重,为避免延误病情,及时加用了卡泊芬净联合治疗。

（2）卡泊芬净可用于磺胺药物治疗无效或不能耐受的 PCP 患者

卡泊芬净属于棘白菌素类抗真菌药,其抗菌谱广,副作用较少,也较少出现药物间的相互作用。针对 PCP 的治疗采用静脉给药,第一天单次 70mg 负荷剂量,随后每天单次 50mg。疗程取决于患者的临床反应,通常需 2~3 周。近年来,国内外有越来越多的使用卡泊芬净治疗 PCP 成功的病例报告,包括将卡泊芬净作为一线治疗的,也有因磺胺治疗后无效或患者不能耐受磺胺副作用需停药后作为补救治疗药物。新近国外两项回顾性研究分析发现使用卡泊芬净治疗非 AIDS-PCP 患者的成功率为 80%;作为补救治疗 AIDS-PCP 患者的成功率为 90%。从用药经验来看,卡泊芬净对 PCP 的疗效也是比较好的。此外,免疫功能受损患者易并发病毒、真菌、细菌等多重感染,混合感染率达 24%,当合并有其他真菌感染时,使用卡泊芬净可以起到更好的治疗作用。

（3）伴有肾功能不全的 PCP 重症患者可选择两种或两种以上药物的联合治疗

以磺胺和卡泊芬净联合应用最为常见。SMZ-TMP 作用于细菌的二氢叶酸合成酶和二氢叶酸还原酶,干扰叶酸的代谢,从而达到抗菌作用。卡泊芬净是一种 1,3-β-D- 葡聚糖合成酶抑制剂,肺孢子菌细胞壁的主要成分是 1,3-β-D-葡聚糖,因此卡泊芬净通过抑制肺孢子菌细胞壁的合成发挥抗菌作用。另外,磺胺主要作用于 PJ 滋养体,而卡泊芬净主要作用于包囊,对滋养体作用相对较弱。两者作用机制不同,联合使用具有协同作用。本例患者于症状出现约 2 周后开始使用磺胺和卡泊芬净联合治疗,由于患者病情较重,还加用了克林霉素(考虑到克林霉素主要通过肝脏代谢,对肾功能影响较小),2 周后复查

BALF,PJ(–),应视为抗 PCP 治疗有效。除此以外,国内外指南中推荐的其他联合治疗方案还有伯氨喹啉加克林霉素,然而伯氨喹啉在肾功能不全的患者中应慎用。需要强调的是,此种联合用药通常是用于患者不能耐受磺胺治疗时的备选方案。

（4）伴有肾功能不全的非 AIDS 免疫功能受损患者合并 PCP 时应及早治疗

AIDS-PCP 患者的预后要好于非 AIDS-PCP 患者,AIDS-PCP 患者的死亡率在 15% 左右,而非 AIDS-PCP 患者的死亡率约为 15%~30%,甚至有报道死亡率可高达 60%。除此以外,不论是否合并 AIDS,PCP 患者的预后还与感染的严重程度、是否合并其他病原体感染、原发病和免疫受损状况以及治疗时机和患者对治疗药物的反应有关。治疗时机与患者的预后直接相关,早发现、早治疗,80% 以上的患者可以治愈。有报道,未及时治疗死亡率高达 90% 以上。

关于是否需要预防治疗,国内外认识是存在差异的,我国的专家共识中对于 PCP 的预防治疗,仅推荐用于 AIDS-PCP 患者,而美国胸科协会指南中则强调在某些非 AIDS-PCP 患者中,包括患血液系统和实体恶性肿瘤接受细胞毒药物化疗、器官移植以及长期使用免疫抑制剂的患者,也应使用 PCP 预防治疗,方案同 AIDS 患者。综合参考国内外的专家共识与指南,我们建议,对于存在免疫功能缺陷的患者一旦出现呼吸道感染相关的临床表现,尤其是影像学表现为双肺磨玻璃样改变,就应考虑 PCP 可能,及早用药,不必等待病原学结果回报。

## 【盲点】

### ✘ 对于合并肾功能不全的 PCP 患者,治疗选择卡泊芬净可能更好

随着近年来卡泊芬净临床应用的增多,越来越多的临床医师认可使用该药治疗 PCP,尤其是在合并肾功能不全的患者中,选用卡泊芬净治疗更具有优势,如主要经肝脏代谢,少部分直接经肾脏排出,因此,在肾功能不全的患者使用时无需调整剂量,也不用担心因肾功能恶化而导致患者治疗失败。但是,值得注意的是目前无论是国外的指南还是国内的专家对于 PCP 的治疗都没有推荐使用卡泊芬净,可能原因包括使用卡泊芬净治疗 PCP 成功的案例报道还较少,同时卡泊芬净对滋养体作用弱等,有报道称肺孢子菌滋养体在 PCP 的进展中较包囊发挥更重要的作用,单纯使用卡泊芬净明显存在治疗失败的风险。因此,我们建议卡泊芬净可单独用于治疗 PCP 轻症患者,但是对于中、重度患者,应联合使用卡泊芬净与磺胺。结合本例肾功能不全合并重症 PCP 患者,使用 TMP-SMZ 单药 5 天后联合卡泊芬净治疗 2 周,共使用近 20 天,并未发生肾功能进一步恶化,因此,我们认为在治疗肾功能不全合并 PCP 时,可以在密切监测肾功能的情况下使用磺胺类药物,同时磺胺的剂量应该根据患者的肌酐

清除率确定。

## 【诊治箴言】

1. 磺胺是治疗 PCP 的首选药物,但对于合并肾功能不全导致磺胺使用受到限制的患者,使用卡泊芬净可能更好。

2. 伴有肾功能不全的重症 PCP 患者建议卡泊芬净与磺胺联合使用。

3. PCP 治疗宜早不宜迟,时机的把握与预后相关。

4. PCP 患者的预后与患者的原发病和免疫受损状况有关。

## 【参考文献】

1. Armstrong-James D,Stebbing J,John L,et al. A trial of caspofungin salvage treatment in PCP pneumonia. Thorax,2011,66(6):537-538.

2. Limper AH,Knox KS,Sarosi GA,et al. An official American Thoracic Society statement:Treatment of fungal infections in adult pulmonary and critical care patients. Am J Respir Crit Care Med,2011,183(1):96-128.

3. 中华医学会呼吸病学分会感染学组,中华结核和呼吸杂志编辑委员会。肺真菌病诊断和治疗专家共识. 中华结核和呼吸杂志,2007,30(11):821-834.

4. 刘一,刘颖,李建,樊再雯,张波. 卡泊芬净联合复方磺胺甲噁唑治疗重症肺孢子菌肺炎. 国际呼吸杂志,2009,29(12):709-712.

（北京大学第三医院　王飞　贺蓓）

# 病例 11　反复咯血也应考虑肺曲霉球

【关键词】肺曲霉球　反复咯血　空洞

【引言】

　　肺曲霉球,属于寄生型肺曲霉病,是肺曲霉病的一种常见类型。绝大多数曲霉寄生于肺结核性空洞、肺癌性空洞、肺脓空洞、支气管扩张和支气管囊肿中,亦可见于肺大疱。曲霉在空洞或空腔内繁殖、储积,曲霉丝和蜕变的白细胞、黏膜细胞及纤维蛋白形成团块状物即称为曲霉球。临床症状以咯血最为常见,表现为痰中带血或少量咯血,少数患者可有大咯血,也可无明显症状。肺曲霉球的典型胸部 CT 特征为肺部空洞内有圆形或椭圆形结节状影(曲霉球),周围可见新月形低密度透亮区,少数可随体位而变动。若曲霉球填充整个空洞,空气新月征可消失。若曲霉生长旺盛,球体可缓缓地增大;如曲霉生长衰退或死亡,球体可长期不变或渐趋缩小。部分曲霉球可有钙化,此时易误诊为肺结核钙化,临床应注意甄别。

【病例重现】

　　患者男性,29 岁,9 年前无诱因咯血,量不多,无发热,胸部 CT 示"左下肺斑片影,内可见小空洞和点状钙化影,边缘不清",血结核抗体阳性,结核菌素试验阳性(+++),诊为肺结核,规律抗结核治疗 10 个月。此后反复出现少量咯血,多次行胸部 CT 示左下肺空洞,中心有球形阴影,球形阴影内有结节状钙化,空洞有时闭合有时出现;3 周前再次出现少量咯血,无发热,气管镜检查未见气道异常,结核菌素试验阳性(++++),胸部 CT 示"左下肺病变,考虑为结核,部分硬结钙化,伴小空洞形成"(图 1-12~ 图 1-14),行 CT 引导下肺穿刺,病理示"左下肺送检为曲霉菌团",最后诊断:肺曲霉球。

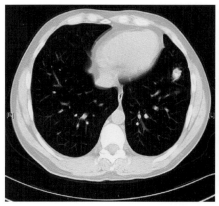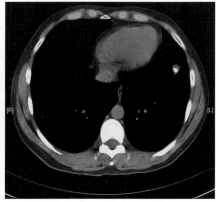

图 1-12　胸部 CT:肺窗可见结节状高密度影,纵隔窗可见内有钙化

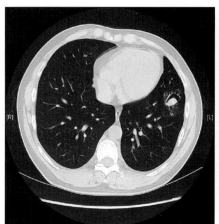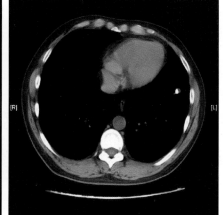

图 1-13　胸部 CT:肺窗可见结节样实变,内有新月形透光区,纵隔窗可见内有钙化

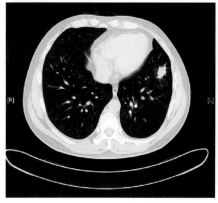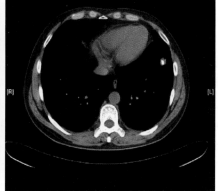

图 1-14　胸部 CT:肺窗可见结节状实变,新月形透光区消失,纵隔窗可见内有钙化

**要　点**

◎ 咯血是肺曲霉球最常见症状
◎ 肺曲霉球多继发于肺结核空洞

## 【提示点】

1. 青年男性,9 年前因咯血、PPD 强阳性诊为肺结核并规律抗结核治疗,之后仍反复少量咯血。

2. 胸部 CT 示肺内薄壁空洞,空洞内有球形阴影,阴影内有明显钙化;空洞有时出现有时闭合。

3. 经皮肺穿刺病理示曲霉菌团。

## 【要点】

### 要点 1:咯血是肺曲霉球最常见症状

咯血是肺曲霉球最常见的临床症状,表现为痰中带血或少量咯血,部分患者可有大咯血。曲霉球周围有丰富的血管,甚至形成血管瘤,为出血的重要原因。此外,曲霉球的机械作用,曲霉内毒素和溶蛋白酶可引起组织溶解坏死,侵蚀血管也是诱发咯血的原因之一。虽然文献报道 66%~82% 的肺曲霉球患者有咯血,但肺曲霉球仅占咯血患者的很少一部分,因此,临床上鉴别咯血原因时容易忽视该病。咯血最常见原因为肺结核、支气管扩张和肺癌,青年人中尤以肺结核多见。本例患者为青年男性,既往有明确肺结核病史,当时临床症状为咯血,再次出现咯血很容易让人想到肺结核,而青年人肺内钙化也更容易考虑为肺结核或结核球钙化,以上原因易使临床医师对该患者做出肺结核球伴咯血的诊断,对肺曲霉球的临床和影像学特点认识不足,也是本例患者迟迟未能确诊的原因之一。

### 要点 2:肺曲霉球多继发于肺结核空洞

肺曲霉球大多继发于肺空洞性病变,尤以肺结核最为常见,有报道继发于肺结核者占肺曲霉球的 75%,原因可能为肺结核是慢性消耗性疾病,其细胞免疫功能低下,易造成真菌的机会性感染;肺结核患者多伴有支气管黏膜上皮受损,气道反应性增高,导致其净化作用减退,口咽部真菌易于下行侵犯肺组织;结核的渗出、增生、干酪及空洞病变也造成肺组织的损害,为真菌的定植、生长提供了有利环境;肺结核常伴支气管扩张,易并发呼吸道细菌感染而长期使用广谱抗菌药物,包括部分抗结核药物(如利福霉素类、氨基糖苷类及喹诺酮类等),造成菌群失调,引起曲霉感染。

肺结核是青壮年常见的咯血原因,多数患者经规律抗结核治疗后咯血消失。对于既往有肺结核或正在接受治疗的肺结核患者,若存在反复、迁延、频繁发作的咯血,尤其是胸部影像学提示有空洞或空腔样病变者,要警惕是否继发肺曲霉球。本例患者既往有肺结核病史,曾经规律抗结核治疗,但仍反复出现少量咯血,临床上无结核中毒症状,胸部 CT 可见明显钙化,并无渗出影,不支持肺结核复发,而结核球并发咯血非常少见,用肺结核球不能很好地解释其咯血症状。仔细分析其影像学表现,胸部 CT 一度出现肺内薄壁空洞,空洞内有空气"新月征",强烈提示肺曲霉球,而咯血也是肺曲霉球的常见症状,终经肺穿刺病理证实为肺曲霉球。

## 【盲点】

### ✗ 肺病灶内出现明显钙化就诊断为肺结核

（1）肺内良性钙化结核居多

肺结节影内出现钙化可见于肺结核、肺癌、矽肺、肺硬化性血管瘤、肺错构瘤、肺炎性假瘤、肺真菌病等疾病,临床上以肺结核钙化最为常见。钙化的形态可分为中心型、层状型、爆米花型、针尖型和弥漫散在型。在孤立性肺结节中见到钙化时,多提示为良性结节,若见到偏心的、少量的沙粒样钙化,则要考虑恶性肿瘤的可能。本例患者胸部 CT 示肺部病变内有明显中心型结节样钙化,考虑为良性钙化,结合患者有明确肺结核史,容易考虑为肺结核球钙化。肺结核球重要特征是经常发生钙化,钙化形态有弥漫性、靶心性、点状及层状,尤以层状钙化多见。但肺结核球很少伴发空洞,且咯血几率很低,故用肺结核球难以解释该患者为何反复咯血。

（2）少数肺曲霉球也可出现钙化

肺曲霉球典型表现为肺部空洞内有圆形或椭圆形结节影,周围可有新月形低密度透亮区,结节影多数密度均匀,很少发生钙化。该患者有明显中心型结节样钙化,因此一开始并未考虑该病。查找文献可以发现部分肺曲霉球可以有点状钙化,少数可以有曲霉球完全钙化。肺曲霉球钙化可能是由于曲霉球结节中有不定性钙质沉着所致,也有人认为是空洞壁钙化灶脱落被曲霉球包裹所致,虽对诊断无特异性价值,但并非罕见。故肺内发现钙化灶并不一定是肺结核,还应结合临床考虑到肺曲霉球的可能。

## 【诊治箴言】

1. 肺曲霉球多继发于肺结核空洞,临床可表现为反复咯血。
2. 肺结核规律抗结核治疗后如反复咯血,应考虑有无继发肺曲霉球可能。
3. 肺曲霉球也可表现为肺内明显钙化灶。

【参考文献】

1. 蔡柏蔷,李龙芸.协和呼吸病学.第 2 版.北京:中国协和医科大学出版社,2011.

2. 王利瑞,马海涛,黄海涛,等.肺曲菌球病 46 例临床分析.浙江临床医学,2012,14(4): 396-398.

3. 刘相文,孙波,国同歌,等.肺部孤立性结节中的钙化在鉴别诊断中的价值.中国实验诊 断学,2010,14(11):1836.

（北京大学第三医院　王建丽）

# 病例 12　合理使用诊断性治疗有助于确诊侵袭性肺部真菌感染

【关键词】侵袭性肺部真菌感染　诊断性治疗

## 【引言】

侵袭性肺部真菌感染(invasive pulmonary fungal infections,IPFI)是指真菌引起的支气管肺部真菌感染,但不包括真菌寄生和过敏所致的支气管肺部真菌感染,分为原发性和继发性两种类型。原发性 IPFI 多见于社区获得性感染,宿主可以没有真菌感染的危险因素,临床进展过程相对缓和。继发性 IPFI 大多为医院获得性感染,宿主存在比较明确的真菌感染高危因素,临床进展特点为发病急骤和严重。IPFI 的诊断由宿主因素、临床特征、病原学检查和组织病理学四部分组成,确诊依靠组织病理学检查。但有些患者无法进行组织病理学检查或检查结果不支持真菌感染,甚至病原学检查也没有阳性结果,只能疑诊为真菌感染,此时合理使用诊断性抗真菌治疗有助于鉴别诊断,并改善患者临床转归。

## 【病例重现】

患者女性,40 岁,1 年来因重症肌无力使用免疫抑制剂治疗,1 个月前接受糖皮质激素冲击治疗。20 天前开始出现咳嗽咳痰,伴右眼球突出、低热,胸部CT 发现右上肺片状高密度影,双肺多发结节影,内部可见空洞形成(图 1-15);眼部 B 超示右眼球后壁占位性病变。头颅磁共振发现右侧枕叶病变,均匀强化(图 1-16)。血常规:白细胞计数 $2.3 \times 10^9$/L,中性粒细胞百分比 72.3%,血 G试验(+),曲霉菌试验(−),痰涂片及真菌培养均为(−),脑脊液检查正常。右上肺病变 CT 引导下穿刺活检肺组织轻度局灶性间质性肺炎,未见真菌及结核病变,但临床考虑侵袭性肺部真菌感染累及脑、眼可能性大,给予诊断性抗真菌治疗 2 周,复查眼部超声和胸部 CT,病变较治疗前明显吸收,确诊为肺部、脑部和眼真菌感染。

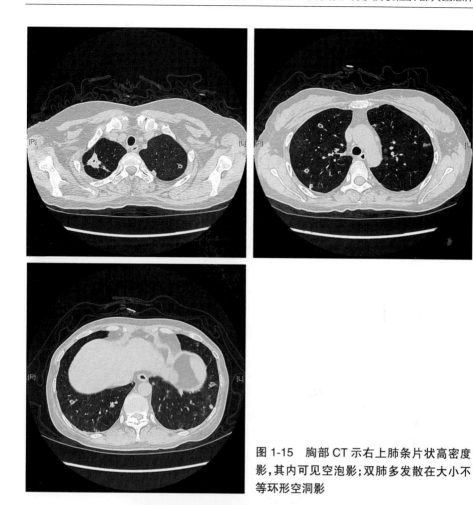

图 1-15　胸部 CT 示右上肺条片状高密度影,其内可见空泡影;双肺多发散在大小不等环形空洞影

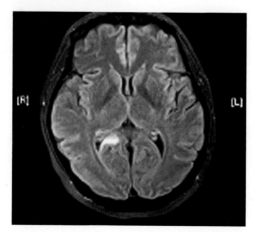

图 1-16　头颅 MRI 示右侧枕叶扣带回区病变,均匀强化,周围少量水肿

## 要　点

◎ 侵袭性肺部真菌感染确诊困难时如何合理使用诊断性治疗辅助诊断
◎ 诊断性抗真菌治疗如何选择药物

## 【提示点】

1. 侵袭性肺部真菌感染诊断困难时,可考虑给予诊断性治疗以帮助明确诊断;

2. 侵袭性肺部真菌感染选择经验性给药方案,需覆盖常见病原菌并保证有效药物浓度。

## 【要点】

**要点 1：侵袭性肺部真菌感染确诊困难时如何合理使用诊断性治疗辅助诊断**

（1）具有侵袭性肺部真菌感染的易感因素是鉴别诊断的基础

侵袭性肺部真菌感染的常见病原菌为曲霉菌、念珠菌和隐球菌。一般而言,健康人体对真菌具有较强的抵抗力,当患者有粒细胞减少症、造血干细胞移植和实体器官移植、长期使用大剂量糖皮质激素、血液系统恶性肿瘤、化疗、艾滋病晚期等因素造成免疫力下降时,可造成真菌的条件致病。另外患有某些慢性基础疾病（如慢性阻塞性肺疾病、恶性肿瘤和糖尿病等）、危重症、进行某些创伤性检查和治疗（如留置导管等）、长期使用多种广谱抗菌药物等也是侵袭性肺部真菌感染的易感因素。本例患者长期使用免疫抑制剂,患病前 1 个月使用糖皮质激素冲击治疗,具备了深部真菌感染的易感因素,此类患者出现真菌感染概率明显增高。

（2）把握侵袭性肺部真菌感染的特征

侵袭性肺部真菌感染往往起病较隐匿,亚急性病程,临床具有肺部感染的症状和体征：咳嗽、咳痰、咯血、胸痛、呼吸困难、肺部啰音或胸膜摩擦音等。胸部 CT 表现比 X 线诊断价值大,曲霉菌、念珠菌和隐球菌肺部感染可见肺部单发或多发结节、实变、晕征及空洞表现。部分侵袭性肺部真菌感染患者可累及其他器官和系统,如该病例累及脑部和眼。但这些临床表现并非真菌感染患者所特有,结核病患者也可出现,此时需依靠组织学检查或诊断性治疗进行区分。

**要点 2：诊断性抗真菌治疗如何选择药物**

诊断性抗真菌治疗的药物选择应考虑如下因素：①覆盖可能的病原菌。根据患者临床症状、体征、影像学表现及血清学检查判断可能的病原菌,选择敏感药物进行治疗。②病变部位药物浓度高。治疗侵袭性肺部真菌感染时，药物肺部浓度越高则疗效越好，如果同时存在中枢神经系统受累，则还需要该药能够透过血脑屏障，如氟康唑、伏立康唑和氟胞嘧啶。③患者脏器功能状态。若患者存在肝、肾等脏器功能不全，则需根据药物特性选择相应脏器损害作用轻的药物。④需要考虑静脉 - 口服序贯治疗。通常诊断性治疗 2 周左右评价治疗效果，如有效则支持真菌感染诊断，需继续治疗。真菌感染疗程较长，初始通常静脉给药，病情好转后需要转换为口服给药，同一种药物的静脉 - 口服序贯治疗无疑是最佳选择。

## 【盲点】

 **一旦怀疑侵袭性肺部真菌感染就给予诊断性抗真菌治疗**

　　IPFI 的诊断由宿主因素、临床特征、病原学检查和组织病理学四部分组成，确诊依靠组织病理学检查，从临床怀疑真菌感染到确诊需要一段时间。考虑到药物的毒副反应及卫生经济学因素，并非所有患者均推荐积极的诊断性抗真菌治疗。侵袭性肺部真菌感染分为原发性和继发性，原发性 IPFI 多见于社区获得性感染，宿主可以没有真菌感染的危险因素，临床进展过程相对缓和，凶险程度较低，临床上尽可能确诊后给予目标性治疗。继发性 IPFI 大多为医院获得性感染，宿主存在比较明确的真菌感染高危因素，临床进展过程急骤且凶险，需综合分析和判断，及时给予诊断性抗真菌治疗。另外上述病例，病理学检查仍不能确诊，但临床仍考虑真菌感染可能性大，此时应适合给予诊断性抗真菌治疗。

## 【诊治箴言】

　　1. IPFI 患者多具有一定易感因素，可累及其他器官系统，有时确诊困难。

　　2. 对于病情危重或确诊困难者，诊断性抗真菌治疗有助于鉴别诊断，并改善患者预后。

　　3. 诊断性抗真菌治疗的时间不宜过长，治疗 2 周左右应根据患者临床表现、实验室检查和影像学检查评价疗效。

## 【参考文献】

1. 刘又宁,佘丹阳,孙铁英,等. 中国 1998—2007 年临床确诊的肺真菌病患者的多中心回顾性调查. 中华结核和呼吸杂志,2011,34:86-90.

2. Limper AH, Knox KS, Sarosi GA, et al. An official American Thoracic Society statement: treatment of fungal infections in adult pulmonary and critical care patients. Am J Respir Crit Care Med, 2011, 183:96-128.

3. 中华医学会呼吸病学分会感染学组,中华结核和呼吸杂志编辑委员会.肺真菌病诊断和治疗专家共识.中华结核和呼吸杂志,2007,30:821-834.

4. Pappas PG,Kauffman CA,Andes DR,et al. Clinical Practice Guideline for the Management of Candidiasis:2016 Update by the Infectious Diseases Society of America. Clin Infect Dis,2016,62:1-50.

5. Patterson TF,Thompson GR 3rd,Denning DW,et al. Practice Guidelines for the Diagnosis and Management of Aspergillosis:2016 Update by the InfectiousDiseases Society of America. Clin Infect Dis,2016,63:e1-e60.

（北京大学第三医院　周庆涛）

# 第二章　结核和非结核分枝杆菌感染

# 病例 13　警惕初治肺结核耐多药结核病的可能

【关键词】肺结核耐多药用药原则

## 【引言】

通过实验室检测，结核分枝杆菌能够在一种或多种抗结核药物存在的情况下在体外依然生长，即为耐药结核分枝杆菌。耐多药结核病（multi-drug resistant tuberculosis，MDR-TB）是结核分枝杆菌体外至少同时对异烟肼、利福平两种药物耐药，这样的结核分枝杆菌引起的结核病即为耐多药结核病。《全国结核病耐药性基线调查报告（2007~2008年）》提示我国结核病耐药情况严重，痰涂片阳性肺结核耐多药率为8.32%，其中初治痰涂片阳性肺结核耐多药率5.71%，复治痰涂片阳性肺结核耐多药率25.64%。通常，临床医师对初治患者的耐药情况重视不够，如果按敏感菌给予初始治疗方案，可能造成病情控制不理想，或产生新的耐药。

耐多药结核病患者治疗效果差，死亡率高，对大众健康造成严重威胁。我国是耐多药结核病患者人数最多的国家之一，耐多药肺结核的早期诊断是获得合理治疗基础，并能提高治愈率，降低其他抗结核药物耐药的发生，减少耐药结核病的传播。

## 【病例重现】

患者男性，18岁，间断发热、咳嗽、咳痰4个多月，胸部CT显示双肺多发斑片、结节状阴影，双上肺为主，部分病灶内见溶解、空洞形成，右侧胸腔少量积液。痰涂片查抗酸杆菌阳性。诊断为肺结核，予以异烟肼（INH或H）、利福平（RFP或R）、吡嗪酰胺（PZA或Z）、乙胺丁醇（EMB或E）抗结核治疗。治疗1个月后体温恢复正常，3个月后痰罗氏培养结果为结核分枝杆菌复合群，药敏提示对异烟肼（INH）、利福平（RFP）和利福喷丁（RFT）高度耐药。根据药敏考虑符合耐多药结核病的特点,通知患者返回调整治疗方案,改用吡嗪酰胺、乙胺丁醇、左氧氟沙星、阿米卡星、对氨基水杨酸钠抗结核治疗;6个月强化期后停用阿米卡星,继续其他药物治疗。经耐药方案治疗半年后复查胸部CT示双肺散在少许斑片、结节状及索条状阴影,密度不均,空洞闭合,较治疗前显著吸收。患者胸部CT资料见图2-1~图2-3。

## 【提示点】

1. 患者年轻男性,有发热及呼吸道症状,慢性病程,痰涂片抗酸杆菌阳性,结合胸部CT影像特点,肺结核诊断成立。该患者采取一线抗结核治疗出现症状好转,体温恢复正常,咳痰减少,提示治疗有效。

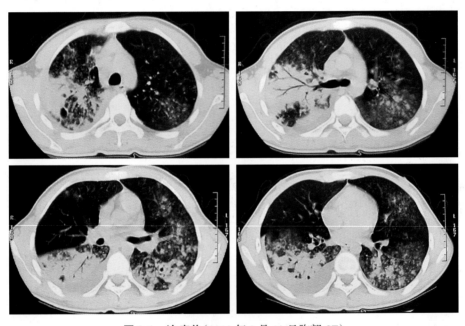

图 2-1 治疗前(2013 年 3 月 19 日胸部 CT)

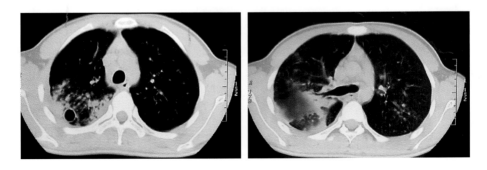

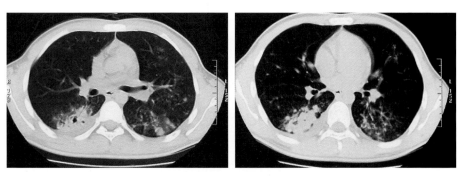

图 2-2　一线方案治疗 3 个月后（2013 年 6 月 14 日胸部 CT）

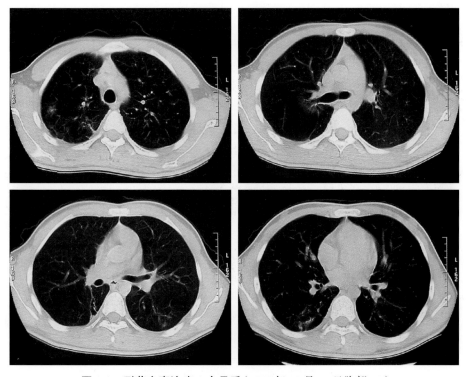

图 2-3　耐药方案治疗 6 个月后（2013 年 12 月 06 日胸部 CT）

2. 治疗 3 个月后,治疗前的痰标本罗氏培养及药敏试验提示耐多药结核病（MDR-TB）,属于初治耐多药结核病。如果继续予以一线方案,虽然短期好转,治疗过程中可能出现病情反复、加重。

3. 该患者治疗 3 个月后调整为耐药方案,经耐多药方案治疗半年后,复查胸部 CT 双肺病灶较前显著吸收。

## 要　点

◎ 初治肺结核患者耐多药结核病的发现
◎ 耐多药结核病的快速诊断
◎ 耐多药结核病的治疗

## 【要点】

**要点1:初治肺结核患者耐多药结核病的发现**

初治肺结核患者耐多药结核病的比例约为5.71%,部分临床医师对初治患者的耐多药情况重视不够,认为痰涂片阳性已经确诊,不再进一步检查,导致未能及时发现部分患者原发耐药,得不到合理治疗。

对于初治肺结核患者,只要有条件,应做常规耐药结核筛查。否则,如果仅仅给予常规的一线抗结核药物,治疗方案中可能仅部分药物有效。这样虽然病情暂时好转,治疗中可能因方案不合理出现新的耐药的发生,导致病情进展加重。对于下述患者,尤其需要考虑耐药的可能:

(1)耐药结核病患者的密切接触者;

(2)治疗过程中病情无好转,或好转后再次加重,或痰涂片持续阳性者;

(3)暴露于耐药结核病暴发或流行地区或来自该地区的患者。

**要点2:耐多药结核病的快速诊断**

结核菌生长缓慢,罗氏培养及药敏需要近3个月的时间,快速发现耐多药结核病对于及时调整治疗方案有重要意义。《耐药结核病规划管理指南2011年更新版》主张治疗前对所有患者使用快速检测方法开展异烟肼和利福平的耐药检测,这是预防获得性MDR-TB,减少死亡的最好策略。WHO推荐的快速检测方法是线性探针检测和Xpert MTB/RIF两种技术,可以早期获得耐药结果,及时指导治疗方案。但是,这种检测技术仅仅适用于异烟肼和利福平两种药物,只是作为初筛,且对实验室的要求较高。基层医院或综合医院可能没有常规开展此项检测,只能通过罗氏培养及进一步的药敏试验获得多种药物的耐药情况,但是获得检测结果的时间要延长。

**要点3:耐多药结核病的治疗**

耐多药结核病的治愈率低,如果不能得到有效治疗,将造成耐多药结核病的恶性进展及传播。结核病专科医院对于耐多药结核病的治疗有较为丰富的经验及多种可选药物。而在综合医院或基层医院,耐多药结核病的治疗仍较困难。耐多药结核病的治疗需要参考既往用药史、药敏结果,并根据患者的年龄,器官功能等因素制订个体化的治疗方案。

MDR-TB患者的抗结核方案的制订原则:治疗方案的制订应建立在用药

史基础上,强化期至少包含 4 种有效的二线抗结核药物(含一种注射类抗结核药物)及吡嗪酰胺。吡嗪酰胺、乙胺丁醇和氟喹诺酮类药物,尽可能每天一次顿服,因为高的血清峰浓度可能达到更好的疗效。药物的剂量根据体重而定。吡嗪酰胺应尽量全程使用。口服抑菌药中乙硫异烟胺的疗效高于环丝氨酸,也高于对氨基水杨酸。治疗方案中应包括乙硫异烟胺或丙硫异烟胺。氟喹诺酮类药品与治愈率密切相关,应常规使用,推荐使用第四代的氟喹诺酮,如莫西沙星。

总疗程一般为 24 个月,耐多药结核病治疗的强化期包含注射剂,常规应用 6 个月,如果 6 个月末痰菌仍阳性者或者病变范围广泛的患者,强化期注射用药可延长至 8 个月。

## 【盲点】

### 盲点 1:初治结核病治疗半年就结束治疗

有部分医师及大部分患者认为治疗 6 个月后可以停药。对于重症患者、有并发症的患者,能否在治疗半年后停药,需要根据病情进一步确定。部分患者可能需要适当延长治疗至 9~12 个月,甚至更长时间。而对于耐多药结核病,其疗程应延长至 24 个月左右。

### 盲点 2:初治患者只给予一线治疗方案即止

初治患者多为药物敏感结核杆菌所致,但是仍有部分患者为耐多药结核病。对于敏感菌感染,一线药物 HRZE 可以治疗。但是对于耐多药结核病治疗,疗程及方案都大不相同。耐多药结核病的疗程较长,《耐药结核病化学治疗指南》指出耐多药肺结核疗程为 24 个月。治疗中还需要监测罗氏培养及药敏,如有新的药敏结果,可能还需要调整治疗。

## 【诊治箴言】

1. 初、复治结核患者均有存在耐多药结核病的可能,建议对结核病患者尤其是有高危耐药风险人群行耐药检测。

2. 对于耐多药结核病的高危人群,痰涂片阳性者,可以进行耐药基因检测,以争取快速诊断及早期合理治疗,可同时进行罗氏培养及药敏实验,已获得更全面的药敏资料。

3. 耐多药结核病的治疗疗程较长,治疗中可能会因出现副反应无法耐受甚至停药的可能,可转至专科医院,接受规范的治疗及指导。

## 【参考文献】

1. 中华人民共和国卫生部 . 全国结核病耐药性基线调查报告(2007—2008 年). 北京:人民

卫生出版社,2010.

2. World Health Organization,Guidelines for the programmatic management Drug-resistant tuberculosis 2011 update. WHO/HTM/TB/2011. 6. Geneva:World Health Organization,2011.

3. World Health Organization,Companion handbook to the WHO Guidelines for the programmatic management Drug-resistant tuberculosis. WHO/HTM/TB/2014. 11 Geneva:World Health Organization,2014.

4. 中国防痨协会 . 耐药结核病化学治疗指南 . 中国防痨杂志,2015,37(5):421-469.

（首都医科大学附属北京胸科医院　聂理会）

# 病例 14　T 细胞斑点试验阳性一定是活动性结核病吗

【关键词】T-SPOT　肺结核　痰罗氏培养

## 【引言】

结核病在全球仍然是重大的公共健康问题。目前传统诊断方法皮肤结核菌素试验存在与接种卡介苗的交叉反应,特异性较差,而在获得性免疫缺陷综合征(acquired immunodeficiency syndrome,AIDS)及其他免疫抑制人群中则存在灵敏度不足的问题。结核分枝杆菌培养是诊断金标准,其特异性较高,但培养周期较长。因而应用受到很大限制。以早期分泌抗原靶 -6(EAST-6)及培养滤过蛋白 -10(CFP-10)为基础的 ELISPOT 法是检测结核分枝杆菌感染的免疫学方法,目前应用较成熟的主要为 T 细胞斑点试验(T-lymphocyte-spot,T-SPOT),其在诊断结核感染方面具有良好的敏感性和特异性。但目前研究表明,T-SPOT 难以区分活动性结核、陈旧性结核以及潜伏性结核感染。同时,其在预测结核发病风险方面也需要进一步相关研究加以验证。

## 【病例重现】

患者女性,中年,确诊患肺结核病 20 年,20 年前规律抗结核治疗 1 年,遵医嘱停药;2 年半前因出现咯血就诊,行胸部 CT 检查发现肺部空洞病变,查痰抗酸杆菌阳性,痰罗氏培养为结核分枝杆菌,血 T-SPOT 180SFCs/$10^6$,再次予以帕斯异烟肼、利福喷汀、乙胺丁醇、吡嗪酰胺抗结核治疗 2 年;1 年前胸部 CT 检查示空洞病变闭合,右下肺可见少许索条、结节病灶,多次查痰抗酸杆菌阴性,痰罗氏培养未见结核菌生长,半年前复查胸部 CT 示右下肺可见少许索条、硬结病灶;当时为明确是否需继续抗结核治疗入我院,入院后查血 T-SPOT 220SFCs/$10^6$,多次查痰抗酸杆菌(−),支气管刷检及灌洗抗酸杆菌(−),肺外检查未见结核感染,罗氏培养未见结核菌生长,对比胸部 CT 病变稳定,无活

**要　点**

◎ T-SPOT TB 结果阳性不能用于判断活动性结核病

◎ T-SPOT TB 检测值不能用来协助判读结核病的临床转归

动结核影像表现,停止抗结核治疗。定期随访半年,痰罗氏培养(−),胸部 CT 示:病变较前无变化。

## 【提示点】

1. T-SPOT TB 阳性并不一定提示病变活动,需要结合胸部 CT 及痰菌结果、定期随访综合分析。

2. T-SPOT TB 方法,尽管在技术原理上尽可能避免了卡介苗接种和非结核分枝杆菌对其检测结果的影响,但仍不能完全排除假阳性和假阴性的可能。

## 【要点】

### 要点 1:T-SPOT TB 结果阳性不能用于判断活动性结核病

T-SPOT TB 诊断试验是基于 ESAT-6 及 CFP-10 作为刺激抗原,利用结核分枝杆菌感染患者外周血单核细胞中存在的结核特异性效应 T 细胞在受到结核分枝杆菌特异抗原刺激后分泌干扰素 γ(IFN-γ)而设计的免疫试验,从而诊断结核感染的新方法,该检测方法已于欧美批准上市多年。相比于传统的结核菌素试验,其结果不受卡介苗接种的影响。研究显示,对绝大多数结核培养阳性、HIV 阴性的成年人,T-SPOT TB 的综合敏感性为 90%。但我国的结核病现状与欧美差异很大,除了活动性结核病患者众多之外,既往感染以及潜伏感染(latent tuberculous infection,LTBI)者也不少。

T-SPOT TB 诊断试验的检测结果判断的是受检宿主的 T 细胞是否对结核杆菌特异性抗原有记忆。对于既往有结核病史(治疗或未经治疗)或明确的结核病证据者(钙化淋巴结、肺内典型的钙化或陈旧结核病灶),该检测结果也可为阳性。因此,其临床意义为检测机体是否感染过结核分枝杆菌,并非能够用来明确判断目前是否为活动性结核病。换句话说,T-SPOT TB 结果阳性无法鉴别活动性和陈旧性结核。

### 要点 2:T-SPOT TB 检测值不能用来协助判读结核病的临床转归

有研究发现正规抗结核治疗 1 年以后,55% 的患者 T-SPOTTB 结果会转阴。认为随着治疗的进行,结核特异性效应 T 细胞数目会出现下降,这在一定程度上反映了机体的结核抗原负担的减轻。然而也有研究认为,活动性肺结核会导致机体免疫功能下降,经过抗结核治疗以后,患者免疫功能恢复并提高会促进 IFN-γ 的分泌,故经过治疗后,结核特异性效应 T 细胞数目会上升,从而导致斑点值的上升。因此,目前来看,不能根据 T-SPOT TB 的检测结果来判断结核病的转归。

该病例患者正规抗结核治疗,胸部 CT 定期随访结核病变稳定,无活动病变表现,痰抗酸杆菌及罗氏培养阴性,表明肺结核已治愈,但血 T-SPOT TB 阳性并较前有所升高,考虑与免疫功能提高促进 IFN-γ 的分泌有关,同时我国较高的暴露率可能是其 T-SPOT TB 阳性的原因之一。所以 T-SPOT TB 阳性并不一定提示病变活动,还需要结合胸部 CT 及痰菌结果、定期随访综合分析。

## 【盲点】

### ✗ T-SPOT TB 结果阳性就诊断为活动性结核感染,阴性就可以除外结核感染

如前所述,除了活动性结核感染之外,陈旧结核以及潜伏结核(latent tuberculous infection,LTBI),也都可以表现为 T-SPOT TB 结果阳性。此外,由于 T-SPOT TB 检测方法所用的抗原也存在于堪萨斯分枝杆菌、海分枝杆菌、苏尔加分枝杆菌、转黄分枝杆菌和胃分枝杆菌,因此当感染这几种非结核分枝杆菌时,T-SPOT TB 结果亦可为阳性,临床上需要进一步鉴别诊断。

T-SPOT TB 检测方法所用抗原为结核杆菌特异性抗原,阴性检测结果代表目前机体没有结核杆菌特异致敏的 T 淋巴细胞,即受检者目前未感染结核分枝杆菌。研究表示 T-SPOT TB 检测方法良好的敏感性和特异性,在得到阴性结果时,临床诊断上可排除结核病的诊断,尤其是在结核病高发地区、免疫功能正常人群。因此,相比于 T-SPOT TB 检测结果阳性用来诊断活动性结核感染,其结果阴性用来除外活动性结核感染,更有临床实际意义。

当然,T-SPOT TB 作为结核病体外诊断方法,尽管在技术原理上尽可能避免了卡介苗接种和非结核分枝杆菌对其检测结果的影响,但仍不能完全排除假阳性和假阴性的可能。根据文献报道,临床应用过程中如下情况可能导致假阳性结果:妊娠、衣原体感染、克罗恩病、老年痴呆以及操作过程中内毒素污染,可增加干扰素的分泌,出现假阳性结果。而服用三环类抗抑郁药物、非甾体抗炎药物、T 细胞活化抑制剂或非结核分枝杆菌感染、过敏状态、糖尿病、严重细菌感染、烧伤、应用糖皮质激素导致的粒细胞升高时,可出现假阴性。

## 【诊治箴言】

1. T-SPOT TB 在活动性结核病的诊断中虽有较高的敏感性,但无法完全鉴别活动性和陈旧性结核病变。

2. 在结核病治疗过程中,不能只根据 T-SPOT TB 阳性检测值的高低来判断疾病的转归,还需结合患者临床表现、痰涂片和痰培养结果以及胸部 CT 进行诊断。

3. T-SPOT TB 阳性还需除外非结核分枝杆菌感染以及假阳性可能。

## 【参考文献】

1. WHO. Guidelines on the management of latent tuberculosis infection. Thorax, 2015, 67 (12): 1121.

2. National Tuberculosis Advisory Committee. Position statement on interferon-γ release assays in the detection of latent tuberculosis infection. Commun Dis Intell Q Rep, 2012, 36 (1): 125-131.

3. 中华医学会结合病学分会,《中华结合与呼吸杂志》编辑委员会. γ- 干扰素释放试验在中国应用的建议. 中华结合与呼吸杂志, 2014, 37 (10), 744-747.

（首都医科大学附属北京胸科医院　王隽）

# 病例 15  不能除外肺结核的社区获得性肺炎应用喹诺酮类药物抗感染的讨论

【关键词】喹诺酮类药物  肺结核  肺炎

## 【引言】

社区获得性肺炎（community acquired pneumonia, CAP）是我国重要的常见病、多发病,肺炎链球菌和非典型病原体是 CAP 的重要病原体。近年由于肺炎链球菌出现对青霉素及其他抗菌药物的高耐药性及其所致感染的增加,CAP 可选择的治疗药物日益减少。喹诺酮类药物对呼吸道常见病原体及非典型病原体均有很好的抗菌活性,被各国 CAP 指南推荐作为 CAP 的经验性治疗选择,被广泛应用于呼吸系统、消化系统及泌尿系统感染的治疗。我国是全球22 个肺结核高负担的国家之一,结核病患者总数位居第二。结核分枝杆菌在 CAP 病原学中也占重要地位。喹诺酮类药物生物利用度高,肝脏毒性低,长期使用安全性好,与其他抗结核药物无交叉耐药,也是一种是很好的抗结核药物。部分痰菌阴性肺结核患者和 CAP 患者无论在临床症状还是影像学表现均很相似,临床上将肺结核误诊为肺炎而选用氟喹诺酮类进行治疗,最终导致误诊误治的病例屡见不鲜。因此,临床上,对不能除外肺结核的肺炎患者应用喹诺酮类药物抗感染是值得大家学习和讨论的问题。

## 【病例重现】

患者男性,29 岁,因咳嗽、咳痰、发热 3 天就诊,体温最高 39℃,胸片示左中肺野近肺门处散在斑片阴影,血常规:白细胞计数 $5.6 \times 10^9$/L,中性粒细胞百分比 77.9%,诊断:肺部阴影;肺炎可能性大。予左氧氟沙星 0.5g,静脉滴注抗感染治疗 7 天,体温下降至正常,咳嗽、咳痰症状较前有所缓解,胸片复查肺部病变部分吸收好转,继续左氧氟沙星抗感染治疗至 14 天,体温正常,胸片示肺部病变较前继续略有吸收,查血 T-SPOT 阳性,行气管镜检查,灌洗液抗酸杆菌涂片阳性,诊断肺结核,给予更换抗结核药物 HRZE 方案抗结核治疗后病变逐渐吸收好转。

## 【要点】

### 要点 1:部分肺结核患者与 CAP 患者临床表现相似

肺结核患者典型临床表现为起病缓慢,可有低热、乏力、盗汗等慢性结核病中毒症状及咳嗽、咳痰等呼吸道症状,也有部分肺结核患者临床表现不典型,起病较急,表现为咳嗽、咳痰、高热等,与急性 CAP 患者临床表现相似,造成肺结核与 CAP 患者依据临床表现较难区分。由于喹诺酮类药物的抗菌谱较广,可以覆盖常见肺炎链球菌、非典型病原体及结核分枝杆菌等,无论是 CAP 还是肺结核患者应用喹诺酮类药物治疗后临床症状均可得到缓解从而干扰患者的诊断,造成诊断延误。因此,单靠对治疗的临床反应判断是结核还是 CAP 需要慎重。

有报道,对确诊前给予氟喹诺酮类药物抗感染治疗的肺结核患者 52.0% 临床症状可得到不同程度缓解,平均延误诊断时间为 91 天,而非氟喹诺酮类药物治疗的肺结核患者虽然临床症状改善不明显,但误诊时间仅为 27 天,表明氟喹诺酮类药物虽然能使患者短期内出现病情好转,但被误诊为 CAP 的肺结核患者接受氟喹诺酮类药物治疗后会延误肺结核的诊断。

### 要点 2:部分肺结核患者与 CAP 患者影像学表现相似

典型的肺结核影像学表现为纤维、渗出和增殖,甚至钙化性病变共存,部分起病较急的肺结核患者影像学表现可不典型,而是密度相对较为均一的斑片阴影,常被首先诊断为肺炎而应用喹诺酮类药物抗感染治疗,而不论是肺结核还是 CAP 治疗后影像学早期均可得到部分吸收好转。有报道,对确诊前给予氟喹诺酮类药物抗感染治疗的肺结核患者 58.1% 影像学渗出部分吸收。我国为结核感染率较高的国家,对不能除外肺结核的肺炎患者不宜采用喹诺酮类药物抗感染以免对后期诊断造成干扰。

## 【盲点】

### ✗ 肺部感染性病变经喹诺酮类药物抗感染治疗有效者为 CAP

因氟喹诺酮类药物对 CAP 常见病原体、非典型病原体如肺炎支原体、肺炎衣原体、肺炎军团菌及结核分支杆枝均有抗菌活性,所以,无论以上哪种病原体感染,应用喹诺酮类药物治疗均会有临床效果,因此,对考虑肺炎又不能除外肺结核的患者,应用了喹诺酮类药物治疗后患者临床症状缓解,影像学有吸收,仍不能判断是 CAP 还是肺结核。尤其我国结核杆菌感染率较高,临床医师要注意肺部感染性病变应用喹诺酮类药物治疗出现好转并不能除外肺结核。此类患者接受喹诺酮类药物单药治疗可造成肺结核的延误诊断,同时导致耐喹诺酮类药物的耐药性增加,资料显示,喹诺酮类药物应用时间与结核分枝杆菌对喹诺酮类药物耐药率几乎呈正相关,反复应用和疾病早期应用更易出现对喹诺酮类药物的耐药。因此,在结核高发地区需谨慎使用新喹诺酮类药物作为 CAP 的一线治疗药物。

如果暂不能鉴别肺结核与 CAP,可先抗感染治疗 2 周,复查胸片或胸部CT 后评价影像学变化,综合其他相关检查进行诊断。应注意的是,抗感染治疗 2 周的抗菌药物用药不宜选用喹诺酮类。

## 【诊治箴言】

1. CAP 患者与部分肺结核患者临床症状及影像学表现相似,需注意鉴别诊断。

2. 不能除外肺结核的 CAP 患者应用喹诺酮类药物作为经验性用药会延误肺结核的确诊时间及增加病原体对喹诺酮类药物的耐药性。

3. 对不能除外肺结核的 CAP 患者不建议喹诺酮类药物作为首选经验性治疗药物。

## 【参考文献】

1. 黄文杰,李理 . 我国社区获得性肺炎选用喹诺酮作为一线经验治疗的商榷 . 中华肺部疾病杂志(电子版),2010,3(3):155-157.

2. 邱娴,李理,徐虹 . 氟喹诺酮类抗菌药物对肺结核诊断的影响——103 例误诊为社区获得性肺炎肺结核的临床分析 . 中国感染与化疗杂志,2013,13(4):261-265.

3. 古丽 . 慎用喹诺酮类药物经验性治疗社区获得性肺炎 . 中国医刊,2011,46(10):5-6.

（首都医科大学附属北京胸科医院　戈启萍）

# 病例16 寻找特点、提早诊断——结核性脑膜炎

【关键词】结核性脑膜炎 脑脊液影像表现

## 【引言】

结核性脑膜炎(tuberculousmeningitis,TBM)是结核分枝杆菌引起的以累及脑膜为主的非化脓性炎症,脑实质及脑血管也常受累。TBM约占活动性结核病的1%,是最常见的肺外结核病。约有30%的TBM患者虽经抗结核治疗但仍死亡,早期诊断与及时治疗是改善预后的主要因素。因此,如何在临床实践中提高TBM早期诊断水平成为热点。Thwaites标准:

(1)确定诊断(definite):脑脊液中发现结核分枝杆菌。

(2)TBM可能(probable):满足下列3条中的1条或以上:①脑脊液以外发现结核分枝杆菌;②X线发现活动性肺结核;③其他肺外结核的临床证据。

(3)TBM可疑(possible):满足下列7条中的4条或4条以上:①有结核病史;②脑脊液中以淋巴细胞为主;③发病时间超过5天;④脑脊液与血浆葡萄糖比值低于0.5;⑤神志改变;⑥脑脊液黄色外观;⑦有神经系统定位体征。有临床医师以Thwaites标准为参考观察68例TBM患者,发现前述7项阳性率较高的临床指标依次为:神志改变(100%)、发病时间>5天(99%)、脑脊液中淋巴细胞为主(80%)、脑脊液与血浆葡萄糖比值低于0.5(70%);此外,CT或MRI异常(59%)、眼底异常(49%)、合并有其他部位结核(43%)。该研究建议去除脑脊液黄色外观和神经系统定位体征,而增加CT或MRI异常和眼底异常2条指标。该研究还建议当TBM可疑的诊断成立,即应开始抗结核治疗,尤其在TBM病情危重时。

## 【病例重现】

患者男性,37岁,于3个月前劳累后头痛、头晕伴发热,认知障碍,不能正确

◎ 根据新发中枢神经系统症状，争取提早诊断

回答问题，颈抵抗。当地医院行腰穿检查，颅内压 >300mmH$_2$O,脑脊液常规无色透明,潘氏试验(−),细胞数 80 个 /μl,单核细胞占 45%,多核细胞占 55%;蛋白质 40mg/dl,Cl$^-$116mmol/L,葡萄糖 2.6mmol/L,红细胞沉降率(ESR)5mm/h,PPD(−)。脑脊液 EB 病毒(+),诊为病毒性脑膜炎,给予抗病毒降压治疗,神智较前好转,但仍发热,体温 39.0℃。为进一步治疗转入上级医院,在此过程中,症状进一步加重,出现昏迷。复查腰穿颅压 >300mmH$_2$O,脑脊液氯化物低、蛋白 70mg/dl,葡萄糖 2.8mmol/L。细胞数 150 个 /μl,单核细胞占 55%,多核细胞占 45%。潘氏试验(−);EB 及巨细胞病毒(+),隐球菌(−),继续对症治疗,症状进行性加重,患者出现脑疝、昏迷,立刻给予侧脑室引流,脑脊液生化检查氯化物低、蛋白高,糖正常;ESR11mm/h,C- 反应蛋白正常。血淋巴细胞干扰素测定 A:90,B:100。胸部 CT 未见明显异常。头颅磁共振示双侧侧脑室周围、右侧颞叶、中脑、脑桥内可见片状长 T$_1$ 长 T$_2$ 信号脑膜明显线性强化。

考虑结核性脑膜炎不除外,给予 HREAmLfx 治疗及降颅压对症治疗,症状好转,头颅磁共振检查示梗阻性脑积水。转入神经外科,给予脑室腹腔引流术,因肝功能不佳,脑外科停用抗结核治疗后,患者昏迷,发热 38.5~39.5℃,为进一步治疗转入我院。入院后,腰穿颅压 200mmH$_2$O,脑脊液常规细胞数 103/μl,单核细胞占 79%,多核细胞占 21%。生化指标示蛋白质 222.8mg/dl,Cl$^-$112mmol/L,葡萄糖 2.1mmol/L,潘氏试验(+),ADA 22.8U/L。血常规:白细胞计数 1.4×10$^9$/L,中性粒细胞百分比 80%,淋巴细胞百分比 20%。患者肝功能 ALT 50U/L,AST 65U/L。给予抗感染、保护肝功能和抗结核 HERAmLfx 治疗,地塞米松 10mg/d,静脉滴注,每周 1~2 次腰穿,并椎管给药。患者症状逐渐好转,神智清楚,反应差,不能正确回答问题,肝功能正常,给予 HRZE 治疗,泼尼松 30mg/d,好转出院。半年后复查,患者症状好转,但智力受到影响。

## 【要点】

根据临床症状、脑脊液和结核感染证据,典型结核性脑膜炎的诊断治疗一般不难,但症状及化验结果不典型的结核性脑膜炎给临床诊断带来困惑。

**要点 1:根据新发中枢神经系统症状,争取提早诊断**

相当一部分结核性脑膜炎患者缺乏特异性的临床表现。起病多缓慢,以头痛、发热、喷射性呕吐为主要症状,体温多在 39℃ 以下,早期头痛不剧烈,性质亦不确定,可为隐痛、钝痛、间歇性疼痛,易被忽略。常见症状为头痛、发热、厌食与体重减轻、呕吐、畏光;常见体征为颈抵抗、神志改变、颅神经损害、精神

**要 点**

◎ 从检查结果中寻找端倪，虽无特异性，但并非无据可循

异常、偏瘫。此病例是以头痛及上呼吸道感染症状首发，进一步发展出现中枢神经系统症状，如昏迷、脑疝。因此，当患者早期出现了上呼吸道感染或原发病无法解释的头痛或意识障碍时应想到 TBM 可能，并积极地进行脑脊液和病原学检查。

**要点 2：从检查结果中寻找端倪，虽无特异性，但并非无据可循**

结核分枝杆菌病原学检查在脑脊液中直接检出或培养分离出结核分枝杆菌仍然被认为是 TBM 实验诊断的金标准，但由于这两种检测方法检出的阳性率均很低（分别为 10%~14%、20%），而且结核分枝杆菌的培养耗时较长（4~6周），无法作为早期诊断的手段，因而人们一直在探索改进手段及新的检测指标，包括生化检测、免疫学检测及分子生物学检测等。我们可以根据下面一些指标做出早期判断。

（1）在病程早期，患者脑脊液中淋巴细胞占 30%~90%、中性粒细胞占 10%~70%，而且连续检测已经治疗与未经治疗患者的脑脊液细胞数，都表明以淋巴细胞为主，并可持续数周。95% 的 TBM 患者的脑脊液与血浆葡萄糖比值 <0.5，此为 TMB 患者较特征性的表现，因此，在行脑脊液检查时应同时检测患者血糖含量。

（2）脑脊液淋巴细胞 γ- 干扰素测定、腺苷脱氨酶活性测定、早期分泌性靶抗原 ESAT-6 和溶菌酶活性测定以及乳酸盐测定等，一般作为与其他脑炎相鉴别的辅助手段，免疫学检查脑脊液特异性抗原及抗体的检测无疑将有助于结核性脑膜炎的确诊。有研究表明淋巴细胞 γ- 干扰素、腺苷脱氨酶活性、早期分泌性靶抗原 ESAT-6，在结核性脑膜炎患者脑脊液中表达水平显著升高，其表达水平的动态变化对疾病的诊断和病情的评估具有重要的临床意义，联合检测能提高阳性检出率。

（3）MRI 在诊断结核性脑膜炎的敏感性和特异性上均优于 CT。Thwaites 等通过对 43 例患者 83 次脑部 MRI 的随访发现，脑基底膜信号增强及脑积水是结核性脑膜炎最常见的 MRI 表现。

回顾本例患者早期血液、脑脊液生化指标及常规指标不典型，2~3 个月后脑脊液常规及生化指标才符合 TBM 诊断。脑脊液中细菌含量低，常规的病原学检查敏感性低。其他辅助检查手段不完善，但唯一诊断依据是磁共振检查异常。

**【诊治箴言】**

1. TBM 临床表现不典型，需要临床医生提高警惕。

2. 缓慢进展的活动性肺结核病程中突然出现新发中枢神经系统症状时，应想到 TBM 可能。

3. 积极行脑脊液及相关检查，寻找证据，争取早诊断早治疗。

## 【参考文献】

1. 李毅,王仲,王厚力.结核性脑膜炎的早期诊断标准分析.中华内科杂志,2007,46(3): 217-219.

2. 文安,张昆南,结核性脑膜炎结核分枝杆菌检测方法的研究进展,中国神经免疫学和神经病学杂志,2014,21(2):141-144.

（首都医科大学附属北京胸科医院　蔡宝云）

# 病例 17　注意有肺结核病史患者可能合并非结核分枝杆菌肺病

【关键词】非结核分枝杆菌　肺病　肺结核

## 【引言】

包括肺结核在内的肺部基础疾病,属于非结核分枝杆菌肺病的易感因素。我国属于结核病高发国家,临床医师往往倾向于将发现抗酸杆菌或培养发现分枝杆菌作为诊断结核病的充分证据,对有肺结核病史的患者痰检发现分枝杆菌或抗酸杆菌往往诊断肺结核复发,忽视了非结核分枝杆菌肺病的诊断。

## 【病例重现】

患者女性,61岁,1999年4月以“咳嗽、咳痰、低热2月余”求诊于我科。胸部 CT 示双肺上叶空洞、多发微结节和树芽征改变,痰查抗酸杆菌阳性,痰分枝杆菌培养阴性,异烟肼、利福喷汀、左氧氟沙星和乙胺丁醇抗结核治疗一年后停药。停药时患者呼吸道症状消失,痰抗酸染色和分枝杆菌培养阴性,左肺上叶空洞闭合,双肺大部分浸润影消失,但右肺上叶空洞未闭合。

2003年3月患者再次因咳嗽、咳痰求诊于我院。胸片示右肺上叶空洞和双肺浸润影,痰涂片抗酸染色阳性,痰培养两次发现结核分枝杆菌,异烟肼、利福平、氧氟沙星均耐药,予二线方案抗结核,患者症状未改善。2004年9月痰标本曾分离出非结核分枝杆菌,未行菌种鉴定。2005年6月15日行右肺上叶切除术,术后继续二线方案抗结核,患者咳嗽、咳痰等症状未缓解。2010年3月两次痰培养分离出非结核分枝杆菌,经 GenoType Mycobacterium CM 试剂盒鉴定为脓肿分枝杆菌,胸部 CT 表现为多发支气管扩张和细支气管炎性改变(图 2-4),诊断脓肿分枝杆菌肺病。

**要　点**

◎ 肺结核与非结核分枝杆菌肺病的鉴别诊断

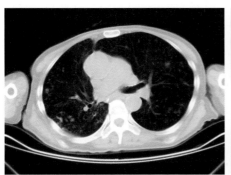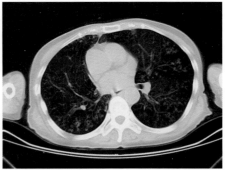

图 2-4　胸部 CT：多发支气管扩张和细支气管炎性改变

## 【提示点】

该病例患者曾痰培养发现结核分枝杆菌，足疗程规律抗结核治疗后因咯血行右肺上叶切除术。手术 5 年后再次因咳嗽、咳痰求诊，胸部 CT 表现为多发支气管扩张和细支气管炎性改变，痰标本多次分离出脓肿分枝杆菌，诊断为脓肿分枝杆菌肺病。

## 【要点】

**肺结核与非结核分枝杆菌肺病的鉴别诊断**

（1）非结核分枝杆菌肺病的诊断标准：目前建议非结核分枝杆菌肺病的诊断需要同时满足以下条件：患者有呼吸道症状，影像学检查显示结节、空洞或多发支气管扩张伴微结节，并符合下述条件之一者：①痰标本至少 2 次培养出同一致病菌；②至少 1 次支气管冲洗或灌洗阳性；③肺活检有典型分枝杆菌病理学改变（肉芽肿炎症或抗酸染色阳性），并培养发现非结核分枝杆菌；或活检有典型分枝杆菌病理学改变（肉芽肿炎症或抗酸染色阳性），并至少 1 次痰或支气管灌洗培养发现非结核分枝杆菌。

（2）上叶空洞和多发支气管扩张伴细支气管炎是非结核分枝杆菌肺病的影像特点。

非结核分枝杆菌肺病的影像特点为上叶空洞和多发支气管扩张伴细支气管炎。有报道认为以双侧支气管扩张和细支气管炎为主要影像特点的病例中，最常见的是脓肿分枝杆菌肺病和鸟分枝杆菌复合群肺病。但是鸟分枝杆菌复合群肺病的支气管扩张和细支气管炎以左舌段或右中叶为主或最重，脓肿分枝杆菌群肺病的支气管扩张和细支气管炎无明显叶段倾向性。该患者主要影像特点为多发支气管扩张和细支气管炎等改变,无明显的叶段倾向性,符合脓肿分枝杆菌肺病的影像特点。

（3）加强对非结核分枝杆菌的鉴别诊断意识,积极行分枝杆菌培养和菌种鉴定。

非结核分枝杆菌肺病的临床表现、影像特点和病理特点类似肺结核,而且病原学检查也表现为抗酸染色阳性和分枝杆菌培养阳性,在结核病高发国家,临床医师往往倾向于将"发现抗酸杆菌"或"发现干酪坏死性肉芽肿"作为诊断肺结核的充分证据,而忽视非结核分枝杆菌肺病的诊断。近年的报道显示,非结核分枝杆菌疾病发病率在许多国家有升高的趋势。在我国,培养阳性标本中非结核分枝杆菌分离株占分枝杆菌分离株的比例从 1979 年的 4.3% 上升到 2010 年的 22.9%,应提高非结核分枝杆菌肺病诊断的意识。

（4）分离出非结核分枝杆菌并不代表一定有非结核分枝杆菌感染

近年随着自动化液体培养基 MGIT960 的广泛使用,对分枝杆菌培养的敏感性增加,能检出少量呼吸道定植或污染标本的非结核分枝杆菌。单次从痰标本分离出非结核分枝杆菌并不意味着患病,更多情况是由于细菌定植或标本污染所致。合并肺结核的患者属非结核分枝杆菌肺病的高危人群,而肺结核患者痰标本分离出非结核分枝杆菌并非罕见。据日本研究者报道,958 例培养证实的肺结核患者,68 例在抗结核治疗过程中分离出非结核分枝杆菌(共 113 株),其中脓肿分枝杆菌、偶发分枝杆菌、鸟分枝杆菌复合群和戈登分枝杆菌分别为 35 株(31%),17 株(15%),9 株(8%),9 株(8%)。仅有两例患者既患有肺结核也符合非结核分枝杆菌肺病的诊断标准,且均为脓肿分枝杆菌群肺病。患者术前曾痰标本分离出非结核分枝杆菌,但当时技术条件尚不能进行分枝杆菌的菌种鉴定,回顾分析该病例,不除外患者术前同时存在肺结核和脓肿分枝杆菌肺病,术后肺结核治愈,脓肿分枝杆菌肺病持续进展。

## 【盲点】

### ✗ 陈旧性肺结核患者再次出现痰涂片抗酸染色阳性就是肺结核复发

既往有陈旧性肺结核病史,当再次出现呼吸道症状且痰涂片抗酸染色阳性,临床医师首先想到的肯定是肺结核复发。的确肺结核和非结核分枝杆菌肺病在临床表现、影像特点以及抗酸染色和病理特点方面都非常相似。肺结核的发病率较非结核分枝杆菌肺病的发病率要高,因此,首先考虑结核复发是没有错的,就像该病例患者在 2003 年的确存在耐药结核再次感染的问题,但必须提醒大家注意的是不应简单地把抗酸染色阳性或分枝杆菌培养阳性等同于结核病。抗酸染色阳性和分枝杆菌培养阳性属于结核分枝杆菌和非结核分枝杆菌共有的特点,应积极进行菌株培养和菌种的鉴定才能最终明确诊断。

## 【诊治箴言】

1. 既往有肺结核病史的患者属非结核分枝杆菌肺病的易感人群。

2. 胸部 CT 表现为多叶段支气管扩张伴细支气管炎应注意非结核分枝杆菌肺病的鉴别诊断。

3. 应严格把握非结核分枝杆菌肺病的诊断标准。同时有呼吸道症状、影像学表现符合非结核分枝杆菌肺病特点、符合非结核分枝杆菌肺病诊断的病原学标准且排除其他疾病才能诊断。

## 【参考文献】

1. 段鸿飞,初乃惠,王庆枫,等. 脓肿分枝杆菌群肺病 16 例临床表现及文献复习. 中华结核和呼吸杂志,2013,36(9),671-674.

2. Griffith DE,Girard WM,Wallace RJ Jr. Clinical features of pulmonary disease caused by rapidly growing mycobacteria:an analysis of 154 patients. *Am Rev Respir Dis*,1993,147(5): 1271-1278.

3. Jeon K,Kwon OJ,Lee NY,et al. Antibiotic treatment of Mycobacterium abscessus lung disease: a retrospective analysis of 65 patients. Am J Respir Crit Care Med,2009,180(9):896-902.

4. Koh WJ,Jeon K,Lee NY,et al. Clinical significance of differentiation of Mycobacterium massiliense from Mycobacterium abscessus. Am J Respir Crit Care Med,2011,183(3):405-410.

5. Jarand J,Levin A,Zhang L,et al. Clinical and Microbiologic Outcomes in Patients Receiving Treatment for Mycobacterium abscessus Pulmonary Disease. Clin Infect Dis,2011,52(5):565-571.

（首都医科大学附属北京胸科医院　段鸿飞）

# 病例 18　有肝病史者肺结核治疗方案的制订

【关键词】肝病史　肺结核治疗

【引言】

近年来,不仅结核病的发病率在逐渐上升,各种肝病的发病率也在逐年增加,结核病合并肝病的治疗越来越受到人们的重视。各种慢性肝炎、肝硬化、酒精性肝病、药物性肝病等均可导致肝功能不全。患有肝脏疾病时,药物清除率下降,半衰期延长,从而增加了药物毒性。而大多数抗结核药物都有肝毒性,两病合并常使治疗陷入"两难"境地。因此,对于伴有慢性肝病,尤其是肝功能异常的肺结核病患者,要两者兼顾,治疗上应尽量做到既不进一步损害肝脏,又不影响抗结核疗效。

【病例重现】

患者男性,38 岁,酒精性肝病、肝硬化病史 3 年。因咯血就诊。胸部 CT 显示右上叶尖后段及右中叶可见厚壁空洞,空洞内壁光滑,空洞周围散在结节条索影,右下肺散在结节、斑片、条索影。痰集菌(+++)。给予抗感染止血治疗后咯血停止。腹部 CT 显示肝脏体积缩小,表面光滑,实质密度轻度减低,脾体积增大。血常规:白细胞计数 $4.34 \times 10^9$/L,降钙素原 $128 \times 10^9$/L;肝功能:丙氨酸氨基转移酶 74IU/L,天冬氨酸氨基转移酶 83IU/L,白蛋白 29g/L,总胆红素 49.6μmol/L,直接胆红素 34.3μmol/L。诊断:肺结核、酒精性肝病、肝硬化、脾大、肝功能异常。给予还原性谷胱甘肽、异甘草酸镁静脉滴注,1 个月后患者肝功有所改善,肝功能:丙氨酸氨基转移酶 30IU/L,天冬氨酸氨基转移酶 76IU/L,白蛋白 30g/L,总胆红素 39.5μmol/L,直接胆红素 27.2μmol/L,停用静脉保肝治疗;给予双环醇、水飞蓟宾、熊胆胶囊口服保肝,退黄胆治疗的同时给予异烟肼、乙胺丁醇、阿米卡星、左氧氟沙星抗结核治疗,抗结核治疗期间每周

要 点

◎ 重视有肝病史患者的药物肝损害问题

复查肝肾功能,患者转氨酶、胆红素无进一步增高,但治疗 2 个月时因出现耳鸣;停用阿米卡星,继续异烟肼、乙胺丁醇、左氧氟沙星抗结核治疗。患者病情逐渐好转,10 个月后痰菌阴转病灶缩小,但肺内空洞尚未闭合,继续异烟肼、乙胺丁醇及左氧氟沙星抗结核治疗,治疗 14 个月后空洞闭合,病灶明显吸收,总疗程 18 个月(图 2-5,图 2-6)。

## 【要点】

### 要点 1:重视有肝病史患者的药物肝损害问题

有肝病史者,多年来肝功能正常,可应用常规抗结核药物,但与正常人比较,抗结核药物引起肝损害的发生率会明显增高,且停药后肝损害可能继续加重,因此抗结核治疗过程中要密切监测肝功能。慎用肝毒性较大的抗结核药物,如利福平、吡嗪酰胺、对氨基水杨酸钠、丙硫异烟胺等。

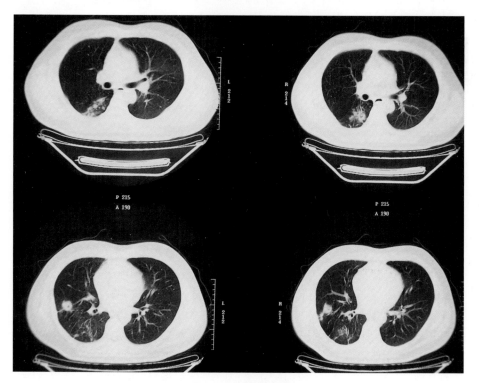

图 2-5　抗结核治疗

**要　点**

◎ 转氨酶明显增高和(或)胆红素明显增高的患者用药需谨慎
◎ 抗结核过程中出现严重药物性肝损害,应采取积极临床对策

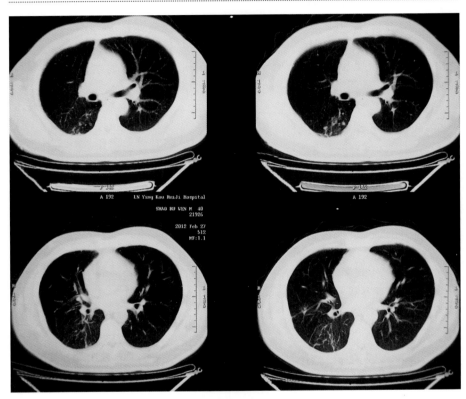

图 2-6　抗结核治疗 18 个月后

### 要点 2:转氨酶明显增高和(或)胆红素明显增高的患者用药需谨慎

对于转氨酶明显增高和(或)胆红素明显增高的患者应在全面保护肝脏、密切观察肝功能的基础上酌情选用乙胺丁醇、氨基糖苷类、氟喹诺酮等对肝脏无明显毒性的药物,同时应结合患者的结核病病情,必要时选用不影响肝功能的第 5 组抗结核药物,如阿莫西林克拉维酸钾。可慎用异烟肼、利福喷汀对肝功能影响较小的药物;禁用肝毒性较大的抗结核药物,如利福平、吡嗪酰胺、对氨基水杨酸钠,丙硫异烟胺等。

### 要点 3:抗结核过程中出现严重药物性肝损害,应采取积极临床对策

首先停用所有抗结核药物,针对药物对肝细胞产生损伤的机制应用保护肝细胞的药物,促进黄疸的消退,其次,补充足够的液体及热量、维生素、蛋白质等,每日监测肝功能变化。慢性肝病患者抗结核药物引起的肝损害肝功能

恢复时间较长,且症状较重,肝功能恢复后需调整抗结核药物。

## 【盲点】

 **肝病合并结核病是西药抗结核治疗的禁忌**

部分患者或非结核专科的医师担心抗结核西药加重肝病,故采用中药治疗结核病,结果导致结核病的恶化。对于肝功能正常的慢性肝病(除外肝硬化)合并肺结核患者,无需调整抗结核药物,但要密切监测肝功能变化。虽然药物性肝损害常发生于用药最初 2 个月内,但有部分患者肝损害可发生于用药 3 个月后。因此,对于慢性肝病合并肺结核的患者,抗结核治疗过程中每 2 周复查肝功能仍十分重要,以便及早发现药物性肝损害,及时调整化疗方案,以减少和避免药物性肝病的不可逆状况发生。对于慢性肝病伴有肝功能异常的肺结核患者,禁用肝毒性较大的抗结核药物,如利福平、吡嗪酰胺、对氨基水杨酸钠,丙硫异烟胺等。方案的选择要个体化,切忌单一药物抗结核导致人为耐药,强化期要选择 3~4 种有效的抗结核药物。因肝功能异常导致抗结核药物选择的局限性,总疗程应根据痰菌及病灶吸收情况适当延长。

## 【诊治箴言】

1. 有肝病史的肺结核患者在接受抗结核治疗时,要禁用肝毒性较大的抗结核药物。

2. 有肝病史的肺结核患者在接受抗结核治疗时,要密切监测肝功能。

3. 有肝病史的肺结核患者抗结核治疗不但要遵循联合治疗方案,而且疗程要适当延长。

## 【参考文献】

1. 刘小玉,袁保东.结核病合并基础肝病患者抗结核药物性肝损伤.现在药物医药导报,2016,35(3):264-267.

2. 雷建平,邓国防,刘伯.肝脏基础疾病对抗结核药物性肝损害的影响及防治措施评价.中国防痨杂志,2014,36(1):9-13.

3. PARK W B,KIM W,LEE K L,et al. Antituberculosis druginduced liver injury in chronic hepatitis and cirrhosis. Infect,2010,61(4):323-329.

4. 中华医学会结核病学分会,《中华结核和呼吸杂志》编辑委员会.抗结核药所致药物性肝损伤诊断与处理专家建议.中华结核和呼吸杂志,2013,36(10):732-736.

5. SONIKA U,KAR P. Tuberculosis and liver disease:management issues J. Trop Gastroenterol,2012,33(2):102-106.

6. SAUKKONEN J J, COHN D L, JASMER R M, et al. An official ATS statement：hepatotoxicity of antituberculosis therapy J. Am J Respir Crit Care Med, 2006, 174（8）：935-952.

（首都医科大学附属北京胸科医院　初乃惠）

# 第三章　慢性气流受限性疾病及呼吸衰竭

# 病例 19　慢性阻塞性肺疾病急性加重的抗菌药物治疗

【关键词】慢性阻塞性肺疾病　急性加重　抗菌药物治疗

## 【引言】

全球慢性阻塞性肺疾病(chronic obstructive pulmonary disease, COPD)诊断、管理和预防策略中特别指出,慢性阻塞性肺疾病急性加重(acute exacerbations in chronic obstructive pulmonary disease, AECOPD)和并发症影响患者整体疾病的严重程度。AECOPD 被定义为一种急性发病过程,患者在短期内出现超越日常状况的持续恶化,需要通过改变药物治疗才能够控制。AECOPD 影响 COPD 患者的生活质量和预后,常见引起 AECOPD 的原因包括细菌、病毒感染,寒冷或气候变化导致的受凉,空气污染以及劳累、精神刺激等。因此,抗感染是 AECOPD 治疗的重要手段之一。

## 【病例重现】

患者男性,68 岁,因间断咳喘 30 余年,加重 4 天就诊。30 余年前"感冒"后开始咳喘,此后多于冬春季节发病,每次经过抗感染、对症治疗可缓解。4 天前受凉后症状再次加重,阵发咳嗽,可咯出黏稠黄痰,活动后气喘加重。查体可见颈静脉怒张、桶状胸,双肺可闻及广泛的干鸣音,双肺底可闻及散在细湿啰音,心率 106 次 / 分,律齐,$P_2 > A_2$,肝颈静脉回流征阳性,双下肢有轻度指凹性水肿。诊断为 AECOPD,肺源性心脏病。

诊疗关键点:入院后进行痰培养、支气管灌洗液培养。先给予经验性抗感染治疗:头孢呋辛钠 1.5g,每 12 小时静脉滴注 1 次;阿奇霉素 0.5g,每日静脉滴注 1 次;以及吸氧、祛痰、平喘以及改善心功能等综合治疗。治疗 3 日后,支气管灌洗液培养有铜绿假单胞菌生长,根据药敏试验换用头孢哌酮舒巴坦钠 3g,每 8 小时静脉滴注 1 次,治疗 1 周后,症状缓解出院。

## 要 点

◎ AECOPD 在治疗之前要进行病原学检测
◎ AECOPD 初始治疗需要涵盖的病原体
◎ AECOPD 患者应合理使用抗菌药物治疗

## 【提示点】

1. 老年男性,慢性病程,急性加重。
2. 初始经验性抗感染治疗后,根据痰、支气管灌洗液样本药敏试验结果及时更换抗感染药物。

## 【要点】

### 要点 1:AECOPD 在治疗之前要进行病原学检测

在引起 AECOPD 的不同原因中,大约 2/3 的病例是由感染所致。细菌、病毒和非典型病原体感染均可引起 AECOPD。在感染病例中,细菌约占 2/3,病毒和非典型病原体约占 1/3。细菌感染是导致 AECOPD 发病的主要原因,目前认为,大多数轻度的 AECOPD 与社区获得性细菌性肺炎的病原体相类似,AECOPD 感染细菌以肺炎链球菌、流感嗜血杆菌、卡他莫拉菌和葡萄球菌多见;但也有研究认为,AECOPD 患者中,痰菌培养阳性者以卡他莫拉菌、铜绿假单胞菌和流感嗜血杆菌为多见。

入院患者尽可能在使用抗菌药物前留取痰液或支气管灌洗液标本,以便于进行抗菌药物的二次调整。对中度、重度 AECOPD 患者,注意使用包含有 β-内酰胺酶抑制剂药物(如阿莫西林-克拉维酸钾,哌拉西林钠-他唑巴坦,或头孢哌酮-舒巴坦钠等)或碳青霉烯类抗菌药物有助于治疗耐药菌感染。

### 要点 2:AECOPD 初始治疗需要涵盖的病原体

目前认为,大部分 AECOPD 都与细菌感染有关,痰中可培养出致病菌的 AECOPD 患者可达 40%~60%,病毒血清学及部分病毒培养证明,有病毒感染的 AECOPD 约为 15%~30%,而非典型病原体感染约占 5%~10%。非典型病原体包括支原体、衣原体和军团菌等感染,在 AECOPD 初始治疗中,除非有相关检测或临床表现,并不强调一定涵盖抗非典型病原体治疗。

### 要点 3:AECOPD 患者应合理使用抗菌药物治疗

AECOPD 初始抗感染需要分层治疗。AECOPD 感染细菌受到内源性肺功能状态和外源性环境温度、污染等两方面因素的影响。在未获得病原学结果前的 AECOPD,可根据患者的病情严重程度,进行初始抗感染治疗。轻度的 AECOPD,炎症局限于肺部,临床表现为气喘、咳嗽和咳痰等呼吸道症状,主要病原体为肺炎链球菌,流感嗜血杆菌,卡他莫拉菌、病毒和支原体;中度AECOPD,炎症有蔓延于肺外趋势,表现为呼吸系统症状外伴有全身炎症反应(如发热、心率增快等),主要病原体为上述病原菌及其耐药菌如产 β- 内酰胺酶菌株,青霉素耐药的肺炎链球菌、肺炎克雷伯菌、变形杆菌及肠杆菌科细菌等;重度 AECOPD,全身炎症反应更加严重,临床表现为 II 型呼吸衰竭、血流动力学和意识改变,主要病原体考虑上述病原菌、耐药菌的同时,可能感染铜绿假单胞菌。此外,参考患者基线肺功能、本地常见病原体种类、耐药流行病学和药物敏感性情况从而达到个体化初始抗感染治疗目的。本例患者属于轻度或中度 AECOPD,作为经验性初始治疗使用了二代头孢菌素头孢呋辛钠,联合大环内酯类抗菌药物阿奇霉素治疗。如果没有支原体检测结果,可以单独使用二代头孢菌素或三代头孢菌素。

在患者对初始治疗反应欠佳时,应根据细菌培养、药敏试验以及其他病原体检测结果进行抗感染药物调整。本例患者在支气管灌洗液培养有铜绿假单胞菌生长结合药敏检测更换了抗菌药物,肺部感染及时得到控制,就属于二次调整抗感染治疗。具有抗铜绿假单胞菌的药物包括 β- 内酰胺类、氨基糖苷类和氟喹诺酮类抗菌药物,具体选择要结合药敏结果进行。

## 【盲点】

### ✗ 痰培养阳性的细菌就是 AECOPD 的致病菌

对于 AECOPD 患者来说,痰培养阳性的细菌并不一定是致病菌,应当区分致病菌与定植菌。健康人的下呼吸道应该是无菌的,但是在 20%~30% 稳定期 COPD 患者下呼吸道中发现有细菌存在,这些细菌与 AECOPD 时发现的菌种类似,包括肺炎链球菌、流感嗜血杆菌和奈瑟球菌。使用保护性毛刷(protective specimen brush,PSB)检测发现 COPD 稳定期与急性期下气道细菌的差别主要在于细菌浓度的不同。大多数学者认为,可使用 PSB 检测以 $10^3$cfu/ml 为界。如果检测到细菌≥$10^3$cfu/ml,就认为是诱发 AECOPD 感染的致病菌,反之,则认为是定植菌。分辨致病菌和定植菌对指导、减少 AECOPD和 COPD 稳定期患者抗菌药物的使用,具有重要的临床意义。

## 【诊治箴言】

1. 细菌感染是 AECOPD 的主要诱因之一。

2. 综合患者病情严重程度、肺功能和铜绿假单胞菌感染危险因素分析,作为 AECOPD 初始治疗的参考。

3. AECOPD 抗感染治疗前,尽可能进行相关病原学检测,以便二次调整药物治疗,对中度和重度 AECOPD 要警惕耐药菌感染。

4. 生物标志物 C- 反应蛋白和降钙素原可作为 AECOPD 患者细菌感染和抗菌药物疗效的重要参考指标，可有助于指导和减少抗菌药物的使用。

## 【参考文献】

1. GOLD Executive Committee. Global Initiative for ChronicObstructiveLungDiseaseUPDATED 2013. http://www. goldcopd. org/

2. 柳涛,蔡柏强. 慢性阻塞性肺疾病诊断、处理和预防全球策略（2011 年修订版）介绍. 中国呼吸与危重监护杂志,2012,1:1-12.

3. Larsen MV,Janner JH,Nielsen SD,et al. Bacteriology in acute exacerbation of chronic obstructive pulmonary disease in patients admitted to hospitalScand J Infect Dis,2009,41（1）: 26-32.

4. Alamoudi OS. Bacterial infection and risk factors in outpatients with acute exacerbation of chronic obstructive pulmonary disease:a 2-year prospective study. Respirology,2007,2:283-287.

5. Soler N,Torres A,Ewig S,et al. Bronchial microbial patternsin severe exacerbations of chronic obstructive pulmonary disease（COPD）requiring mechanical ventilation. Am J RespirCrit Care Med,1998,157:1498-1505.

6. DaianaStolz,Mirjam Christ-Crain,Roland Bingisser,et al. Antibiotic Treatment of Exacerbationsof COPDCHEST,2007,131:9-19.

7. Daniels JM,Schoorl M,Snijders D,et al. Procalcitonin vs C-reactive protein as predictive markers of response to antibiotic therapy in acute exacerbations of COPD. Chest,2010,138(5): 1108-1115.

（中国人民解放军火箭军总医院 马建新 张睢扬）

# 病例20 曲霉过敏可能是慢性阻塞性肺疾病急性加重患者喘息治疗疗效不佳的因素之一

【关键词】曲霉 慢性阻塞性肺疾病急性加重 喘息 治疗

【引言】

慢性阻塞性肺疾病急性加重（acute exacerbation of chronic obstructive pulmonary disease，AECOPD）可由多种原因所致，最常见的有气管、支气管感染，主要致病菌为细菌、病毒。主要临床表现有气促加重，常伴有喘息、胸闷、咳嗽加剧、痰量增加、痰液颜色和（或）黏度改变及发热等，也可出现全身不适、失眠、嗜睡、疲乏、抑郁和意识不清等症状。通常多数患者通过氧疗、使用支气管舒张剂、糖皮质激素和抗菌药物等治疗，可使病情缓解，改善肺功能。但临床上也可见少数患者出现严重而迁移不愈的支气管痉挛，经常规抗感染、缓解痉挛、平喘等治疗仍无缓解，其痰培养提示曲霉菌生长，血常规未见嗜酸性粒细胞升高，胸部CT无明显异常，采取抗真菌治疗后，喘息明显缓解，提示COPD顽固性喘息可能与曲霉菌过敏有关，由于不符合变态反应性支气管肺曲霉菌病（allergic bronchopulmoary aspergillosis，ABPA）的诊断标准，AECOPD继发曲霉菌过敏该如何诊断治疗，给临床医师带来极大的困惑。

【病例重现】

患者女性，83岁，因"慢性咳嗽、咳痰、喘息40余年，加重2周"入院。辅助检查：C-反应蛋白8.0mg/L；血常规：白细胞计数$5.66×10^9$/L，中性粒细胞百分比87.4%，红细胞计数$4.04×10^{12}$/L，血小板计数$133×10^9$/L，血红蛋白112g/L。胸部CT示左肺下叶外侧基底段肺大疱。入院诊断：慢性阻塞性肺病急性加重期，慢性肺源性心脏病。给予抗感染、缓解痉挛、平喘、止咳、化痰，仍持续喘息，并咳棕褐色痰栓，血气分析提示Ⅰ型呼吸衰竭。痰培养见杂色曲霉菌及黄曲霉生长，1，3-β-D-葡聚糖试验（G试验）阴性，考虑存在继发曲霉菌过敏，给予伏立康唑抗真菌治疗,喘息明显缓解。

## 【提示点】

1. 老年男性,慢性病程,急性加重。
2. 肺部影像学检查无明显异常。
3. 痰培养可见曲霉生长。
4. 抗生素治疗喘息无改善。
5. 抗真菌治疗后喘息明显缓解。

## 【要点】

**要点 1:慢性阻塞性肺疾病患者也是曲霉感染的高危人群**

曲霉在自然界中广泛分布,约 20 种曲霉能感染人类和动物,其中最常见的有烟曲霉、黄曲霉、土曲霉和黑曲霉等。曲霉孢子在空气中传播,人吸入后曲霉可以在气道内定植、致敏和感染,由于患者自身免疫功能的不同,对曲霉菌的反应也千差万别,严重时可表现为侵袭性支气管肺曲菌病、肺曲霉肿、ABPA 等。对于免疫功能正常宿主,痰培养曲霉阳性通常被认为是污染或定植;但越来越多的证据表明,严重慢性阻塞性肺疾病患者也是曲霉感染的高危人群,文献报道认为 AECOPD 患者痰培养发现曲霉菌应等同免疫缺陷患者对待。

**要点 2:AECOPD 患者抗感染治疗无效后,应考虑曲霉过敏**

本例 AECOPD 患者经抗感染、缓解痉挛、平喘等常规治疗后,喘息仍无缓解、咳棕褐色痰栓,痰培养 2 次提示曲霉菌生长,诊断性给予伏立康唑抗真菌治疗,达到喘息明显缓解和激素能够快速减量的临床效果,因而诊断 COPD 继发曲霉菌过敏。由于未行真菌皮肤点刺试验和真菌抗原特异性血清 IgE 检测,故仅依据痰培养曲霉菌阳性和抗真菌治疗效果,临床诊断 COPD 继发曲霉菌过敏有一定困难,但仍值得引起临床医师警惕和重视。

**要点 3:COPD 伴曲霉菌超敏反应患者应得到积极治疗**

对重症哮喘的研究发现,真菌致敏和哮喘发病率、症状严重程度甚至病死率之间存在明显的相关性。英国学者 Dening 提出了一种哮喘的新类型——真菌致敏的严重哮喘(severe asthma with fungal sensation,SAFS)。Denning 等对 SAFS 提出了诊断标准：①难以控制的严重哮喘，严重哮喘是指在应用大剂量的吸入糖皮质激素和长效 β- 受体激动剂仍无法控制或者需要持续的糖皮质激素的应用；②真菌过敏：真菌皮肤点刺试验阳性或者真菌抗原特异性的血清 IgE 阳性；③未达到 ABPA 的诊断标准。近年研究发现，28.5% 的哮喘患者烟曲霉菌抗原皮肤试验呈阳性，且与患者的哮喘严重程度呈明显相关性。最常见的情况是哮喘患者有曲霉菌超敏反应，它是向 ABPA 发展的第一步，但只有少部分的曲霉菌超敏反应患者发展成了 ABPA。COPD 患者痰标本中培养出曲霉通常被认为是污染，但研究发现曲霉菌超敏反应和 ABPA 在 COPD 患者中发生率是 8.5% 和 1.0%，提示 COPD 患者具有发生曲霉菌超敏反应的风险。因此，推测 AECOPD 患者中仅痰中分离出曲霉菌，肺部影像学检查无明显异常，实验室检查结果不能够满足 ABPA 的诊断，其顽固性喘息可以由曲霉菌引起的超敏反应引起。因此 COPD 患者中的曲霉菌超敏反应患者，应得到及时诊断和抗真菌治疗。

## 【盲点】

**✈ 在真菌感染中，只有侵袭性真菌感染才是 AECOPD 患者喘息治疗效果不佳的可能原因**

对于 AECOPD 患者，如进行抗菌药物、激素等常规治疗效果欠佳，肺部影像学检查无明显异常，同时痰曲霉阳性，提示有曲霉菌定植致敏的可能。曲霉常在 COPD 患者气道内定植，因此，痰培养检出曲霉菌是定植菌还是致病菌，还需综合分析多项临床线索。如 COPD 患者有气道高反应性的临床表现，应用大量广谱抗菌药物和糖皮质激素治疗，仍有顽固性喘息、发热、咳嗽、咳黏稠或脓性痰，但外周血嗜酸性粒细胞比例无升高，胸部 CT 无新的浸润影，反复多次痰培养同一种真菌以及菌落数量较多，则应考虑真菌定植引起真菌致敏可能。解决真菌过敏的主要方案有以下两种：

方案 1：抗真菌药物可根除气道内的曲霉菌定植，减少反复和慢性抗原刺激引起气道致敏，从而减少糖皮质激素用量，故应当采取抗真菌药物和糖皮质激素联合治疗。

方案 2：目前根据美国感染学会关于曲霉病诊治指南推荐，首选药物为伏立康唑和两性霉素 B。对于初治无效或不能耐受的患者，可选用两性霉素 B 含脂制剂、卡泊芬净、伊曲康唑等。但尚不能确定适当的疗程、有效的治疗监测及停药指征。

## 【诊治箴言】

有气道高反应性的 AECOPD 患者出现严重喘息，经常规治疗疗效不满意，气道分泌物曲霉分离阳性,不应简单地归为污染,而置之不理。应当进一步全面评估、密切观察,行高分辨率 CT 检查、GM 试验、G 试验和气管镜检查等,如不符合 ABPA 诊断标准,应考虑存在曲霉菌定植引起气道曲霉菌致敏或 SAFS 可能,必要时开始经验性抗真菌治疗。

## 【参考文献】

1. Walsh TJ, Anaissie EJ, Denning DW, etal. Treatment of Aspergillosis: Clinical Practice Guidelines of the Infectious Diseases Society of America. Clinical Infectious Diseases, 2008, 46:327-360.

2. 乔雅楠,张睢扬,李波等. 重症支气管哮喘与真菌研究进展. 中华肺部疾病杂志, 2014, 02,224-226.

（中国人民解放军火箭军总医院 李朝霞 刘辉 张睢扬）

# 病例 21　慢性阻塞性肺疾病急性加重机械通气时血气目标如何掌握

【关键词】慢性阻塞性肺疾病急性加重　机械通气　血气分析

## 【引言】

慢性阻塞性肺疾病急性加重（acute exacerbation of chronic obstructive pulmonary disease，AECOPD）是一种急性起病的过程，AECOPD 合并呼吸衰竭成为 COPD 患者住院的最重要的原因。机械通气已经成为 AECOPD 同时伴有显著高碳酸血症患者的常规治疗方法，机械通气可显著改善 AECOPD 患者的通气，纠正缺氧和酸碱平衡失调，但机械通气潮气量设置不当也可使酸碱平衡状态发生明显的改变，电解质 $Na^+$、$K^+$、$Ca^{2+}$ 也会发生相应的改变，处理不当将会影响患者预后。

## 【病例重现】

患者男性，77 岁，因"慢性咳嗽、咳痰 30 年，喘息 20 年，加重伴发热 3 天"入院。辅助检查：血气分析（吸氧流量 4L/min），pH 7.32，$PaCO_2$ 82mmHg，$PaO_2$ 52mmHg，$HCO_3^-$ 52.0mmol/L，$SaO_2$ 90%。入院诊断：慢性阻塞性肺疾病急性加重，慢性肺源性心脏病，呼吸衰竭 II 型，失代偿性呼吸性酸中毒。

诊疗关键点：给予①抗感染；②解痉、平喘、止咳、化痰；③行口鼻面罩无创通气，通气模式采用 S/T+AVAPS，参数吸气最小压力（IPAPmin）为 15cmH₂O，吸气最大压力（$IPAP_{max}$）25cmH₂O。潮气量 12ml/kg，呼吸次数 12 次/分，吸氧浓度为 25%~40%，治疗 3 小时后的血气值为 pH 7.46，$PaCO_2$ 50mmHg，$PaO_2$ 66mmHg，$HCO_3^-$ 43.1mmol/L，$SaO_2$ 92%。根据血气结果调整潮气量为 6ml/（kg·min），调整潮气量后 1 小时和 12 小时分别复查血气值为：pH 7.40，$PaCO_2$ 54mmHg，$PaO_2$ 62mmHg，$HCO_3^-$ 40.2mmol/L，$SaO_2$ 92%；pH 7.43，$PaCO_2$ 50mmHg，$PaO_2$ 63mmHg，$HCO_3^-$ 38.1mmol/L，$SaO_2$ 92%。

该患者无创通气 6 天后改为鼻导管吸氧 1~2L/min，12 天后临床好转出院。出院时血气分析 pH7.41，$PaCO_2$ 58mmHg，$PaO_2$ 60mmHg，$HCO_3^-$ 41.2mmol/L，$SaO_2$ 92%。

## 【提示点】

1. AECOPD 应进行积极的常规综合治疗，包括积极控制肺部感染、解痉平喘、止咳祛痰，应用肾上腺糖皮质激素等。

2. 机械通气方式的选择

无创机械通气适应证：①呼吸衰竭经氧疗等一般治疗方法无效者；② pH 7.30~7.35，$PaO_2$ 45~60mmHg；③呼吸频率 25~35 次 / 分；④没有血流动力学障碍；⑤神志清楚，有自主排痰能力；⑥没有明显头面部伤和胃肠胀气。有创机械通气适应证：①危及生命的低氧血症（$PaO_2$<50mmHg 或 $PaO_2$/$FiO_2$<200mmHg）；② $PaCO_2$ 进行性升高同时伴有严重的酸中毒（pH≤7.20）；③神志障碍严重（如昏睡、昏迷或谵妄）；④呼吸抑制或呼吸窘迫症状严重；⑤气道分泌物多并且引流障碍，气道的保护功能丧失；⑥经无创性负压通气治疗失败，存在严重呼吸衰竭的患者。

3. 机械通气参数的选择

无创通气参数：选择 S/T+AVAPS 模式，初始吸气最小压力（$IPAP_{min}$）为 8cmH_2O，吸气最大压力（$IPAP_{max}$）25~30cmH_2O；潮气量为 10~15ml/kg，IPAP 以每次增加 2cmH_2O 的速度递增，至患者症状明显改善，最高不超过 20cmH_2O；初始呼气末正压（EPAP）为 2~4cmH_2O，逐渐增加至 4~6cmH_2O，吸氧浓度为 25%~40%，使血氧饱和度维持在 90%~92%，呼吸频率为 12~16 次 / 分。

有创机械通气可为经鼻或经口气管插管，通气模式为 SIMV 或 PSV+PEEP，吸气末正压 12~15cmH_2O，呼气末正压（PEEP）3~5cmH_2O，潮气量 420~500ml，吸呼比 1：2，$FiO_2$ 35%~60%，呼吸频率 12~16 次 / 分。

4. 应警惕高碳酸血症呼出后代谢性碱中毒的发生

AECOPD 存在的高碳酸血症，在机械通气后由于 $CO_2$ 排出过快往往会导致高碳酸血症呼出后代谢性碱中毒的发生，同时由于细胞代偿的发生，引起电解质 $Na^+$、$K^+$、$Ca^2$ 的降低。有创通气较无创通气出现代谢性碱中毒早，及时调整呼吸机参数，降低呼吸频率，使用小潮气量和及时补 $Na^+$、补 $K^+$ 有助于避免和改善代谢性碱中毒和电解质紊乱的发生，改善患者预后。

## 【要点】

**要点 1：AECOPD 时机械通气的治疗可以允许适当的高碳酸血症存在**

在 COPD 患者的慢性呼吸衰竭期间，由于长期二氧化碳潴留，机体通过肾

◎ AECOPD 时机械通气的治疗可以允许适当的高碳酸血症存在
◎ AECOPD 的机械通气应采用两阶段潮气量的方法
◎ 有创通气更容易使 AECOPD 患者出现代谢性碱中毒

脏的调节,增加碱储备来代偿二氧化碳升高以维持正常的血液 pH,使 $PaCO_2$ 和 $HCO_3^-$ 趋于动态平衡状态。AECOPD 时,由于通气功能受损,通气不足,$PaCO_2$ 潴留,$HCO_3^-$ 相对不足,使这种相对平衡被打破,出现失代偿性呼吸性酸中毒。为此 AECOPD 发生 II 型呼吸衰竭时机械通气总的治疗原则为:①纠正威胁生命的低氧血症,使 $PaO_2>60mmHg$,$SaO_2>90\%$;②纠正威胁生命的呼吸性酸中毒,使 pH 达到 7.35~7.45。在 pH 达到 7.35~7.45 时,允许高碳酸血症的适当存在,即使患者的 $PaCO_2$ 水平不低于缓解期或回到缓解期水平。

**要点 2:AECOPD 的机械通气应采用两阶段潮气量的方法**

由于机械通气使通气改善,$PaCO_2$ 能够以较快的速度呼出,而肾脏增加对 $HCO_3^-$ 代谢发生速度的相对缓慢,如果机械通气时,潮气量过大或大潮气量持续时间过久,致每分钟通气量的过度增加,使原潴留的 $PaCO_2$ 在短期内迅速下降,而肾脏代偿性排除 $HCO_3^-$ 的功能又不能在短时间发生,血中 $HCO_3^-$ 相对增加,引起高碳酸血症呼出后的代谢性碱中毒的发生。为此 AECOPD 机械通气时有必要应用两阶段潮气量的方法,即机械通气初期可选用稍大潮气量 10~15ml/kg,通气 2~3 小时后降低潮气量为小潮气量 6~8ml/kg,既使肺泡 $CO_2$ 和 $PaCO_2$ 不至于过多和过快的排除,减少和避免发生高碳酸血症呼出后的代谢性碱中毒,又通过改善通气,纠正危及生命的缺氧,降低 $PaCO_2$,将动脉血气 pH 提高到 7.35~7.45 范围。

**要点 3:有创通气更容易使 AECOPD 患者出现代谢性碱中毒**

无论是有创机械通气还是无创机械通气,由于通气改善后肺泡 $CO_2$ 和 $PaCO_2$ 过多和过快的排除,均有可能导致部分患者出现代谢性碱中毒,但有创通气出现代碱的时间可能会早于无创通气。临床实践发现有创通气患者多于通气后 2 小时便出现了代谢性碱中毒,而无创通气者多于通气 3 小时后出现,代谢性碱中毒高峰出现时间点的不同考虑跟两种机械通气的特点有关。无创机械通气的气道密闭性较差,容易造成漏气;大多无创呼吸机没有空氧混合器,无法精确设置吸入氧浓度,且人机配合差;生理性无效腔 150ml 和口鼻面罩无效腔 150ml 的存在,使有效的肺泡通气量的改善速度不如有创机械通气明显;而有创机械通气管路密闭性能好,能够准确设置吸入的氧浓度,气道的管理容易得到保证,镇静后容易使人机配合较好,这些不同的特点导致有创机械通气较早的出现代谢性碱中毒。

## 要 点

◎ 应避免高碳酸血症呼出后的代谢性碱中毒对 AECOPD 患者造成的危害

**要点 4：应避免高碳酸血症呼出后的代谢性碱中毒对 AECOPD 患者造成的危害**

高碳酸血症呼出后碱中毒时，可使氧离曲线左移，血压下降，呼吸抑制，脑血管收缩，加重脑组织和周围组织的缺血和缺氧；细胞代偿时进入细胞内 $K^+$ 和肾脏排 $K^+$ 增加，导致低钾血症；碱中毒时游离钙减少致低钙血症的发生。

## 【诊治箴言】

1. 机械通气已经成为 AECOPD 同时伴有显著高碳酸血症的呼吸衰竭患者的常规治疗方法。

2. 机械通气的潮气量设置不当也可使酸碱平衡状态会发生明显的改变，处理不当将会影响患者预后。

3. AECOPD 发生 II 型呼吸衰竭时总的治疗原则：①纠正威胁生命的低氧血症，使 $PaO_2>60mmHg$，$SaO_2>90\%$；②纠正威胁生命的呼吸性酸中毒，使 pH 达到 7.35~7.45；③适当降低 $PaCO_2$，在 pH 达到 7.35~7.45 时，允许高碳酸血症的适当存在，即使 $PaCO_2$ 水平回到缓解期水平。

4. 应用两阶段潮气量的方法，通过密切观察和血气分析的检测，可以减少和避免高碳酸血症呼出后的代谢性碱中毒的发生和发展。

## 【参考文献】

1. 于闯，张振宝. 慢性阻塞性肺疾病合并 II 型呼吸衰竭患者有创机械通气治疗中血气指标控制对预后的影响. 中国呼吸与危重监护杂志，2015，14（2）：132-134.

2. 中华医学会呼吸病学分会慢性阻塞性肺疾病学组. 慢性阻塞性肺疾病诊治指南（2013年修订版）. 中华结核和呼吸杂志，2013，36：255-264.

3. 慢性阻塞性肺疾病急性加重患者的机械通气指南 2007. 中国危重病急救医学，2007，19（9）513-515.

（中国人民解放军火箭军总医院　王英　张睢扬）

# 病例 22　适当呼气末正压和有创 - 无创无间隙序贯在心力衰竭合并呼吸衰竭患者脱机拔管中的应用

【关键词】自主呼吸试验　呼气末正压　心力衰竭　呼吸衰竭　撤机

## 【引言】

自主呼吸试验(spontaneously breathing test,SBT)是机械通气患者撤机的重要环节,但由于呼吸衰竭合并心力衰竭患者 SBT 时传统参数的调整使得压力支持和呼气末正压(positive end expiratory,PEEP)的下降过快,导致胸腔负压增加和肺泡内压降低,从而引起静脉回心血量增多,心脏前负荷增加,导致呼吸衰竭合并心力衰竭患者出现脱机相关性肺水肿,最终导致 SBT 失败而致脱机失败。为此机械通气合并心力衰竭患者的 SBT 试验参数设定需要根据患者病情作相应调整。

## 【病例重现】

患者女性,61 岁,硬膜下血肿清除术后,呼吸衰竭行机械通气,模式 SIMV+ 容量控制,每分钟通气量(VT)360ml,压差(PS)15cmH$_2$O,PEEP 10cmH$_2$O,呼吸频率 15 次 / 分,FiO$_2$ 40%,机械通气第 5 天,B 型利钠肽(BNP)4078pg/ml,行 SBT 试验 PS 8cmH$_2$O,PEEP 5cmH$_2$O,FiO$_2$ 40%。1 小时后患者心率上升至 110 次 / 分左右,呼吸频率上升至 30 次 / 分,喘息明显,潮气量无法超过 300ml,听诊双下肺可闻及散在湿啰音,急查 BNP 5686pg/ml,结合患者既往史、肺部体征和实验室检查结果,考虑出现急性左心衰竭。

## 【提示点】

1. 患者冠心病病史 10 年,规律服用阿司匹林 0.1g/d,机械通气前 17 天曾出现急性广泛前壁、高侧壁心梗。既往肺部无慢性疾病病史,机械通气时间较短,无呼吸机相关性气管 - 支气管炎及呼吸机相关肺炎的临床表现和实验室

要　点
◎ 脱机相关性肺水肿的检测
◎ 改良参数的 SBT 试验成功后无创通气的序贯治疗

数据。

2. 机械通气期间血流动力学稳定,心率不超过 100 次 / 分,呼吸频率维持在 13~16 次 / 分,肺部听诊未闻及明显干湿啰音;血气分析氧和指数均 > 300mmHg,BNP 维持在 4000pg/ml 左右。

3. SBT 试验期间生命体征变化均超过试验前的 20%,SBT 试验失败,脱机期间 BNP 明显升高,提示心功能明显转差,不能排除因 SBT 试验造成压力支持和呼气末正压(PEEP)的下降过快,导致胸腔负压增加和肺泡内压降低,从而引起静脉回心血量增多,心脏前负荷增加,导致呼吸衰竭合并心力衰竭患者出现了脱机相关性肺水肿。

4. 了解支持压和 PEEP 改变对合并心力衰竭的机械通气患者 SBT 试验对血流动力学的影响的病理生理机制。机械通气通常对于心功能正常患者血流动力学产生负性作用。因为每次吸气时胸腔正压会减少静脉回心血量,为此以持续正压通气(continuous positive airway pressure,CAPA)为代表的正压通气可改善患者心源性肺水肿,而且已经作为常规治疗方式应用于临床治疗。当进行长期机械通气后心功能虽然会有明显的改善,但是脱机阶段的 SBT 试验降低了压力支持和 PEEP,改变了肺部机械力学,从而导致耗氧增加和回心血量增加等,使心功能障碍危险因素重新暴露和增加,从而使脱机相关的心源性肺水肿容易发生。

## 【要点】

### 要点 1:脱机相关性肺水肿的检测

脱机相关性肺水肿目前尚无明确的特异性指标,利用右心导管测量肺动脉阻塞压值是一种监测脱机相关性肺水肿的方法,但是侵入性操作方法测量过程繁琐,限制了它的进一步使用。而相对简单的如经胸腔超声心动图、无创心排量监测、血 BNP 等,侵入性检查操作较少,则被认为是诊断脱机相关性肺水肿更有替代价值的检查方法。

### 要点 2:改良参数的 SBT 试验成功后无创通气的序贯治疗

改良 SBT 试验参数设定 PS 为 8cmH$_2$O 时,PEEP 为 10cmH$_2$O;当潮气量 > 300ml/min,且各项生命体征变化幅度不超过 SBT 前的 20%,1 小时后,则可考虑拔管更换为无间隙有创 - 无创呼吸机序贯治疗;同时无创呼吸机参数中 EPAP 值继续保持在 10cmH$_2$O 以维持一个比较稳定的呼气末正压;无创通气稳定 48 小时后,根据患者每日 BNP 的变化,每天逐渐下调 EPAP1~2cmH$_2$O 直到脱机成功。应用改良参数的 SBT 试验和无间隙有创 - 无创序贯脱机方式可为合并心力衰竭的机械通气患者得以脱机提供帮助。

SBT 标准参数中 PEEP 值设定适用所有机械通气患者撤机。目前 SBT 的标准参数为:自主呼吸模式、支持压 6~8cmH$_2$O,PEEP≤5cmH$_2$O,给氧浓度≤40%。较高水平的 PEEP 可以明显改善心功能,减少肺水肿形成,因此不难发现在 SBT 试验中适当上调的 PEEP 可以有效地预防脱机相关性肺水肿的出现。

## 【诊治箴言】

1. 合并心力衰竭的机械通气患者,SBT 期间 PEEP 应维持在较高水平(8~12cmH$_2$O),以避免脱机相关性肺水肿的发生。

2. 通过 SBT 实验拔管后应立即无间歇行有创 - 无创序贯通气,同时 EPAP 值仍保持在 8~12cmH$_2$O,密切观察 BNP 等指标变化,在 48 小时后逐渐降低 EPAP 以致完全撤去无创通气支持。

3. BNP 是目前最为常用的反应心功能指标的血液学证据,但目前仅靠单一证据不能充分判断是否出现脱机相关性肺水肿。

4. 合并心力衰竭的机械通气在临床上越来越多见,但目前相关领域的研究较少,我们根据呼吸病理生理机制对目前的 SBT 试验进行了改良,但仍需更多的临床试验来验证这一方法。

## 【参考文献】

1. MacIntyre NR, Cook DJ, Ely EW Jr, et al. Evidence-based guidelines for weaning and discontinuing ventilatory support:a collective task force facilitated by the American College of Chest Physicians;the American Association for Respiratory Care;and the American College of Critical Care Medicine. Chest,2001,120:375-395.

2. 葛慧青,袁月华,应可净,等. 无创通气在机械通气撤离中的作用. 中华急诊医学杂志,2010,19:69-73.

3. 王蔚,童朝晖. 呼吸机撤离技术的研究进展. 中华结核和呼吸杂志,2010,33:379-381.

4. 邱海波,杜斌,马遂,等. 生理呼吸功作为呼吸机撤离指标的临床研究. 中华结核和呼吸杂志,1998,21:105-107.

5. 段俊峰,陈小菊,王涛,等. 不同自主呼吸试验对慢性阻塞性肺疾病患者呼吸力学参数的影响. 中国呼吸与危重监护杂志,2014,13:10-13.

(中国人民解放军火箭军总医院　白珀　王英　张睢扬)

# 病例 23　警惕慢性阻塞性肺疾病合并重叠综合征

【关键词】慢性阻塞性肺疾病　睡眠暂停低通气综合征　重叠综合征

## 【引言】

重叠综合征(overlap syndrome,OS)1985 年由 Flenley 首先提出,主要指慢性阻塞性肺疾病(chronic obstructive pulmonary disease,COPD)和睡眠暂停低通气综合征(obstructive sleep apnea hypopnea syndrom,OSAHS)同时存在的一种临床症状。目前仅限于 COPD 与 OSAHS 同时存在,尚无统一标准的定义。大量研究显示 OSAHS 与 COPD 关系密切,相互影响,互为因果,一方面 OSAHS 合并 COPD 后,参与 COPD 的发生发展,从而加重肺功能损害;另一方面,COPD 亦能加重 OSAHS 的发展程度,重叠综合征因同时存在上下呼吸道阻塞,比单纯患 OSAHS 或 COPD 有更严重的与睡眠相关的低氧血症,更容易引起肺动脉高压及慢性肺源性心脏病。因此针对重叠综合征早期诊治具有重要意义。

## 【病例重现】

患者女性,85 岁,10 年前无明显诱因出现咳嗽、咳痰、喘憋,经抗感染、解痉和平喘治疗后可好转。反复住院治疗,血气分析提示为呼吸衰竭Ⅱ型,结合病史及肺功能检查结果明确诊断为"慢性阻塞性肺疾病"。患者体型肥胖,颈短,体重 87kg,存在夜间打鼾,白天嗜睡症状,3 年前行睡眠监测诊断为 OSAHS,未予以治疗。3 天前因"咳嗽、咳痰、喘憋加重,伴嗜睡"入院。血气分析提示 pH 7.29,$PaCO_2$ 60mmHg,$PaO_2$ 58mmHg,$HCO_3^-$ 28.0mmol/L。给予哌拉西林 / 他唑巴坦 4.5g 静脉滴注,每日 3 次抗感染、止咳祛痰等治疗,患者嗜睡状态不缓解,复查血气分析 $PaCO_2$ 升至 70mmHg,立即行经口鼻面罩无创通气,通气模式采用 S/T+AVAPS,参数为吸气最小压力($IPAP_{min}$)

为 15cmH$_2$O,吸气最大压力(IPAP$_{max}$)25cmH$_2$O;潮气量 12ml/kg,呼吸频率 12 次 / 分钟,吸氧浓度为 25%~40%,根据血气分析结果调整呼吸机参数,出院时复查血气分析(吸氧 2L/min)pH 7.37,PaCO$_2$ 47mmHg,PaO$_2$ 75mmHg,HCO$_3^-$ 27.2mmol/L,SaO$_2$ 94%。

## 【提示点】

1. 患者慢性咳嗽、咳痰、喘憋 10 余年,结合既往肺功能及影像学检查,可明确诊断为慢性阻塞性肺疾病;患者还有短颈、肥胖、打鼾等 OASHS 症状,睡眠监测结果符合 OASHS 诊断,故应考虑存在 COPD 合并 OASHS 重叠综合征。

2. 在加强常规 COPD 治疗同时,无创呼吸机治疗应成为重叠综合征首选治疗方案。通过设定双水平气道正压通气(bi-level positive airway pressure,BiPAP)无创通气吸气相和吸气相的不同压力水平,不仅可以增加通气量,还能保持上、下气道开放,改善 PaO$_2$ 水平。

3. COPD 合并 OASHS 重叠综合征急性加重期感染厌氧菌机会增加,加强抗厌氧菌治疗,可能会缩短急性病程。

## 【要点】

### 要点 1:对于 COPD 患者要警惕合并 OASHS 的可能,争取早期诊断重叠综合征

目前重叠综合征的诊断尚无统一的诊断标准,大部分 OS 患者均是先诊断为 COPD 或 OSAHS,在后续治疗诊治过程中发现伴有相关疾病而诊断为 OS。OS 诊断需同时满足 COPD 和 OSAHS 的诊断标准:① COPD 的诊断标准:当患者有咳嗽、咳痰或呼吸困难症状,和(或)疾病危险因素接触史时,应考虑 COPD,肺功能检查可明确诊断。在应用支气管扩张剂后,FEV$_1$/FVC<70% 表明存在气流受限,并且不能完全逆转,FEV$_1$ 占预计值的百分比可判断 COPD 气流阻塞程度;② OSAHS 的诊断标准:患者通常有白天嗜睡、睡眠时严重打鼾和反复的呼吸暂停现象,查体可发现存在上气道狭窄因素,多导睡眠监测检查结果为金标准,每夜 7 小时睡眠过程中呼吸暂停及低通气反复发作 30 次以上,或睡眠呼吸暂停和低通气指数≥5;呼吸暂停以阻塞性为主。

对确定的慢性阻塞性肺疾病患者,存在以下情况时有必要行睡眠监测:①存在阻塞性睡眠呼吸暂停低通气综合征的临床特点,如肥胖、打鼾、白天嗜睡等;②觉醒状态下,PaO$_2$>60mmHg 而出现肺动脉高压、右心衰竭及红细胞增

## 要 点

◎ 重叠综合征的治疗要结合两种疾病进行综合性治疗

多症患者;③经鼻导管吸氧缓解晨起仍诉有头痛的患者。此外,确诊的阻塞性呼吸睡眠暂停综合征患者应常规行肺功能及血气分析检查,当日间出现高碳酸血症、肺动脉高压和夜间的心律失常可能提示 COPD 的存在。

**要点 2:重叠综合征的治疗要结合两种疾病进行综合性治疗**

重叠综合征的治疗目标是保证任何时间适当的血氧饱和度,防止睡眠呼吸紊乱的频繁发生。

(1)长期行为干预治疗包括控制体重;戒烟、戒酒,避免睡前服用镇静安眠药物;体位治疗:上气道的咽腔缺乏完整的骨性结构支撑,主要依靠咽腔周围肌肉收缩来调节大小,觉醒转入睡眠时咽部肌肉紧张性降低,平卧睡眠时重力因素引起舌根及软腭后移,咽腔相对狭小,因此可导致仰卧位和侧卧位时呼吸紊乱及缺氧的严重程度有显著的差异。体位疗法主要是使患者在睡眠时尽量采取侧卧位姿势,减轻上气道塌陷或减轻阻塞。

(2)加强 COPD 常规药物治疗:抗感染、支气管扩张剂、祛痰及糖皮质激素等药物积极治疗 COPD 可改善夜间低氧血症,阻止疾病恶化及反复发作,延缓肺功能进展。在 COPD 稳定期激素治疗也能改善夜间低氧血症,延长总睡眠时间,改善睡眠质量。

(3)无创机械通气治疗:重叠综合征同时存在上、下气道的阻塞,解除上、下气道的阻塞是治疗重叠综合征的关键点。经鼻或口鼻面罩正压通气已成为治疗重叠综合征的通气模式首选治疗措施,包括持续气道内正压通气和 BiPAP,BiPAP 通气治疗可同时设定气道内吸气正压水平(inspiratory positive airway pressure,IPAP)及呼气正压水平(expiratory positive airway pressure,EPAP),适当的 IPAP 可明显改善肺泡通气,纠正低通气状态,降低二氧化碳分压;适当的 EPAP 可使上气道维持持续开放状态,并克服内源性呼气末正压,减轻阻塞性通气功能障碍,同时减轻由于内源性呼气末正压(PEEPi)所增加的呼吸功耗,缓解呼吸肌疲劳,通常 IPAP 设定在 $15\sim20cmH_2O$,EPAP 设定在 $8\sim12cmH_2O$,随着 EPAP 的增加可使上气道维持开放状态,从而改善通气,避免二氧化碳潴留,在实际临床工作中,随时监测血气分析,依据血气分析结果动态调整呼吸机参数。

## 【盲点】

### 盲点 1:COPD 合并 OSAHS 患者无创机械通气时 EPAP 只需依据 COPD 的内源性 PEEP 设定

重叠综合征同时存在上、下气道的阻塞,解除上、下气道的阻塞是治疗重叠综合征的关键点。单纯 COPD 患者多主张使用 BiPAP，单纯 OSAHS 患者主张使用单水平持续正压通气模式（CPAP），对于两者合并存在时通常建议使用 BiPAP。BiPAP 能同时设定气道内吸气正压水平（IPAP）和气道内呼气正压水平（EPAP）。适合的 EPAP 值可使上气道维持持续开放状态，并能克服内源性吸气末正压，避免小气道闭陷，睡眠时设置较高的呼吸末正压抵抗上气道阻塞，克服重叠综合征存在的上下呼吸道的双重阻塞，从而减轻阻塞性通气功能障碍，因此在 COPD 合并 OSAHS 患者 BiPAP 较 CPAP 更符合呼吸生理。

**盲点 2：COPD 合并 OSAHS 患者抗感染治疗时，抗菌药物仅覆盖 COPD 常见致病菌**

COPD 感染的常见细菌为流感嗜血杆菌、肺炎链球菌和卡他莫拉菌。有研究显示重叠综合征患者急性感染期感染厌氧菌机会增加，可能存在以下几点原因：①低氧刺激，患者吸气努力增加，气道内外压力差增大，患者清醒或超过一定压力阈值时，阻塞的下呼吸道突然打开，会厌软骨反应不及易导致口咽分泌物及食道反流物吸入下呼吸道；②睡眠中上气道的部分狭窄或阻塞伴随胸膜腔内压的增加，可能使患者易发生胃食管反流导致误吸；③微觉醒反应：呼吸暂停或低通气的频繁发生引起觉醒和微觉醒次数增多，能通过干扰睡眠结构，调节功能下降，导致误吸几率增加。为此通过加强抗厌氧菌治疗，可能会缩短急性病程。

**【诊治箴言】**

1. 重叠综合征患者除 COPD 常见的症状包括慢性咳嗽、咳痰、气短外，常伴有夜间严重的习惯性打鼾，白天嗜睡、记忆力减退。昼夜颠倒，性格改变及异常的运动行为。

2. 重叠综合征存在上下气道阻塞，无创呼吸机治疗应成为重叠综合征首选治疗方案，特别注意在行 BiPAP 时，EPAP 应设定在 $8\sim12cmH_2O$。

3. 重叠综合征患者急性感染期感染厌氧菌机会增加，加强抗厌氧菌治疗，可能会缩短急性病程。

**【参考文献】**

1. 梁霄，张睢扬，王英. 慢性阻塞性肺疾病合并阻塞性睡眠呼吸暂停低通气综合征的相关研究进展. 中华肺部疾病杂志（电子版），2014，7（05）：201-205.

2. Brzecka A，Por bska I，Dya T，et al. Coexistence of obstructive sleep apnea syndrome and chronic obstructive pulmonary disease J. Pneumonol Alergol Pol，2011，79（2）：99-108.

3. OwensRL，Malhotra A. Sleep-disordered breathing and COPD：the overlap syndrome J. Respir Care，2010，55（10）：1333-1344.

4. 韩蕊,杨伟,马丽娜,等.慢性阻塞性肺疾病合并阻塞性睡眠呼吸暂停低通气综合征的临床研究.疑难病杂志,2013,12(9):673-675.

5. 中华医学会呼吸病学分会睡眠呼吸疾病学组.阻塞性睡眠呼吸暂停低通气综合征诊治指南(草案).中华结核和呼吸杂志,2002,25(4):195-198.

6. Marin JM,Soriano JB,Carrizo SJ,et al. Outcomes in patients with chronic obstructive pulmonary disease and obstructive sleep apnea:the overlapsyndrome J. Am J Respir Crit Care Med,2010,182(3):325-331.

7. COPD 合并阻塞性睡眠呼吸低通气综合征的临床分析.中外妇儿健康,2011,19(6):21-22.

8. Jelic S. Diagnostic and therapeutic approach to coexistent chronicobstructive pulmonary disease and obstructive sleep apnea J. Int J Chron Obstruct Pulmon Dis,2008,3(2):269-275.

**(中国人民解放军火箭军总医院 梁霄 王英 张睢扬)**

# 病例 24　正确认识肥胖低通气综合征

【关键词】肥胖　低通气综合征阻塞性睡眠呼吸暂停　低通气综合征　低通气

【引言】

　　肥胖低通气综合征（obesity hypoventilation syndrome，OHS）是一种以肥胖和高碳酸血症为特征的综合征。虽然肥胖较为常见，但与肥胖相关的低通气并不多见。普通人群中患 OHS 约为 0.15%~3%，肥胖者中患 OHS 仅 5%~10%，但在肥胖合并阻塞性睡眠呼吸暂停人群中则高达 10%~20%。OHS 主要表现为病态肥胖，静息状态下的低氧血症、高碳酸血症、重度嗜睡、肺动脉高压和慢性右心衰竭。临床上因其肥胖、打鼾和嗜睡，常常被误诊为阻塞性睡眠呼吸暂停低通气综合征（obstructive sleep apnea hypopnea syndrome，OSAHS）或者因其存在 II 型呼吸衰竭被误诊为慢性阻塞性肺疾病。而在持续气道内正压治疗（continuous positive airway pressure，CPAP）过程中，其持续性低氧和高碳酸血症则难以纠正，从而造成 OHS 诊断和治疗上的延误。同单纯的 OSAHS 相比，OHS 有较低的生活质量、较高的医疗费用和较大的肺动脉高压的危险。无创正压通气治疗和减肥可减少 OHS 患者的医疗费用和入院率，关键是要及时诊断和治疗，避免产生急性呼吸衰竭。

【病例重现】

　　患者男性，63 岁，因打鼾、嗜睡、发绀、气短、下肢水肿，先后在外院诊断为"肺源性心脏病，肺炎，慢性阻塞性肺疾病，OSAHS"，予抗感染、强心、利尿、吸氧等治疗，症状无改善。外院曾尝试 CPAP 治疗，因不能纠正其高碳酸血症和夜间持续性低氧而放弃。该患者 BMI 41.6kg/m$^2$，Epworth 嗜睡量表评分 22 分（表 3-1）；动脉血气（鼻导管 2L/min）：pH 7.347，$PaO_2$ 64.6mmHg，

$PaCO_2$ 64.8mmHg，$HCO_3^-$ 34.6mmol/L；睡眠呼吸监测：睡眠呼吸暂停低通气指数 56.8 次 / 小时，氧减指数 62 次 / 小时，最低血氧饱和度 43%，平均血氧饱和度 78%。予以饮食控制减肥、利尿，双水平气道内正压通气（BiPAP，IP 16cmH_2O，EP 8cmH_2O）及同时吸氧治疗，平均血氧饱和度能维持在92%以上，患者气短、白天嗜睡症状好转，下肢可凹性水肿消失，出院时复查动脉血气：pH 7.353，$PaO_2$63.1mmHg，$PaCO_2$ 49mmHg，$HCO_3^-$26.5mmol/L。

表 3-1　Epworth 嗜睡量表（ESS）

| 以下情景中有无瞌睡及可能性 | 无 | 轻度 | 中度 | 重度 |
|---|---|---|---|---|
| 坐着阅读时 | | | | 3 |
| 看电视时 | | | | 3 |
| 在公共场所安静坐着时（如：公园、剧场、开会） | | | | 3 |
| 长时间坐车时中间不休息（超过 1 小时） | | | | 3 |
| 坐着与人谈话时 | | | 2 | |
| 饭后休息时（未饮酒时） | | | | 3 |
| 开车等红绿灯时 | | | 2 | |
| 下午静卧休息时 | | | | 3 |

0= 不打瞌睡　1= 轻度瞌睡　2= 中度瞌睡　3= 重度瞌睡

## 【提示点】

1. OHS 的诊断包括：①肥胖（BMI≥30kg/m²）；②清醒时 $PaCO_2$≥45mmHg；③如果患者的夜间动脉血 $PaCO_2$ 较日间升高超过 10mmHg，则更有意义；④排除其他可以引起高碳酸血症的疾病，比如慢性阻塞性肺疾病、甲状腺功能减退、严重的胸壁疾病和神经肌肉疾病等。

2. OHS 的诊断并不难，关键是要提高临床医师对 OHS 的认识。在诊疗过程中，碰见肥胖、高碳酸血症、重度嗜睡、肺动脉高压和慢性右心衰竭的病患，应想到 OHS 可能。

3. 仅使用 CPAP 治疗难以纠正 OHS 的持续性低氧和高碳酸血症时，可以换用 BiPAP 治疗，必要时 BiPAP 治疗同时加用吸氧治疗。

4. 本例患者在外院辗转多年，先后误诊为慢性阻塞性肺疾病、肺源性心脏病和肺炎以及 OSAHS，关键是对 OHS 认识不足，未能将肥胖与Ⅱ型呼吸衰竭联系起来。治疗上，该患者曾在外院试用 CPAP，由于其所需的压力较高且有明显的低氧和高碳酸血症，CPAP 可能会加重患者的呼气困难和高碳酸血症而导致了治疗失败。

**要　点**

◎ 临床上应注意不要将 OHS 与单纯 OSAHS 混淆
◎ OHS 发病机制可能与呼吸系统负荷过重、呼吸中枢调节异常、睡眠呼吸疾病和神经激素等有关
◎ OHS 无创通气治疗模式的选择首选 nCPAP，必要时可使用 BiPAP

## 【要点】

**要点 1：临床上应注意不要将 OHS 与单纯 OSAHS 混淆**

OSAHS 虽然也存在肥胖，但清醒时 $PaCO_2 \leq 45mmHg$，很少出现肺动脉高压、肺源性心脏病和右心衰竭。

**要点 2：OHS 发病机制可能与呼吸系统负荷过重、呼吸中枢调节异常、睡眠呼吸疾病和神经激素等有关**

OHS 患者有特征性的持续夜间低氧血症，这一点与 OSAHS 不同。OSAHS 患者的夜间低氧血症只是频繁的、间歇性的并与呼吸暂停 - 呼吸浅慢活动度指数（activity apnea-hypopnea index，AHI）相关。在 OHS 中，大约 90% 的患者同时存在阻塞性睡眠呼吸暂停综合征（AHI≥5，有或没有睡眠低通气综合征）；而 10% 的患者则伴有睡眠低通气综合征（AHI<5），睡眠低通气综合征患者的特点为睡眠时的 $PaCO_2$ 较清醒时增加 10mmHg，而同时存在不能用阻塞性呼吸暂停和低通气事件解释氧饱和度持续减低的现象。

**要点 3：OHS 无创通气治疗模式的选择首选 nCPAP，必要时可使用 BiPAP**

稳定的 OHS 患者首先应该使用 nCPAP，CPAP 压力增加至所有的呼吸暂停、低通气、气流受限被消除；如果气道阻塞解除仍存在持续的中度低氧，应该考虑使用 BiPAP。增加 IPAP 压力至氧饱和度维持在 90% 以上。如果吸气相气道气压（inspiratory positive airway pressure，IPAP）和呼气相气道气压（expiratory positive airway pressure，EPAP）之差在 $8\sim10cmH_2O$，氧饱和度仍然持续低于 90%，考虑 BiPAP 治疗同时给氧或选用定容压力支持模式治疗。为了长期改善日间的低氧和高碳酸血症，大多数 OHS 患者需要 IPAP 在 $16\sim20cmH_2O$，EPAP 需要在 $6\sim10cmH_2O$；两者之间的差至少在 $8\sim10cmH_2O$。没有阻塞性呼吸暂停（obstructive sleep apnea，OSA）的 OHS 患者，EPAP 压力可置于 $5cmH_2O$，而增加 IPAP 压力用以改善通气。

## 【盲点】

 **盲点 1：OHS 的低通气与 OSAHS 的低通气是同一概念**

OHS 的低通气（hypoventilation）是指肺泡低通气，是真正意义上的低通

气;而 OSAHS 的低通气(hypopnea)是 OSA 患者在多导睡眠图上所出现的阻塞性呼吸事件,表现为气流幅度的降低。

### 盲点 2:OHS 主要表现为夜间间歇性低氧

OHS 主要表现为高碳酸血症和夜间氧饱和度持续减低,且不能用阻塞性呼吸暂停和低通气事件所解释,当合并 OSA 时,才可出现夜间间歇低氧。

### 盲点 3:OHS 与 OSAHS 是同一个病

如果对 OHS 认识不足,很容易将 OHS 与 OSAHS 混淆,认为是同一个疾病。OHS 可以同时合并不同类型的睡眠呼吸疾病,但其诊断更多的是通过临床诊断,需要血气的检测,而不仅仅是通过多导睡眠监测来诊断。OSAHS 患者也存在肥胖,但清醒时的 $PaCO_2$ 正常,很少出现肺动脉高压、肺源性心脏病和右心衰竭。

## 【诊治箴言】

1. 当肥胖患者(BMI ≥ 30kg/m²)有 OSAHS 的典型表现,如乏力、嗜睡、打鼾、夜间窒息和晨起头痛,也有 OSAHS 所没有的呼吸困难、下肢水肿和清醒时的低氧血症,甚至合并肺动脉高压、肺心病时,应高度警惕其是否为 OHS。

2. OHS 不同于 OSAHS,其同时合并不同类型的睡眠呼吸疾病,其诊断更多的是通过临床诊断,血气分析,而不仅仅是通过多导睡眠监测来诊断。

3. 无创正压通气(BiPAP)治疗(加或不加用氧疗)目前是 OHS 主要的治疗方法,可以明确减少 OHS 的并发症和降低死亡率。

## 【参考文献】

1. Shetty S, Parthasarathy S. Obesity Hypoventilation Syndrome. CurrPulmonol Rep, 2015, 4(1): 42-55.

2. Chau EH, Lam D, Wong J, et al. Obesity hypoventilation syndrome: a review of epidemiology, pathophysiology, and perioperative considerations. Anesthesiology, 2012, 117(1): 188-205.

3. Balachandran JS, Masa JF, Mokhlesi B. Obesity Hypoventilation Syndrome Epidemiology and Diagnosis. Sleep Med Clin, 2014, 9(3): 341-347.

4. Borel JC, Borel AL, Monneret D, et al. Obesity hypoventilation syndrome: from sleep-disordered breathing to systemic comorbidities and the need to offer combined treatment strategies. Respirology, 2012, 17(4): 601-610.

5. Navarro Esteva J, HinojosaAstudillo C, JuliáSerdá G. Mortality in obesity-hypoventilation syndrome and prognostic risk factors. ArchBronconeumol, 2015, 51(8): 420-421.

（北京协和医院　黄蓉　肖毅）

# 病例 25　合并甲状腺功能减退的老年呼吸衰竭患者的治疗

**【关键词】**甲状腺功能减退　老年呼吸衰竭治疗

## 【引言】

　　甲状腺功能减退症(hypothyroidism)简称甲减,是由于各种原因导致的低甲状腺激素血症或甲状腺激素抵抗而引起的全身性低代谢综合征。甲状腺功能减退症在老年人中常见,通常临床表现不典型,容易被忽视。重度甲减时,呼吸中枢对低氧和高碳酸血症的反应降低,肺容量、肺弥散能力和最大呼吸能力均降低,呼吸肌无力,黏多糖在软组织积聚导致上气道阻塞及胸腔积液等,这些因素均可引起机体缺氧和二氧化碳潴留,导致呼吸衰竭的发生。甲减致呼吸衰竭的临床特点常表现为逐渐加重的呼吸困难、全身水肿(包括颜面部水肿)、单侧或双侧胸腔积液、中少量心包积液,血气分析提示呼吸衰竭,伴贫血及电解质紊乱。对甲状腺功能减退症合并呼吸衰竭的患者,机械通气和适当的甲状腺激素替代治疗可以有效地改善低氧和高碳酸血症。甲状腺功能减退症引起的呼吸衰竭,尽管机制复杂,但预后尚佳,提高对甲状腺功能减退症导致呼吸衰竭的认识,及时作出正确诊断,是指导治疗、改善预后的关键。

## 【病例重现】

　　患者女性,81 岁,慢性咳嗽、咳痰、喘息 20 年,加重伴全身水肿 1 周,既往史:冠心病、心功能不全。血常规提示白细胞及中性粒细胞百分比增高,BNP较高,胸部 CT 提示慢性支气管炎肺气肿改变,双侧胸腔积液,右侧显著。在外院予以抗感染、改善心功能、解痉、平喘治疗后喘息缓解不明显,虽使用了无创呼吸机辅助通气,但血气分析提示二氧化碳分压逐渐升高,pH 逐渐降低,遂转入我院 RICU。入院查血气分析提示 Ⅱ 型呼吸衰竭:pH 7.32,$PaCO_2$

**要 点**

◎ 补充甲状腺激素是治疗的根本,应注意剂量的选择

65mmHg,$PaO_2$ 57mmHg;甲状腺功能五项结果回报:TSH 升高,$TT_4$、$FT_4$、$TT_3$、$FT_3$ 减低。

该患者入院后即予以经鼻气管插管接呼吸机辅助通气,前期模式 SIMV,1 周后改为 PRVC 模式,潮气量 6ml/kg,呼吸频率 15 次 / 分,支持压 12$cmH_2O$,呼气末正压 6$cmH_2O$。同时加用左旋甲状腺素片,初始剂量为 12.5$\mu g$/d,每天 1 次,1 周后增加 12.5$\mu g$。该患者 9 天后顺利通过 SBT 试验,成功脱机拔管,序贯无创呼吸机辅助通气,拔管后复查血气分析:pH 7.44,$PaCO_2$ 40mmHg,$PaO_2$ 90mmHg,$HCO_3^-$ 24.6mmol/L,$SaO_2$ 96%。患者住院 3 周后出院,出院时每天 1 次左旋甲状腺素片 50$\mu g$,复查甲状腺功能五项基本恢复正常,建议患者定期内分泌门诊就诊。

## 【提示点】

1. 甲减是导致呼吸衰竭的原因之一。
2. 甲减导致呼吸衰竭病情严重时应尽早进行有创机械通气。
3. 撤机需在补充甲状腺激素的基础上逐渐进行。

## 【要点】

**要点 1:补充甲状腺激素是治疗的根本,应注意剂量的选择**

目前尚无甲减致呼吸衰竭补充甲状腺激素的具体实施方案。根据《中国甲状腺疾病诊治指南》推荐,左旋甲状腺素是甲状腺功能减退症的主要替代治疗药物。治疗的剂量取决于患者的病情、年龄、体重和个体差异。成年患者 L-$T_4$ 建议替代剂量为 1.6~1.8$\mu g$/(kg·d);老年患者治疗时应从较低的剂量开始,大约 1.0$\mu g$/(kg·d)。$T_4$ 的半衰期是 7 天,可以每天早晨服药 1 次。起始剂量和达到完全替代剂量所需时间要根据年龄、体重和心脏状态确定。<50 岁、既往无心脏病史患者可以尽快达到完全替代剂量;≥50 岁患者服用 L-$T_4$ 前要常规检查心脏状态,一般从 25~50$\mu g$/d 开始,每天 1 次口服,每 1~2 周增加 25$\mu g$,直至达到治疗目标。患缺血性心脏病者起始剂量宜小,调整剂量宜慢,防止诱发和加重心脏病。该患者考虑高龄、心功能不全等影响因素,给予左旋甲状腺素的治疗方案:从 12.5$\mu g$/d 开始,早餐前半小时口服,每天 1 次,每 2 周增加 12.5$\mu g$,直至达到治疗目标。原发性甲状腺功能减退的治疗目标为临床甲减症状和体征消失,TSH、$TT_4$、$FT_4$ 值维持在正常范围。

**要　点**

◎ 有中枢性甲减患者,应警惕发生急性肾上腺皮质功能不全
◎ 甲减合并呼吸衰竭患者要及早机械通气
◎ 甲减患者应用辅助控制(AC)或同步间歇指令通气(SIMV)通气模式更合适
◎ 甲减患者应注意呼吸机参数的调节

**要点 2:有中枢性甲减患者,应警惕发生急性肾上腺皮质功能不全**

如伴随有 TSH 降低,提示有中枢性甲减,应先口服 8~24mg 甲强龙 3~5 天后,再开始进行甲减的治疗,以免因中枢性促肾上腺皮质素的降低,加用甲状腺素后代谢增强,引起急性肾上腺皮质功能不全的发生。

**要点 3:甲减合并呼吸衰竭患者要及早机械通气**

由于甲减患者呼吸中枢对低氧和高碳酸血症的反应降低、呼吸肌无力、黏多糖在软组织积聚引起上下气道阻塞,故早期有创机械通气治疗为进一步甲状腺激素替代治疗争取宝贵时间。该患者外院时使用无创呼吸机效果差也说明了早期机械通气的必要性,入院后予以经鼻气管插管接呼吸机辅助通气。

**要点 4:甲减患者应用辅助控制(AC)或同步间歇指令通气(SIMV)通气模式更合适**

甲减可以影响呼吸中枢,并且减少其对缺氧和高碳酸血症的呼吸反应,所以单纯压力支持(PS)模式很难发挥有效的作用。因此,需要辅助控制(AC)或同步间歇指令通气(SIMV)这些可以设置后备通气的模式。为避免肺泡萎陷,还需要设置较低的呼气末正压。在甲状腺激素替代治疗 7~10 天后,中枢对缺氧和高碳酸血症的反应恢复正常,自主呼吸频率会逐渐地增加。然而,因为患者可能仍然存在呼吸肌无力,自主通气量可能很小。这时,可以通过设置 PS 来帮助呼吸肌做功,进行 PS 和 SIMV 方式交替的呼吸试验。

**要点 5:甲减患者应注意呼吸机参数的调节**

在有创通气的初期,很容易出现医源性碱中毒。因为甲减的患者存在肺通气不足,机械通气导致 $PaCO_2$ 迅速下降,$CO_2$ 能够以较快的速度呼出,而肾脏增加对 $HCO_3^-$ 代谢发生速度的相对缓慢,如果机械通气时,潮气量过大或大潮气量持续时间过久,致每分钟通气量的过度增加,使原潴留的 $PaCO_2$ 在短期内迅速下降,而肾脏代偿性排除 $HCO_3^-$ 的功能又不能在短时间发生,血中 $HCO_3^-$ 相对增加,引起高碳酸血症呼出后的呼吸性碱中毒的发生。该患者入院时动脉血气分析提示呼吸性酸中毒,在机械通气后,很快出现了碱中毒。这可能是由于医源性换气过度导致。治疗过程中,我们调整了呼吸机参数,通过降低呼吸频率和潮气量来减少每分钟通气量,潮气量大约为 5~7ml/kg,呼吸频率不超过 15~20 次 / 分。同时应该注意,即使减少每分钟通气量的设置,由

于甲减患者代谢低,$CO_2$ 生成减少,仍容易发生呼吸性碱中毒。每分钟通气量进一步减少可能导致肺不张和低氧血症。在这种情况下,可以尝试通过增加 PEEP 来克服。

## 【盲点】

❌ **老年甲状腺功能减退症合并呼吸衰竭患者可以按照常规方法及剂量补充甲状腺激素**

甲状腺功能减退患者补充甲状腺素的剂量取决于患者的病情、年龄、体重和个体差异。对于老年患者,往往容易合并较多基础疾病,尤其有心脏基础疾病,加之老年人在正常生理情况下所需要的甲状腺素也没有年轻人多,因此对于老年甲减患者甲状腺素的补充剂量宜小不宜大,速度宜慢不宜快。

## 【诊治箴言】

1. 甲状腺减退症可导致呼吸衰竭及缺氧,对于高龄、基础疾病多的呼吸衰竭患者,要监测甲状腺功能。

2. 甲减合并呼吸衰竭时要尽早机械通气,选择合适的呼吸机模式及参数。

3. 左旋甲状腺素是甲状腺功能减退症的主要替代治疗药物。高龄、心功能不全患者要小量起步、逐渐加重、饭前服用。

4. 甲减是呼吸衰竭患者很少能治愈的病因之一。经恰当的机械通气和甲状腺激素替代治疗后,可以有效地改善呼吸功能,进而脱机拔管。

## 【参考文献】

1. 季蓉,曹照龙,何权瀛. 甲状腺机能减退症致呼吸衰竭的诊断和治疗. 临床内科杂志, 2003,20:44.

2. Zwillich CW,Pierson DJ,Hofeldt FD,et al. Ventilation control in myxedema and hypothyroidism. N Engl J Med,1975,292:662-665.

3. 刘亚力. 甲状腺功能减退并发呼吸功能衰竭一例. 中华结核和呼吸杂志,2001,24.

（中国人民解放军火箭军总医院　焦俊　王英　张睢扬）

# 病例 26 真菌致敏的哮喘患者抗真菌治疗可能有效

【关键词】真菌致敏　哮喘　抗真菌治疗

## 【引言】

支气管哮喘（bronchial asthma）是呼吸道的慢性炎症反应，以反复发作的喘息、气急、胸闷或咳嗽为主要表现，常在夜间或清晨发作。经过多年对全球哮喘防治创议的推广以及国内哮喘防治指南的实践，大部分哮喘患者可获得有效的控制，但仍有 5%~10% 的患者经过充分治疗仍不能改善症状。影响哮喘控制的因素很多，研究发现吸入过敏原特别是真菌过敏原可导致哮喘恶化。很多哮喘患者中都存在真菌致敏，且真菌致敏和哮喘发病率、症状严重程度甚至病死率存在明显的相关性。英国学者 Dening 于 2006 年提出了一种哮喘的新类型——真菌致敏的重症哮喘（severe asthma with fungal sensitation，SAFS）。这类患者存在难以控制的哮喘，真菌皮肤点刺试验阳性或真菌抗原特异性 IgE 阳性，但又达不到变应性支气管肺曲霉病（allergic bronchopulmonary aspergillosis，ABPA）的诊断标准。对这些患者采用常规治疗效果往往不佳，已有研究证实抗真菌治疗对难治哮喘合并真菌致敏患者可能有效。

## 【病例重现】

患者男性，43 岁，2 年前出现反复咳嗽、咳痰、喘憋，行肺功能检查示阻塞性通气功能障碍，气道可逆试验阳性，诊断支气管哮喘。

规律使用"沙美特罗 / 氟替卡松吸入剂、沙丁胺醇、茶碱、孟鲁司特"等药物平喘治疗 20 个月。6 个月前出现喘憋加重，口服醋酸泼尼松片 30mg，每天 1 次，激素缓慢减量期间病情反复，多次住院治疗。考虑变应性支气管肺曲霉病不能除外，查烟曲霉特异性 IgE 抗体阴性，过敏原总 IgE 204ku/L，嗜酸性粒细胞阳离子蛋白（ECP）22μg/L，G 试验 19.27pg/ml，烟曲霉特异性 IgG 抗体 14.7mg/L，痰

◎ 明确 SAFS 的诊断

培养查见烟曲霉生长,胸部高分辨率 CT 未见明显异常。加用伊曲康唑口服液(0.2g,每天 2 次)抗真菌治疗,并继续使用沙美特罗 / 氟替卡松吸入剂、噻托溴铵及口服泼尼松治疗。症状逐渐缓解。

## 【提示点】

1. 难治哮喘患者疗效不佳原因多样,真菌暴露或致敏是重要原因之一。
2. 对真菌致敏的难治哮喘患者使用抗真菌治疗可能有效。

## 【要点】

### 要点 1:明确 SAFS 的诊断

SAFS 主要诊断标准如下:①难以控制的重症哮喘,难治哮喘是指在应用大剂量的吸入糖皮质激素和长效 β- 受体激动剂仍无法控制或者需要持续的糖皮质激素的应用;②真菌过敏:真菌皮肤点刺试验阳性或者真菌抗原特异性的血清 IgE 阳性;③未达到变应性支气管肺曲霉病的诊断标准。上述病例中患者符合 SAFS 特征,达不到 ABPA 诊断标准,可诊断 SAFS。

需注意与 ABPA 鉴别。早期的真菌过敏和低 IgE 滴度的 SAFS 进展到真菌定植、高 IgE 滴度,当出现支气管扩张时即为伴有支气管扩张的 ABPA。具体见下表 3-2。

表 3-2 SAFS 与 ABPA 临床表现与实验室检查的比较

| 临床表现 | ABPA | SAFS |
|---|---|---|
| 哮喘 | 各种程度 | 严重 |
| 肺部浸润影(史) | 有,激素治疗后好转 | 无 |
| 嗜酸性粒细胞增多 | 有,如果没有全身激素治疗 | 无 |
| 中心型支气管扩张 | 有,早期可无 | 无 |
| 黏液痰栓 | 通常有 | 不明确 |
| 慢性鼻炎 - 鼻窦炎(伴或不伴息肉) | 偶尔有 | 有时有 |
| 真菌情况 | | |
| 血清曲霉菌沉淀抗体阳性 | 有,几乎所有患者 | 无 |
| 曲霉菌特异性 IgG 抗体阳性 | 有 | 无 |
| 曲霉菌变应原速发性皮肤试验阳性 | 有 | 有或无 |

**要　点**

◎ SAFS 患者抗真菌治疗的机制
◎ SAFS 患者抗真菌治疗的指征与方案

续表

| 临床表现 | ABPA | SAFS |
|---|---|---|
| 其他真菌皮试阳性 | 无 | 有或无 |
| 血清总 IgE 升高（>1000IU/ml） | 有，激素治疗时 >500IU/ml | 无 |
| 曲霉菌特异性放射变应原吸附试验阳性 | 有 | 有或无 |
| 其他真菌特异性放射变应原吸附试验阳性 | 无 | 有或无 |
| 气道曲霉菌定植 | 有 | 不明确 |

**要点 2：SAFS 患者抗真菌治疗的机制**

SAFS 可以伴有或不伴有真菌定植，且不产生曲霉菌特异性 IgG。引起过敏的真菌可能有分枝孢子菌、链格孢子菌、青霉菌、念珠菌、毛霉菌等。多数真菌能产生可漂浮的有机物，容易吸入并刺激气道，引起气道高反应性。曲霉孢子还能直接加重支气管上皮损伤和增加气道反应性。SAFS 发病机制目前认为主要是由于气传孢子的吸入而导致肺的过敏性免疫反应，持续真菌吸入导致过敏反应的长期存在。一些定植在胃肠道、皮肤的真菌也可以通过血行到达肺，并引起肺部的过敏反应。

抗真菌治疗可以减少或清除这些暴露的病原菌作为过敏原的持续致敏，使得上述原因引起的支气管哮喘发作得以缓解。研究还显示，除减少真菌的负荷，减轻过敏反应外，伊曲康唑可提高吸入性激素的抗感染作用，而其作为肝脏 CYP3A4 酶抑制剂，可能会增加布地奈德和氟替卡松的血药浓度。伊曲康唑还可能有免疫调节作用，可抑制 $Th_2$ 炎症介质 IL-4 和 IL-5，并可通过抑制 IFN-$\gamma$ 的产生抑制超敏反应。

**要点 3：SAFS 患者抗真菌治疗的指征与方案**

以下情况可能需要抗真菌治疗：使用优化的吸入性激素和长效 $\beta_2$- 受体兴奋剂，口服孟鲁司特钠和茶碱治疗后依然不能够有效控制的难治哮喘患者；需要持续口服激素控制哮喘或 6 个月内口服激素期间，因哮喘急性发作导致两次或两次以上住院患者。

抗真菌治疗药物建议使用伊曲康唑或伏立康唑，疗程较长，提倡个体化。因研究数量较少，最佳剂量和持续时间仍未知。一项随机对照研究显示，使用伊曲康唑 200mg，每天 2 次，治疗 32 周，60% 的 SAFS 患者生活质量明显改善。另一项回顾性研究也发现，使用伊曲康唑 6 个月后，SAFS 患者总 IgE 水平明显降低,用力呼气量升高,部分患者甚至不再需要口服糖皮质激素。最近 Chishimba 等报道,对于伊曲康唑治疗失败或者出现不良反应的 5 例 SAFS 患者,使用伏立康唑(300~600mg/d,根据血药浓度而定)可改善哮喘严重程度。治疗 3 个月,4 例患者临床改善,1 例患者病情稳定,未出现恶化。观察 12 个月,除结束治疗的 1 例患者外,3 例患者病情改善,1 例患者病情稳定,患者均未出现不良反应。有效患者临床症状、哮喘严重程度均有明显减轻,口服糖皮质激素以及短效 $\beta_2$- 受体激动剂用量显著减少。

抗真菌治疗疗程建议:在临床改善的患者中,曲霉菌治疗应该持续 16~32 周,念珠菌治疗 10~14 天,停药后应该密切观察。使用唑类后,如果 6~8 周临床没有改善,治疗应该停止。

抗真菌药物副作用较大,且三唑类药物与多种药物如他汀类、钙拮抗剂、苯二氮䓬类等存在相互作用,增加其血药浓度,可能增加心血管及其他系统不良反应的发生。此外,由于吸收、代谢和排泄的差异,唑类药物血药浓度的个体差异大,导致药物疗效及毒副作用的不同。近年来抗真菌药物的广泛应用,真菌耐药问题不断加重,唑类药物耐药值得重视。考虑到药物副作用、耐药问题以及经济学因素,应慎重选择患者适应证,避免药物过度使用。

## 【诊治箴言】

1. 使用优化的吸入激素和长效 $\beta_2$- 受体兴奋剂,口服孟鲁司特钠和口服茶碱治疗后依然不能够有效控制难治哮喘患者,应想到真菌致敏性重症哮喘的可能。

2. 真菌皮肤点刺试验阳性或者真菌抗原特异性的血清 IgE 阳性可以为 SAFS 的诊断提供帮助。

3. 抗真菌治疗能够改善 SAFS 的临床表现和提高生活质量。

## 【参考文献】

1. Madani Y,Barlow A,Taher F. Severe asthma with fungal sensitization:a case report and review of literature. J Asthma,2010,47:2-6.

2. Agarwal R,Gupta D. Severe asthma and fungi:current evidence. Med Mycol,2011,49:S150-157.

3. Denning DW,O'Driscoll BR,Hogaboarn CM,et al. The link between fungi and severe asthma:a summary of the evidence. Eru Respir J,2006,27:615-626.

4. 乔雅楠,张睢扬,李波. 重症支气管哮喘与真菌研究进展. 中华肺部疾病杂志,2014,7:92-94.

（中国人民解放军火箭军总医院　宋云熙　张睢扬）

# 病例 27　慢性阻塞性肺疾病患者下呼吸道标本培养出曲霉菌要警惕侵袭性肺曲霉病

【关键词】侵袭性肺曲霉病　高危因素病原微生物

## 【引言】

　　侵袭性肺曲霉病(invasive pulmonary aspergillosis,IPA)是由曲霉菌(主要是烟曲霉)导致的肺实质炎症浸润和坏死,临床诊治困难,病死率高。免疫功能受损是导致 IPA 的主要原因。近年来,越来越多的研究表明慢性阻塞性肺疾病(chronic obstructive pulmonary disease,COPD)和危重症患者也是 IPA 的高危人群。COPD 患者合并 IPA 并不少见,住院期间合并 IPA 的发生率超过10%。COPD 患者合并 IPA 时往往病情较重,可和 COPD 急性加重混淆导致不能正确选择治疗。IPA 影像学早期无特异性表现,病情进展后胸部 CT 可见实变、结节、空洞、晕征等相对特异表现,需结合临床表现、病原学检查结果、血清半乳甘露聚糖抗原检测(GM 试验)以及 1,3-β-D 葡聚糖检测(G 试验)进行综合判断。对 COPD 患者及时进行病原学检查,尤其是下呼吸道标本中培养出曲霉菌是早期诊断 IPA 的重要环节。

## 【病例重现】

　　患者男性,69 岁,1 年前诊断 COPD。4 天前受凉后出现咳嗽、咳痰、呼吸困难加重,伴发热,初步考虑为 COPD 急性加重、Ⅱ型呼吸衰竭;给予有创机械通气、静脉糖皮质激素、厄他培南抗感染、雾化吸入支气管扩张剂等治疗效果欠佳。

　　就诊当日气管内抽吸物涂片及培养结果均为烟曲霉,后支气管肺泡灌洗液(BALF)定量培养亦为烟曲霉;血清 G 试验阴性、GM 试验阳性(1.5pg/ml);胸部 CT 示双肺散在多发淡薄片状影,内见含气支气管影,并空洞形成(图 3-1)。临床诊断为侵袭性肺曲霉病,停用厄他培南和糖皮质激素,给予伏立康唑治疗,病情逐渐好转。

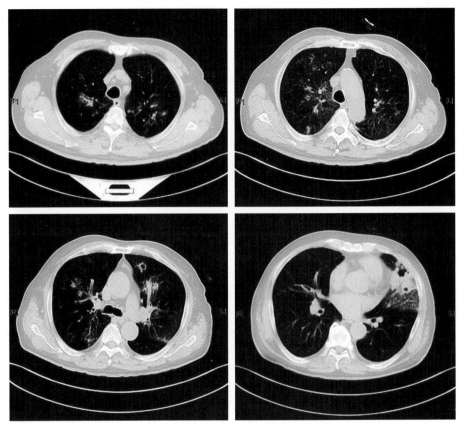

图 3-1 胸部 CT：双肺散在多发淡薄片状磨玻璃密度影、纤维索条影、实变影，边缘模糊，
内见含气支气管影，并空洞形成

## 【提示点】

1. COPD 患者病情加重时应警惕合并 IPA 可能。

2. 胸部 CT 检查对于早期诊断 IPA 具有重要提示意义。

3. COPD 合并 IPA 确诊困难，常结合临床表现、胸部 CT、病原学结果进行临床诊断。

4. COPD 合并 IPA 时预后差，及时诊断并给予规范治疗是改善患者预后的关键。

## 【要点】

**要点 1：不要忽视 COPD 患者也是 IPA 高危人群**

免疫功能受损是导致 IPA 的主要原因，传统的免疫功能受损危险因素包括粒细胞减少症、造血干细胞移植和实体器官移植、长期使用大剂量糖皮质

**要 点**

◎ 不要忽视 COPD 患者也是 IPA 高危人群

◎ COPD 患者发生 IPA 多依靠临床综合诊断

激素、血液系统恶性肿瘤、化疗、艾滋病晚期等。近年来,越来越多的研究表明 COPD 和危重症患者也是 IPA 的高危人群。

（1）大剂量、长时间使用糖皮质激素是 COPD 患者合并 IPA 最主要的危险因素,尤其是前 3 个月使用糖皮质激素累积超过 700mg。使用广谱抗菌药物 3 种以上和抗菌药物治疗时间超过 10 天、入住 ICU、慢性心力衰竭等也是患 IPA 的危险因素。

（2）COPD 疾病本身也是 IPA 的高危因素,尤其是重度 COPD 患者。通常情况下,人体的防御功能能够清除吸入的曲霉菌孢子,其中第一道防线是纤毛运动,可清除大部分吸入的孢子;第二道防线是吞噬系统,包括巨噬细胞杀灭分生孢子和中性粒细胞消灭菌丝和芽孢;此外其他免疫细胞,如自然杀伤细胞等也发挥一定的保护功能。但 COPD 患者由于吸烟、反复感染和上皮损伤等原因而导致气道结构破坏,纤毛运动和炎症细胞的防御功能受损,容易罹患 IPA。因此,即便不存在使用激素、抗菌药物等危险因素,COPD 患者也是患 IPA 的高危人群。

**要点 2:COPD 患者发生 IPA 多依靠临床综合诊断**

（1）COPD 患者发生 IPA 时往往病情较重,因此组织病理学检查应用受限,且临床表现并无特异性,确诊困难,病原学和血清学检查有助于早期发现 IPA。故常规行痰涂片镜检和真菌培养、住院期间定期复查有助于及时发现 IPA。气管插管机械通气的患者应积极行支气管镜检查,并留取气管内抽吸物和支气管肺泡灌洗液进行病原学检查,对于诊断意义重大。GM 试验阳性提示曲霉菌感染,可在临床感染表现之前出现,有助于早期诊断 IPA。但不同研究中 GM 试验对 IPA 诊断的敏感性和特异性差别较大,因此 GM 试验结果应该和 G 试验、病原学检查结果以及临床表现结合起来进行分析。

（2）IPA 的胸部 CT 表现具有一定特点。有研究表明 IPA 起病 1 周以内可出现晕轮征,大约 1~2 周时出现"新月征",2 周以上容易出现空洞,但并非所有患者均出现上述演变过程。与其他真菌所致肺病相比,IPA 空洞表现更多见,尤其双肺多发的空洞性结节或实变影对诊断有很大的帮助。

## 【盲点】

### ✕ 痰标本中发现真菌就认为是定植菌

痰涂片或培养发现真菌,是污染菌、定植菌还是致病菌应进行具体分析,不能一概而论。

（1）由于痰标本获得时经过口腔，且来自深部痰才对判断呼吸道感染具有价值，因此只有合格痰的结果才能在临床诊断时使用。合格痰标准为痰直接涂片光镜下检查，每低倍镜视野鳞状上皮细胞≤10个，白细胞>25个；或鳞状上皮细胞∶白细胞≤1∶2.5。如果痰标本不合格，则结果应考虑为污染菌；如果痰标本合格，而临床没有感染表现，则应考虑为定植菌。

（2）如在合格痰标本中发现真菌，而且临床有感染表现，尤其是抗细菌治疗无效时，不能轻易认定其为定植菌，而应该引起重视，如有条件还应留取下呼吸道标本（支气管肺泡灌洗液、保护性毛刷、气管内抽吸物）做定量培养，有助于临床诊断真菌感染。同时应进一步做血清学（G试验、GM试验）和胸部CT检查。本例患者就诊后及时留取了下呼吸道标本真菌培养并进行了血清学检查，为诊断曲霉菌感染提供了依据，同时进行了胸部CT检查并且发现了符合曲霉菌感染特点的影像学改变，确诊IPA，这对早期及时抗真菌治疗具有决定性意义。

## 【诊治箴言】

1. COPD患者是IPA的高危人群，且合并发生IPA后病情往往较严重，有时可与COPD急性加重混淆。

2. COPD患者合并IPA时确诊困难，应结合临床表现、病原学检查、血清学和胸部CT结果进行综合分析。

3. 下呼吸道标本中培养出曲霉菌是及时确诊IPA的重要环节，尽早治疗是改善COPD合并IPA患者预后的关键。

## 【参考文献】

1. Patterson TF, Thompson GR 3rd, Denning DW, et al. Practice Guidelines for the Diagnosis and Management of Aspergillosis: 2016 Update by the Infectious Diseases Society of America. Clin Infect Dis, 2016, 63: e1-e60.

2. 诸兰艳, 徐玉洁, 陈平. 慢性阻塞性肺疾病合并侵袭性肺曲霉病53例临床分析. 中华内科杂志, 2012, 51: 759-762.

3. Xu H, Li L, Huang WJ, et al. Invasive pulmonary aspergillosis in patients with chronic obstructive pulmonary disease: a case control study from China. Clin Microbiol Infect, 2012, 18: 403-408.

4. Kousha M, Tadi R, Soubani AO. Pulmonary aspergillosis: a clinical review. Eur Respir Rev, 2011, 20: 156-174.

5. Guinea J, Torres-Narbona M, Gijón P, et al. Pulmonary aspergillosis in patients with chronic

obstructive pulmonary disease:incidence,risk factors,and outcome. Clin Microbiol Infect, 2010,16:870-877.

（北京大学第三医院　周庆涛　沈宁）

# 病例 28 变应性支气管肺曲菌病容易误诊为哮喘

【关键词】变应性支气管肺曲菌病 哮喘 鉴别与治疗

## 【引言】

变应性支气管肺曲菌病(allergic bronchopulmonary aspergillosis,ABPA)是一种过敏性肺病,过敏原主要为曲霉属,其中尤以烟曲霉最常见,其他如黄曲霉等也可引起 ABPA。临床主要表现为发作性气道阻塞(哮喘),容易误诊为支气管哮喘,结合影像学、血清学及过敏原检测可确诊。ABPA 是一种过敏性疾病,治疗目标是抑制炎症反应和机体对曲霉抗原发生的免疫反应,糖皮质激素是主要的治疗药物。抗曲霉的药物,如伊曲康唑,可以清除或者降低支气管内曲霉菌负荷,并减少糖皮质激素的用量,目前也推荐使用。

## 【病例重现】

患者女性,36 岁,2 个月前用手翻动发霉黄豆时出现咳嗽、胸闷、流清涕,后感呼吸困难,伴白黏痰。胸部 X 线片未见异常,肺功能示阻塞性通气功能障碍,支气管舒张试验阳性,诊断为支气管哮喘。予以吸入糖皮质激素及支气管扩张剂治疗 1 个月余,效果不佳。查胸部 CT 示双肺多发斑片影;外周血嗜酸性粒细胞计数 $2.43 \times 10^9$/L(31.6%);血清总 IgE 2590ku/L,特殊过敏原 IgE(混合霉菌)阳性;支气管镜检查:左上叶支气管黏膜充血水肿致管腔狭窄,可吸出多量白色黏稠分泌物,支气管肺泡灌洗液中嗜酸性粒细胞百分比 16%,气管内抽吸物培养为黄曲霉;皮肤针刺试验室内霉菌阳性。诊断为 ABPA,给予泼尼松 40mg/d,同时伊曲康唑口服液 200mg/d,病情逐渐好转。后泼尼松逐渐减量。治疗 3 个月复查外周血嗜酸性粒细胞和血清总 IgE 均正常,痰真菌培养阴性,胸部 CT 未见异常。

**要 点**

◎ ABPA 治疗应以糖皮质激素为主
◎ ABPA 诊断明确后应联合使用抗真菌药物

## 【提示点】

1. 确诊支气管哮喘需排除其他疾病,如 ABPA。
2. ABPA 治疗以糖皮质激素为主,抗真菌治疗能使多数患者获益。

## 【要点】

### 要点 1:ABPA 治疗应以糖皮质激素为主

ABPA 是一种过敏性疾病,治疗目标是抑制炎症反应和机体对曲霉抗原发生的免疫反应,以糖皮质激素治疗为主。在急性期,糖皮质激素可以迅速缓解哮喘症状、降低血清 IgE 水平和促进肺部浸润好转。口服给药是推荐的给药途径,吸入糖皮质激素无效。激素治疗方案尚不统一,最常用的方案包括:①初始口服泼尼松龙 0.5mg/(kg·d),2 周后改为隔日一次,6~8 周后,每 2 周减量 5~10mg,直至停药。②泼尼松龙 0.75mg/(kg·d),6 周,0.5mg/(kg·d),6 周,之后每 6 周减量 5mg,总疗程 6~12 个月。与①相比,②中激素剂量大、疗程长、治疗缓解率高,复发率和激素依赖发生率低。

### 要点 2:ABPA 诊断明确后应联合使用抗真菌药物

ABPA 的治疗以糖皮质激素为主,但抗真菌药物的使用越来越受到重视。气道内曲霉的持续存在与 ABPA 的发生、发展密切相关,使用抗曲霉的药物治疗可以清除或者减少支气管内定植的曲霉,减轻免疫反应,缓解哮喘症状,并能减少糖皮质激素的用量。随机对照研究表明伊曲康唑(每次 200mg,每日 2 次,口服,共 16 周)能够显著改善病情、减少激素用量、降低嗜酸性粒细胞及血清 IgE 水平、改善肺功能和活动耐力。另外,现有小样本回顾性研究表明,伏立康唑和泊沙康唑对 ABPA 也有潜在的治疗价值,但仍需进一步前瞻性临床研究明确。

## 【盲点】

### ✖ 胸片正常、支气管舒张试验阳性就确诊为支气管哮喘

胸片正常不能完全排除肺部病变。对于典型哮喘患者,通常可通过胸部 X 线片除外肺部病变。但对于临床表现不典型或规范治疗无效的患者,仍需进一步明确是否存在肺部病变。胸片正常有时是因为肺部病变轻微而未能显示或疾病早期尚未表现出异常,此时可考虑复查胸片或胸部 CT 进行鉴别诊

断。本例患者拟诊哮喘后给予吸入糖皮质激素和支气管扩张剂规范治疗,但咳嗽、呼吸困难无明显好转,故到我院就诊,行胸部 CT 检查发现了双肺多发斑片影,提示应考虑哮喘之外的诊断。

确诊哮喘还需排除其他疾病。支气管哮喘可根据患者的典型表现而诊断,如果临床表现不典型,则需要根据支气管舒张试验、支气管激发试验或运动激发试验阳性或是呼气流量峰值日内变异率≥20% 而诊断。但确诊支气管哮喘需要除外其他引起喘息、气急、胸闷和咳嗽的疾病。胸片正常、支气管舒张试验阳性只能初步诊断支气管哮喘,尚需进一步检查除外其他疾病,包括 ABPA、变应性肉芽肿性血管炎和慢性阻塞性肺疾病等。尤其当患者按照哮喘规范治疗后仍无好转时,更应考虑其他疾病。该患者存在接触霉菌的诱发因素,血嗜酸性粒细胞显著升高,规范糖皮质激素和支气管扩张剂治疗无效,胸部 CT 可见肺部浸润影,这些均提示该患者不能简单地诊断为支气管哮喘,应该考虑到 ABPA 并进一步检查以确诊。

## 【诊治箴言】

1. ABPA 临床表现与支气管哮喘难以区分,应关注发病前是否有霉菌接触史,注意避免误诊。

2. 糖皮质激素是治疗 ABPA 的主要药物。

3. 伊曲康唑可与激素联合应用以减少激素用量,改善预后。

## 【参考文献】

1. Patterson TF, Thompson GR 3rd, Denning DW, et al. Practice Guidelines for the Diagnosis and Management of Aspergillosis: 2016 Update by the InfectiousDiseases Society of America. Clin Infect Dis, 2016, 63: e1-e60.

2. 路明,姚婉贞. 变应性支气管肺曲霉病的诊治进展. 国际呼吸杂志, 2015, 38: 770-773.

3. Agarwal R, Chakrabbarti A, Shah A, et al. Allergic bronchopulmonary aspergillosis: review of literature and proposal of new diagnostic and classification criteria. Clin Exp Allergy, 2013, 43: 850-873.

4. 马艳良,张为兵,余兵,等. 支气管哮喘患者中变应性支气管肺曲菌病的检出及临床特点初步调查. 中华结核和呼吸杂志, 2011, 34: 909-913.

5. Agarwal R, Khan A, N Aggarwal A, et al. Role of Inhaled Corticosteroids in the Management of Serological Allergic Bronchopulmonary Aspergillosis (ABPA). Intern Med, 2011, 50: 855-860.

(北京大学第三医院 周庆涛)

# 第四章　肺血管病

# 病例29 肺动脉高压合并血管内血栓形成需注意筛查肺动脉炎

【关键词】肺动脉高压　肺动脉炎原位血栓形成　慢性血栓栓塞性肺动脉高压

## 【引言】

肺动脉高压是一类病因广泛、患病率高、呈进行性发展、预后相对较差的疾病,不但会严重威胁人类健康,同时也会给家庭及社会造成经济损失。故而在临床工作中,早期诊断、识别病因、恰当治疗显得尤为重要。

## 【病例重现】

患者女性,48岁,以活动后乏力6年,胸闷、喘憋5年为主要表现,曾就诊于上海某医院,行肺部高分辨率CT发现"肺部多发片状阴影"(图4-1),肺灌注通气显像提示双肺多处通气血流灌注不匹配,诊断为"肺结核、慢性血栓栓塞性肺动脉高压",给予抗结核、华法林抗凝治疗。之后INR一直控制在2~3之间,但患者症状逐渐加重,步行50~60m即感喘憋,并出现间断咯血,遂再次就诊于北京某医院,复查CTPA发现右上肺动脉分支未见造影剂通过,余肺动脉主干及分支显示良好(图4-2)。心脏彩超显示右心房、右心室增大,估测肺动脉收缩压74mmHg。右心导管提示左上肺动脉稀疏,部分小动脉充盈缺损,左下肺动脉可见狭窄扩张改变,右上肺动脉可见狭窄扩张性改变,中动脉消失,右下肺动脉狭窄变细。既往史和家族史无特殊,查体:颜面和身体低垂部位水肿明显,心界扩大,$P_2 > A_2$,三尖瓣可闻及收缩期杂音。

患者在当地医院诊断慢性血栓栓塞性肺动脉高压,给予抗凝、利尿治疗后的一年内,喘憋症状迅速加重,复查胸部多发阴影无吸收(图4-3),显然不同于一般的CTEPH,根据患者的肺动脉造影显示的部分肺动脉稀疏,部分肺动脉扩张,尤其是抗凝后病情逐渐加重的过程,结合患者下肺可闻及与心律一致的血管杂音,血沉增快,最终诊断患者为肺动脉炎。

　　针对该患者,临床治疗上给予了口服利尿、地高辛强心、合心爽降低肺动脉压治疗,同时还加用了华法林抗凝治疗。患者症状一度好转,但半年后患者因服用其他非处方药,并自行停用了华法林,症状再次加重,仅可以在床上活动。再次复查了 CTPA(图 4-4)。患者最终因为心力衰竭死亡。

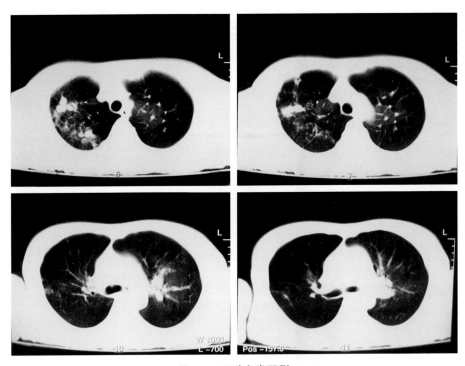

图 4-1　双肺多发阴影

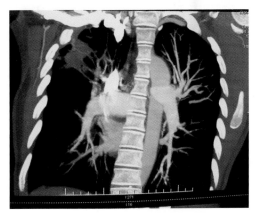

图 4-2　右上肺动脉稀疏狭窄

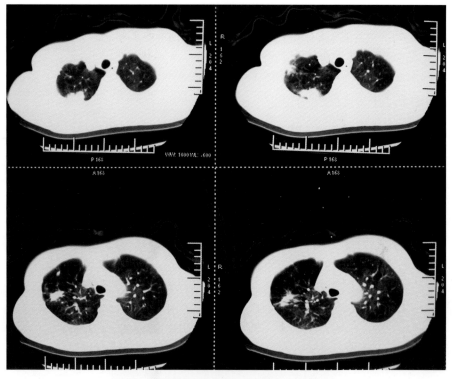

图 4-3　患者规律抗凝后肺部阴影未明显吸收

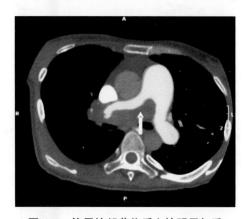

图 4-4　停用抗凝药物后血栓明显加重

【提示点】

1. 中年女性，慢性病程，以胸闷、喘憋为主要表现。

2. 双肺多发片状阴影。

3. 心脏彩超显示右心室增大、肺动脉高压。

4. 肺动脉造影显示左上肺动脉稀疏,左下和右上肺动脉有狭窄扩张性改变。

5. 患者经过规范抗凝治疗后病情缓解不明显。

## 【要点】

**要点 1:肺动脉高压是一个临床表现隐匿,多病因、发病机制复杂的疾病**

在肺动脉高压患者就诊过程中,首先需要进行相应的鉴别诊断,而肺动脉高压诊断分类非常重要。根据 2015 年肺动脉高压最新指南,肺动脉高压分为五大类:①动脉性肺动脉高压;②左心疾病所致肺动脉高压;③缺氧和(或)肺部疾病引起的肺动脉高压;④慢性血栓栓塞性肺动脉高压;⑤多种机制和(或)不明机制引起的肺动脉高压,不同类型肺动脉高压患者发病机制、临床表现、治疗及预后差别很大,故应根据肺动脉高压诊断流程,仔细询问病史,逐一完善检查以明确所属分类,包括心脏彩超、肺部 HRCT、胸部 CT 血管成像、V/Q 显像、右心声学造影、血液化验以及右心导管检查等。

**要点 2:发现肺血栓,需警惕肺动脉炎**

该患者较容易排除第二和第三大类的肺动脉高压,容易被误诊为第四大类即慢性血栓栓塞性肺动脉高压(chronic thromboembolic pulmonary hypertension,CTEPH)。患者肺动脉 CT 可见部分血管内充盈缺损,V/Q 扫描显示局限性血流灌注减低,通气灌注不匹配,可能被诊断为 CTEPH。但如果仔细查体后发现患者双下肺可闻及与心律一致的血管杂音,规律抗凝后喘憋症状仍迅速加重,双肺多发阴影抗凝后未见吸收,而 CTEPH 的心功能不全往往在抗凝后会有一定程度缓解,肺部阴影常是梗死灶,经过抗凝后会吸收;这些均提示患者不是 CTEPH。结合患者的右心导管发现左上肺动脉明显稀疏,左下及右上肺动脉狭窄扩张改变,而 CTEPH 肺动脉造影常为分支截断、充盈缺损、远端闭塞表现,无狭窄扩张的改变。故诊断患者为肺动脉炎,血栓常易在有炎症的血管壁上原位形成。

**要点 3:肺动脉炎所致肺动脉高压属于肺动脉高压第一大类**

肺动脉炎是一种以肺动脉的慢性非特异性炎性为主要表现,可引起肺动脉狭窄、闭塞、动脉瘤形成的一类全身系统性疾病。该类疾病发病隐匿,可同时合并有其他脏器大血管的损害,伴有全身炎性指标的升高。此疾病多见于

**要　点**

◎ 肺动脉炎早期除应用激素和免疫抑制治疗外还需加用阿司匹林

年轻女性,常常累及头臂动脉、胸主动脉和肺动脉、腹主动脉以及肾动脉,根据不同部位血管病变,临床表现有所不同。肺动脉型血管炎常表现为胸闷、气短、咯血,合并感染时可出现咳嗽、咳痰。查体可出现双上肢血压相差 > 10mmHg,狭窄血管处可闻及杂音,肺动脉狭窄重的一侧呼吸音减弱。肺血管炎合并原位血栓形成非常常见,会进一步加重血管的阻塞,逐渐形成的肺动脉高压会导致右心功能不全的相应临床表现。实验室检查结果显示红细胞沉降率的增快、C-反应蛋白的升高,超声显示病变血管的狭窄和闭塞,血管造影可以显示病变血管的"鼠尾样"狭窄、闭塞和狭窄后扩张等特征。

**要点 4:肺动脉炎早期除应用激素和免疫抑制治疗外还需加用阿司匹林**

针对肺动脉炎的治疗,目前除了激素、免疫抑制剂外,还需要加用阿司匹林抗血小板治疗。因为肺血管炎的局部炎症和血管扩张会造成异常的血小板聚集,发生凝血和纤溶失衡,从而导致肺动脉内血栓形成。应用阿司匹林可以预防异常的血小板聚集,减少血栓形成的始动因素。一旦血栓已经形成,则需要加用低分子肝素、华法林进行抗凝治疗。

## 【盲点】

### 盲点 1:肺动脉内发现血栓就是肺血栓栓塞症

肺动脉内血栓包括肺血栓栓塞症和肺动脉内血栓形成。前者是来源于外周静脉的血栓脱落(主要来自于下肢深静脉的血栓),阻塞肺动脉而导致的一类疾病。后者则是在肺血管本身病变、血流瘀滞或管腔扩张的情况下,血栓原位形成,远端血流受阻而导致的一类病理生理改变。肺动脉炎伴原位血栓形成是肺动脉高压的一个分类,却常常被误诊为肺血栓栓塞症和慢性血栓栓塞性肺动脉高压。

### 盲点 2:肺动脉炎合并血栓形成只需要治疗原发病即可,不需要抗凝

针对 CTEPH,抗凝是必需的,而且是终身抗凝,即使行肺动脉内膜剥脱术后,仍需终身抗凝。对于肺动脉炎合并原位血栓形成,建议给予华法林等抗凝药物,避免血栓的进一步加重,但疗效及出血情况仍有待更多的研究。

## 【诊治箴言】

1. 肺动脉高压是一个临床表现隐匿,多病因、发病机制复杂的疾病。临床上需仔细询问病史,完善检查,正确判断肺动脉高压类别,采取针对性治疗。

2. 肺动脉炎在肺动脉高压疾病人群中并不少见,需要警惕肺动脉炎的误

诊和漏诊。

3. 肺动脉炎合并原位血栓形成也多见,应加用阿司匹林和华法林双重抗凝。

## 【参考文献】

1. Lally L,Spiera RF. Pulmonayvasculitis. Rheum Dis Clin North Am,2015,41(2):315-331.

2. Castañer E,Alguersuari A,Gallardo X,et al. When to suspect pulmonary vasculitis:radiologic and clinical clues. Radiographics,2010,30(1):33-53.

3. Kitajima T,Marumo S,Shoji T,et al. Large Vessel Vasculitis with an Isolated Lesion of a Single-lobe Pulmonary Artery. Intern Med,2016,55(13):1801-1805.

(首都医科大学附属北京朝阳医院 / 北京市呼吸疾病研究所　龚娟妮
中日友好医院 / 国家呼吸系统疾病临床医学研究中心　翟振国)

# 病例 30  应用肝素抗凝过程中应警惕肝素诱导的血小板减少症

【关键词】肝素　血小板减少症　血栓

## 【引言】

肝素是一种抗凝剂,在体内外都有抗凝血作用,目前主要用于治疗各种静脉和动脉血栓以及术后预防血栓形成。肝素诱导的血小板减少症(heparin-induced thrombocytopenia,HIT)是肝素应用中一种严重的免疫介导性疾病,可引起静脉或动脉血栓形成,严重者可危及生命。HIT 的发生率在 0.1%~5% 之间不等,与应用肝素的类型、剂量和疗程以及患者的个体差异有关(表 4-1)。在未经治疗的 HIT 患者中,约 17%~55% 会合并血栓形成,死亡率约为 5%~10%,而死亡原因多数是血栓形成。

表 4-1　不同人群应用不同种类肝素 HIT 的发生率

| 患者 | HIT 发生率(%) |
| --- | --- |
| **手术后患者** | |
| 预防剂量肝素 | 1~5 |
| 治疗剂量肝素 | 1~5 |
| 肝素冲管 | 0.1~1 |
| 预防或治疗剂量低分子肝素 | 0.1~1 |
| 心脏手术患者 | 1~3 |
| **内科** | |
| 肿瘤患者 | 1 |
| 预防或治疗剂量肝素 | 0.1~1 |
| 预防或治疗剂量低分子肝素 | 0.6 |

## 要　点

◎ 血小板减少合并血栓形成应警惕 HIT

续表

| 患者 | HIT 发生率（%） |
| --- | --- |
| ICU 患者 | 0.4 |
| 肝素冲管 | <0.1 |
| **产科患者** | <0.1 |

## 【病例重现】

　　患者女性,74 岁。发现右肺肿物,2013 年 11 月 9 日全身麻醉下经胸腔镜行右肺下叶切除术,术后病理提示右肺腺癌,无其他基础疾病。术后第二天突发喘憋,血氧饱和度下降,最低至 86%,伴血 D- 二聚体进行性升高,同时床旁彩超发现双侧小腿肌间静脉急性血栓形成,CTPA 发现右肺动脉分支多处血栓形成,临床诊断急性静脉血栓栓塞症,立即给予低分子肝素抗凝治疗。抗凝后 8 小时血氧开始上升,继续抗凝治疗。术后第 5 天(11 月 14 日)因发现胸腔出血停用抗凝药物,并予清创处理,发现胸腔内仅有少量渗血。低分子肝素停用 3 天后(11 月 16 日)继续应用。11 月 18 日再次出现喘憋,血氧饱和度下降,复查床旁彩超提示双侧下肢股静脉血栓形成较前增多,立即行经颈内静脉下腔静脉滤器植入术。患者自应用低分子肝素后,血小板进行性下降,血小板计数由基础值 $254 \times 10^9$/L 降至最低 $57 \times 10^9$/L(术后第 4 天开始下降,第 12 天降至最低点)。遂停用肝素,改为磺达肝癸钠继续抗凝治疗。

## 【提示点】

　　1. 低分子肝素抗凝治疗过程中发生血小板减少,血栓表现一度好转后再次加重,提示 HIT 可能。

　　2. 外科手术病史提示 HIT 的可能。

　　3. 此时应及时停用肝素,改用非肝素类抗凝药物,以阻止血栓进一步加重。

## 【要点】

**要点 1:血小板减少合并血栓形成应警惕 HIT**

　　HIT 的发病机制是肝素与血小板被活化后释放的血小板因子 4(PF4)结合形成新的免疫表型,导致抗体产生,被称为 HIT 抗体。该抗原 - 抗体复合物

要 点

◎ 应用肝素过程中血小板数量的监测十分重要

再通过 IgG 型抗体 Fc 片段直接和血小板膜上的 Fc 受体（FcγRⅡ）结合进而激活血小板，进一步引起血小板的激活和聚集，同时促使体内血小板微粒释放增多和凝血酶水平增高，血小板数目减少导致高凝状态。此抗原 - 抗体复合物同样可以与血管内皮表面存在的肝素样糖胺聚糖分子结合，促进组织因子的表达和释放，进而引起凝血级联反应和血栓形成。

　　HIT 的核心临床表现是指应用肝素期间或之后出现血小板计数减少伴血栓形成。关于血小板减少的定义可采用下列两种标准之一：①血小板计数 < $150 \times 10^9/L$；②血小板计数较治疗前减低 50% 甚至更低。与其他血小板减少症不同，HIT 出血倾向很少见，却容易合并血栓性病变，大约 17%~55% 的未经治疗的 HIT 患者会出现血栓。常见的静脉血栓包括深静脉血栓形成和肺血栓栓塞症，动脉血栓形成包括下肢动脉血栓、脑卒中、心肌梗死和肠系膜动脉血栓等，其中静脉血栓形成更为常见且更严重，多呈静脉闭塞性坏疽与疼痛性蓝肿，此类表现很少见于 HIT 以外的情况。HIT 少见的临床表现包括肾上腺出血性坏死（肾上腺静脉血栓形成）、肝素注射部位局部坏死等。局部皮肤坏死的 HIT 患者往往更容易合并血栓性病变。HIT 还可与其他原因所致的血小板减少症同时存在，如抗磷脂综合征和慢性弥散性血管内凝血，给诊断带来了困难。

**要点 2：应用肝素过程中血小板数量的监测十分重要**

　　血小板数量的监测，方便易行，费用不高，对 HIT 早期诊断和治疗非常有意义，其益处远远超出因频繁抽血导致的损伤、医疗费用的支出、不必要的肝素停用和非肝素类抗凝剂的应用。但回顾性研究显示目前临床血小板监测率很低，仅 4%~42%，血小板减少患者的 HIT 抗体检测率也低，仅 5%~19%。

　　根据目前第 9 版《抗栓治疗及预防血栓形成指南》（ACCP-9）推荐，接受肝素治疗的患者，根据表 4-1，如 HIT 发生率 >1%，在使用肝素后的第 4~14 天（或直到肝素停用）需每 2~3 天监测一次血小板数量；如 HIT 发生率 <1% 者则没有必要如此监测。虽然目前还没有对应用低分子肝素患者监测血小板的风险 - 收益比研究，鉴于血小板监测的实用性，临床上常在用药前取得基础值，高危人群也建议定期复查血小板。如近 30~100 天内有肝素用药史，血循环 HIT 抗体仍阳性者，则需用药后 24 小时复查血小板数量。速发型 HIT 患者常于用药后 30 分钟内出现临床表现，一旦发生应立即复查血小板数量。

## 【盲点】

### ✕ 应用肝素过程中遇到血小板减少就是 HIT

HIT 患者血小板减少的特点包括：使用肝素前血小板计数往往正常；血小板下降幅度大（>50%）但最低值并不很低（≥20×10⁹/L）；可以排除其他导致血小板减少的原因；停用肝素后 3~7 天血小板逐渐恢复。根据 HIT 发生的时间可分为典型 HIT、速发型 HIT 和迟发型 HIT。

典型 HIT 最常见（约占 70%），血小板计数下降通常发生于肝素治疗后 5~10 天，即产生特异性抗体所需的时间。但还有一种非免疫性肝素相关性血小板减少症（HIT 分为 HIT Ⅰ型和 HIT Ⅱ型，但临床上 HIT 特指 HIT Ⅱ型），常发生于肝素使用后 4 天之内，血小板下降 <30%，血小板计数很少低于 $100×10^9/L$，其原因是携负电荷的肝素分子可以通过高亲和力与带正电荷的血小板蛋白 4（PF4）分子结合并抑制血小板腺苷环化酶（cAMP）活性，导致血小板激活的阈值降低，造成轻微的血小板聚集和血小板减少，即使不停用肝素，血小板数量也会在 1~2 天内自行恢复正常，且不增加血栓风险。

有许多明确导致血小板下降的原因需要除外，如 72 小时内接受过手术、细菌或真菌败血症、20 天内接受过化疗或放疗、弥散性血管内凝血、输血后紫癜、药物诱发的免疫介导的血小板减少、低分子肝素注射部位的非坏死性皮损（假定是迟发型超敏反应 DTH）等。

如果临床怀疑 HIT，可以应用实验室检测方法来辅助诊断。目前常用的实验室检查包括两大类：HIT 抗体定量检测（ELISA 方法）和 HIT 功能性检测即洗涤血小板活化试验如 ¹⁴C 血清素释放实验（¹⁴C-serotoninreleaseassay，SRA））和肝素诱导的血小板活化实验（heparin-induced platelet activation，HIPA）。

## 【诊治箴言】

1. HIT 是肝素应用中一种严重的免疫介导性疾病，可引起静脉或动脉血栓形成，严重者可危及生命。
2. HIT 发病率在 0.1%~5%，不同的人群发病率不同。
3. 血小板减少合并血栓形成是 HIT 的核心临床表现。
4. 肝素抗凝过程中血小板数量的监测十分重要。

## 【参考文献】

1. Warkentin TE，Greinacher A，Koster A，et al. Treatment and prevention of heparin-induced thrombocytopenia：American College of Chest Physicians Evidence-Based Clinical Practice

Guidelines（8<sup>th</sup> Edition）. Chest,2008,133:340S-380S.

2. Warkentin TE,Levine MN,Hirsh J,et al. Heparin-induced thrombocytopenia in patients treated with low-molecular-weight heparin or unfractionated heparin. N Engl J Med,1995,332:1330-1335.

3. 尹文杰,刘小鹏,杨平地. 肝素诱导的血小板减少症研究现状. 中华内科杂志,2009,48:346-348.

（北京医院　金金）

# 病例31 急性大块肺栓塞诊断不要过于依赖CTPA

【关键词】大块肺栓塞 超声心动图溶栓

## 【引言】

大块肺血栓栓塞症（massive pulmonary thromboembolism，PTE）临床以休克和低血压为主要表现，即体循环动脉收缩压 <90mmHg（1mmHg=0.133kPa），或较基础值下降幅度≥40mmHg，持续15分钟以上。在诊断时须除外新发生的心律失常、低血容量或感染中毒症所致血压下降。CTPA 检查示段以上肺动脉内的栓子，是 PTE 确诊的主要手段。大块 PTE 的主要治疗手段是溶栓治疗。溶栓治疗可迅速溶解部分或全部血栓，恢复肺组织再灌注，减少严重 PTE 患者的病死率和复发率。但溶栓治疗往往导致出血并发症的出现。由于急性大块肺栓塞往往病情危重，无法转移至 CT 室行 CTPA 检查，临床医师进行病情判断及疾病诊断较为困难，往往错失溶栓治疗时机，导致患者不能得到及时抢救治疗。而对于手术后的患者，因为担心手术伤口的愈合及体内出血问题，也往往不敢轻易行溶栓治疗，但手术却是发生急性肺栓塞的常见危险因素之一。

## 【病例重现】

患者女性，59岁，因颈椎病行"椎间盘摘除、椎体间融合术"。术后第二天上厕所时突感不适，坐在地上，后在家人搀扶下平躺于地面。转至病房后测血压 52/39mmHg，指套氧饱和度 91%（吸氧 5L/min），数分钟后血压、氧饱和度无法测出，患者意识丧失，立即行气管插管及机械通气治疗，之后病情继续恶化，患者一度心跳停止，给予胸外按压并静脉推注肾上腺素后恢复窦性心律，血 D- 二聚体定量 2274ng/ml，双下肢超声未见下肢血栓，床旁胸片无异常，心脏超声提示右心室增大。考虑"急性大块肺栓塞"，立即给予 r-tPA 50mg 静脉滴注溶栓治疗。

要 点

◎ 疑诊大块肺栓塞又无条件行 CTPA 时,临床医师应根据患者临床表现作出迅速判断

患者经溶栓及抗凝治疗后,病情迅速好转。意识逐渐恢复,血氧饱和度、血压回升,并顺利脱机。后行 CTPA 检查示:"左肺下叶背段和外基底段、右肺下叶前基底段小肺动脉段内可见充盈缺损,考虑少许肺动脉栓塞",全身 CTV 未见明显血栓。患者出现全身多处皮下出血点,颈部伤口血肿,便潜血阳性,血色素下降,给予奥美拉唑抑酸止血治疗,便潜血消失,血色素恢复正常。因颈部皮下血肿消退缓慢,后停用华法林治疗。

## 【提示点】

1. 术后突发血压下降、血氧饱和度下降,而胸片、心电图、心脏超声、心肌酶谱等检查不提示其他疾病时,要高度怀疑急性肺栓塞。

2. 患者血压下降、意识丧失,考虑为大块肺栓塞可能。

3. 大块肺栓塞主要治疗手段为溶栓。

## 【要点】

### 要点 1:疑诊大块肺栓塞又无条件行 CTPA 时,临床医师应根据患者临床表现作出迅速判断

肺栓塞诊断金标准为肺动脉造影,但因其是一种有创性检查,可导致严重并发症甚至死亡,故应严格掌握其适应证。如果其他无创性检查手段能够确诊 PTE,而且临床上仅拟采取内科治疗时,则不必进行此项检查。CTPA 由于其较高的特异性、敏感性和无创性已成为临床诊断肺栓塞的主要手段;但是对于临床疑诊大块肺栓塞的患者,往往病情危重,血流动力学不稳定,无条件转移至 CT 室行 CTPA 检查,就需要临床医师根据患者病情作出迅速判断。这时,要根据可以进行的心电图、床旁胸片、心脏超声、血心肌酶等检查迅速排除其他疾病可能,而超声心动图检查在大块肺栓塞时往往可以提供间接征象。心电图较为多见的表现包括 $V_1$~$V_4$ 的 T 波改变和 ST 段异常;部分病例可出现 $S_I Q_{III} T_{III}$ 征;其他心电图改变包括:完全或不完全右束支传导阻滞;肺型 P 波;电轴右偏、顺钟向转位等。急性肺栓塞时,胸片缺乏特异性,但常可见区域性肺血管纹理变细、稀疏或消失,肺野透亮度增加;肺野局部浸润性阴影;尖端指向肺门的楔形阴影;肺不张或膨胀不全;右下肺动脉干增宽或伴截断征;肺动脉段膨隆以及右心室扩大征;患侧横膈抬高;少到中量胸腔积液征等。仅凭心电图和 X 线胸片虽然不能确诊或排除 PTE,但在提供疑似 PTE 诊断证据和除外其他疾病方面,心电图、超声心动图和 X 线胸片具有重要作用。对于严重的

要 点

◎ 高度疑诊大块 PTE 患者,病情紧急时,如无禁忌证,可考虑立即行溶栓治疗

PTE 病例,超声心动图检查可以发现右室壁局部运动幅度降低;右心室和(或)右心房扩大;室间隔左移和运动异常;近端肺动脉扩张;三尖瓣反流速度增快;下腔静脉扩张,吸气时不萎陷。这些征象说明肺动脉高压、右心室高负荷和肺源性心脏病,提示或高度怀疑 PTE。若在右心房或右心室发现血栓,同时患者临床表现符合 PTE,可以作出诊断。该例患者临床检查中,胸片、心电图均未发现明显异常,但床旁超声心动图提示右心室增大即可高度怀疑急性肺栓塞。

**要点 2:高度疑诊大块 PTE 患者,病情紧急时,如无禁忌证,可考虑立即行溶栓治疗**

对于高度疑诊大块 PTE,但因不具备检查条件或因病情暂不能进行相关确诊检查的病例,并能比较充分地排除其他疾病的可能,且无显著出血风险的前提下,可考虑给予抗凝甚至溶栓治疗,以免延误病情。

## 【盲点】

### 手术后患者发生肺栓塞不进行溶栓治疗

病例中该患者刚进行完颈椎手术,只是溶栓治疗的相对禁忌证,而非绝对禁忌症。溶栓治疗的绝对禁忌证有活动性内出血、近期自发性颅内出血。相对禁忌证包括:2 周内的大手术、分娩、器官活检或不能以压迫止血部位的血管穿刺;2 个月内的缺血性脑卒中;10 天内的胃肠道出血;15 天内的严重创伤;1 个月内的神经外科或眼科手术;难于控制的重度高血压(收缩压 >180mmHg,舒张压 >110mmHg);近期曾行心肺复苏;血小板计数 $<100 \times 10^9$/L;妊娠;细菌性心内膜炎;严重肝肾功能不全;糖尿病出血性视网膜病变;出血性疾病等。临床医师经常在面对这种情况时,由于担心出血的问题,对溶栓治疗心存忌惮。但对于大块 PTE,因其对生命的威胁极大,在病情紧急、性命攸关时,"术后"这一特殊情况即使作为相对禁忌证,也不能成为治疗的障碍。在术后患者的溶栓治疗过程中,更需要密切监测患者出血情况,有出血倾向时需要积极处理。并且在抗凝治疗中,可适当调整、降低用药剂量,控制标准可适当放宽。

## 【诊治箴言】

1. 对于不能行 CTPA 检查的可疑大块肺栓塞患者,应在积极排除其他可能疾病的基础上,大胆诊断、积极治疗。

2. 对于病情危急的大块肺栓塞,溶栓无绝对禁忌证。

3. 心脏超声心动图对于大块肺栓塞的鉴别诊断有重要提示意义。

4. 在病情危急患者情况转好时,可再行 CTPA,仍有可能发现肺动脉血栓,验证诊断,指导进一步治疗。

【参考文献】

1. 中华医学会心血管病学分会肺血管病学组 . 急性肺栓塞诊断与治疗中国专家共识(2015). 中华心血管病杂志,2016,44:197-211.

2. Konstantinides SV. 2014 ESC Guidelinges on the diagnosis and management of acute pulmonary embolism. Eur Heart J,2014,35:3145-3146.

（北京医院　方保民）

# 病例 32　诊断出肺血栓栓塞症时需考虑合并恶性肿瘤

【关键词】肺血栓栓塞症　恶性肿瘤栓塞机制

## 【引言】

静脉血栓栓塞症（venous thromboembolism，VTE）包括肺血栓栓塞症（pulmonary thromboembolism，PTE）和深静脉血栓形成（deep venous thrombosis，DVT）两种重要的临床表现形式，大部分 PTE 来源于肢体的 DVT，其中大部分 PTE 在临床上无症状，而一旦出现临床症状，则为致死性的 PTE。虽然近年来临床医师对其认识有了进一步认识，但仍有许多问题亟待解决。临床只作出肺栓塞的诊断是远远不够的，临床医师还要进一步明确患者肺栓塞的严重程度、病因、并发症、栓子来源等，以制订全面、个体化的诊治方案。尤其是不明原因的中老年肺栓塞患者，一定要做恶性肿瘤的筛查。

## 【病例重现】

患者女性，47 岁，因"胸痛、咯血、低热、呼吸困难 20 余日"于 2012 年 6 月 1 日入院。既往史：子宫肌瘤病史。

CTPA 示：双下肺动脉栓塞。血 D- 二聚体 4981.6ng/ml，动脉血气示低氧血症、cTNI 0.01ng/ml、BNP 239pg/ml，通气灌注扫描示：右上叶后段、中叶内侧段、下叶基底段及左肺整个下叶肺栓塞。双下肢深静脉彩超未见异常。超声心动图示：二、三尖瓣轻度关闭不全，肺动脉高压（轻）；妇科 B 超：子宫后壁占位。

诊断：急性肺动脉栓塞（次大块，中危组），子宫肌瘤。予伊诺肝素及爱多沙班治疗后好转出院。

6 月 25 日患者因月经出血量大复诊，查血红蛋白 58g/L，考虑子宫肌瘤、大出血。停用所有抗凝药物，予止血及输血治疗并行子宫分段诊刮术，出血停

◎ 不明原因的肺栓塞中老年患者要警惕恶性肿瘤

◎ 恶性肿瘤患者 VTE 高发的机制

止。7 月 6 日 B 超发现左侧锁骨下静脉、腋静脉、肱静脉上段血栓形成,7 月 7 日新出现右下肢疼痛,行 B 超示:右胫后静脉血栓形成。考虑血栓进展且有抗凝禁忌,于 7 月 12 日行子宫及双附件切除术。手术 20 分钟左右时,患者突发呼吸困难、血压下降、心率加快。予气管插管、机械通气、高浓度吸氧、补液等治疗,数分钟后病情稳定。术后病理诊断:低分化腹膜浆液性乳头状癌。

## 【提示点】

1. 中年女性,发热伴胸痛、咯血、呼吸困难,抗感染效果不佳,时刻警惕肺栓塞的可能。

2. 不明原因的中老年肺栓塞患者,永远不要忘记恶性肿瘤的可能。

## 【要点】

**要点 1:不明原因的肺栓塞中老年患者要警惕恶性肿瘤**

肺栓塞的危险因素有多种,恶性肿瘤是中老年 PTE 患者的重要的危险因素之一。恶性肿瘤与血栓栓塞性疾病之间有着密切的联系。血栓栓塞性疾病往往是肿瘤存在的信号,而 PTE 和 DVT 又是恶性肿瘤常见并发症,发生率为 4%~20%,是正常人的 4~7 倍。肺、胰腺、消化道和生殖系统的肿瘤最易发生 PTE。另外,VTE 又是恶性肿瘤患者的常见死亡原因。因此,对于不明原因的中老年肺栓塞患者,应高度警惕恶性肿瘤的可能。

**要点 2:恶性肿瘤患者 VTE 高发的机制**

恶性肿瘤患者容易形成静脉血栓和肺栓塞,其主要机制:①恶性肿瘤细胞可表达和释放组织因子、癌促凝物质和丝氨酸蛋白酶三种主要促凝物质。肿瘤细胞释放的细胞因子既可以促进凝血又能够抑制抗凝。白介素 -l 和 TNF-α 既可诱发血管内皮细胞表达组织因子,又可通过下调血栓调节素受体的表达来降低生理性抗凝物质——活性蛋白 C 的产生,从而为血栓形成创造有利条件。②肿瘤患者手术、放疗、化疗等抗肿瘤治疗方法可损伤血管内皮系统,增加静脉血栓形成及肺栓塞的风险。另外,留置中心静脉导管或深静脉穿刺置管,可引起静脉血管内皮损伤,诱发血栓形成。③肿瘤患者长期卧床和(或)肿瘤本身压迫静脉可使静脉血流缓慢、使激活的凝血因子不易被血流稀释和清除,纤维蛋白容易形成,血液黏滞度增加而导致静脉血流缓慢淤滞,进而血栓形成。化疗药物和(或)利尿剂的应用引起患者食欲下降,严重呕吐,尿量

**要　点**

◎　重视肿瘤性肺栓塞

增多,可能导致血容量相对减少,血液浓缩,增加血液凝固性。

**要点3:重视肿瘤性肺栓塞**

近年来,随着恶性肿瘤发病率逐年增加,瘤栓性肺栓塞逐渐引起人们的重视。与肺血栓栓塞相比,瘤栓性肺栓塞在临床较为少见,日本学者报道了65 181例癌症死亡患者,其中合并肺栓塞者1708例(2.62%),其中血栓性肺栓塞1514例(2.32%),瘤栓性肺栓塞124例(0.19%)。与其他器官相比,肺脏、卵巢、肾脏和肝脏部位的恶性肿瘤患者瘤栓性肺栓塞的发生率较高。

肿瘤性肺栓塞的临床表现缺乏特异性,对其作出早期、准确的诊断较为困难,常常在患者死亡后进行尸体解剖时在肺动脉内发现肿瘤栓子而确诊。肺组织活检是生前明确肺栓塞患者栓子性质的唯一方法。但因恶性肿瘤合并肿瘤性肺栓塞患者多数一般状况比较差,难以耐受肺活检,使的这项检查受到很大的限制。有学者提出利用肺动脉导管楔入肺小动脉取血标本,反复进行细胞学检查,以寻找肿瘤细胞的方法。与肺组织活检相比,此方法对患者的创伤较小。近年来,经气管镜超声引导针吸活检技术(EBUS-TBNA)因其创伤小、相对安全,被用作诊断肿瘤性肺栓塞,但是穿刺肺动脉可能使出血风险增加,尤其是已经有肺动脉高压的患者。

【盲点】

**✗ 确诊肺栓塞必须要行 CTPA 或肺通气灌注扫描**

手术期间由于条件所限,诊断急性肺栓塞的常用方法如 CTPA、通气灌注扫描等均无法进行,所以如果高危患者突发呼吸困难、血压下降、血氧饱和度下降等,应通过仔细询问病史、体格检查(是否有新出现的肺动脉瓣区第二心音亢进、三尖瓣区收缩期杂音)、动脉血气分析、心电图、超声心动图等进行鉴别诊断。超声心动图检查在急性肺栓塞时往往可以提供间接征象,如右心室的运动幅度减低、右心室和(或)右心房扩大、三尖瓣反流以及室间隔形态和运动异常、肺动脉干增宽及肺动脉高压;如能发现并诊断右心内、主肺动脉、左右肺动脉内血栓则可确诊,但很少见。急性肺栓塞最常见的心电图改变为 ST-T 改变,缺乏特异性,典型表现为 $S_1Q_{III}T_{III}$,其敏感性约50%,持续时间不长。本例患者手术中突发呼吸困难伴血压下降、心率加快,不能排除急性肺栓塞可能,持续数分钟后好转,未进一步检查,推测可能有小的栓子引起肺栓塞。

## 【诊治箴言】

1. 临床不能只满足于诊断出肺栓塞,还要进一步明确肺栓塞病因、并发症、栓子来源等,为患者制订全面、个体化的诊治方案。

2. 不明原因的中老年肺栓塞诊断时要注意恶性肿瘤的筛查。

## 【参考文献】

1. 李国,陆慰萱,王辰.恶性肿瘤合并肺栓塞60例临床分析.中华肿瘤杂志,2009,31:550-553.

2. 刘保逸,张子瑾,何青,方保民.老年人恶性肿瘤合并致死性肺栓塞19例尸检病理及临床分析.中华老年医学杂志,2014,33:955-957.

3. 中华医学会心血管病学分会肺血管病学组.急性肺栓塞诊断与治疗中国专家共识(2015).中华心血管病杂志,2016,44:197-211.

（北京医院　乔力松　方保民）

# 第五章　肺部肿瘤

# 病例 33　小细胞肺癌的治疗要按照其自身的特点进行

【关键词】小细胞肺癌　神经系统症状

【引言】

　　小细胞肺癌（small cell lung cancer，SCLC）是肺癌中恶性程度最高的肿瘤，占全部肺癌中的 15%~20%。其发病原因与吸烟相关，临床特点表现为 90% 为中央性肺癌、极少有空洞、淋巴结转移明显、远处转移多见，仅 1/3 为局限期，副肿瘤综合征多见。对其进行初次化疗治疗效果好，但复发后治疗手段有限，总体预后差。目前小细胞肺癌的总体治疗进展不大，应该合理地理解循证医学证据和遵循治疗规范，使患者得到最适合的治疗，即多种方法的综合治疗，才能争取生存时间。

【病例重现】

　　患者男性，63 岁，因"无明显诱因出现记忆力减退 5 天"收入神经科病房，患者很快出现癫痫大发作，意识障碍，嗜睡状态，呼之不应。查体无明显阳性体征，腰椎穿刺、头部 MRI 和脑电图无特殊阳性发现。胸腹部 CT 发现左下叶背段赘生物。行支气管镜检查示"左下叶背段新生物"，活检病理示：考虑为小细胞肺癌。进一步检查未发现远处转移灶，给予 CE 化疗（卡铂 + 依托泊苷），神经症状在第一次化疗开始后 2 周基本缓解，能生活自理。此后化疗 8 次，完成化疗后进行了胸部放射治疗和头部放射治疗，此后定期随诊，患者 5 年后仍无疾病复发。

【提示点】

　　1. 患者起病非常重，出现了意识障碍。

　　2. 确定诊断为小细胞肺癌，分期为局限期，神经症状为副肿瘤综合征。

## 要　点

◎ 小细胞肺癌需要合理分期

◎ 化疗是小细胞肺癌治疗的基石

◎ 放射治疗(简称放疗)是小细胞肺癌治疗的重要手段

3. 经过积极治疗,治疗结果较好。

## 【要点】

**要点 1:小细胞肺癌需要合理分期**

SCLC 有多个分期方法,包括退伍军人分期和美国癌症联合会(American Joint Commission for Cancer, AJCC)分期等,其中退伍军人分期应用较广,包括美国国立综合癌症网络(National Comprehensive Cancer Network, NCCN)中 SCLC 的分期也采用退伍军人分期。退伍军人分期将 SCLC 分为局限期和广泛期,局限期指局限于单侧胸腔,能够安全地包括在一个放射野内;广泛期指超出单侧胸腔的范围,包括恶性胸腔积液、心包积液或血行转移(对侧肺门和同侧锁骨上淋巴结转移认为是局限期)。而 AJCC 分期则采用了非小细胞肺癌的 TNM 分期:Ⅰ～Ⅲ为局限期,Ⅳ为广泛期。分期是为了指导治疗和判断预后,应以退伍军人分期为基础,考虑局部治疗则要采用 AJCC 分期。由于 SCLC 的恶性程度高,因此分期检查应包括病史和体格检查、胸腹增强 CT、头部 CT 或 MRI(首选)、骨扫描或 PET、单侧或双侧骨髓穿刺和活检(外周血见到瘤细胞、中性粒细胞下降、血小板下降)。而且要求检查时间不超过 1 周。

**要点 2:化疗是小细胞肺癌治疗的基石**

SCLC 恶性程度高,转移发生早,因此化疗是 SCLC 治疗的基石。任何分期的 SCLC 都要接受化疗,包括手术后的Ⅰ期患者需要化疗,手术后或未手术的Ⅱ期以上局限期患者需要同步放化疗,广泛期患者更是以化疗为主要方法。但是目前化疗的进展不大,虽然出现了 CPT-11 和安柔比星等新药,但未显著延长患者生存期。Meta 分析表明 1981—2008 年间,52 个比较广泛期小细胞肺癌(ED-SCLC)一线化疗效果的Ⅲ期临床试验提示患者的生存情况没有改善。延长化疗周期、换药维持治疗、2~3 个方案交替或序贯、增大药物剂量、三药联合方案(Taxol, IFO)等都不能改善生存情况。

**要点 3:放射治疗(简称放疗)是小细胞肺癌治疗的重要手段**

局限期 SCLC 应该以同步放化疗为标准方案,与序贯放化疗或单纯化疗的患者相比显著延长生存期。此患者因为意识障碍,不能进行同步放化疗,但化疗后序贯放疗也获得了很好的效果,因此对于局限期 SCLC 患者因为各种原因不能同步放化疗的患者,一定条件许可的情况下给予放疗,包括同侧胸腔积液、病灶或转移淋巴结范围过大、一般情况暂时较差等。头部预防性放疗(PCI)也是可以延长患者生存期的手段之一,对于合适的患者要考虑给予 PCI。其次广泛期 SCLC 包括头部转移、骨转移、重要器官压迫等,进行姑息放疗,也是有效手段。

## 【盲点】

### ✗ 盲点 1:神经内分泌癌就是小细胞肺癌

SCLC 与神经内分泌癌是不同的,SCLC 是肺神经—内分泌癌的一种类型,肺神经内分泌肿瘤(neuroendocrine tumor,NET)包括类癌、不典型类癌、大细胞肺癌和小细胞肺癌。其他各种病理类型的肿瘤,如腺癌和鳞癌,都可能有神经内分泌特征。SCLC 与小细胞癌也不完全一致,小细胞癌 95% 发生于肺,但也可以发生于肺外如鼻咽、胃肠道、宫颈、前列腺等,不论发生部位在哪,临床和生物学性质均相似,但基因检查(*3p* 缺失)提示来源可能不一致。SCLC 中30% 以上有非小细胞肺癌分化特点,可以与任何一种组织类型的非小细胞肺癌混合,包括腺癌、鳞癌和大细胞肺癌,治疗上同纯小细胞肺癌。

### ✗ 盲点 2:与非小细胞肺癌相同,按照 AJCC 分期,Ⅲb 前的 SCLC 以手术治疗为主

与早期 NSCLC 以手术治疗为主不同,SCLC 中只有 $T_{1-2}N_0M_0$ 可以考虑直接手术,$N_1$ 区淋巴结转移的患者可以在同步放化疗后手术,$N_2$ 区淋巴结转移的患者不考虑手术。手术标准仍为肺叶切除 + 淋巴结清扫或取样。但强调化疗是最重要的,无论是否手术,无论如何分期,必须接受化疗。

### ✗ 盲点 3:广泛期小细胞肺癌不考虑胸部放疗

胸部放疗在局限期 SCLC 治疗中非常重要,而在广泛期 SCLC 行胸部放疗目前已经有一些报道,广泛期 SCLC 接受全身化疗后如果仅有胸腔内病灶残留,接受胸部放疗可以取得较长的缓解期和生存期。我院对既往患者的总结中也得出了类似的结论。对于部分广泛期 SCLC 的患者也是可以考虑胸部放疗的,以期更好的疗效。

## 【诊治箴言】

1. 充分理解 SCLC,明确病理和分期是治疗的前提。
2. 根据分期给予综合治疗,获得最大的疗效。
3. 目前 SCLC 的治疗进展有限,根据指南给予标准治疗是保证治疗效果的根本。

## 【参考文献】

1. Roviello G, Zanotti L, Cappelletti MR, et al. No Advantage in Survival With Targeted Therapies as Maintenance in Patients With Limited and Extensive-Stage Small Cell Lung Cancer: A Literature-Based Meta-Analysis of Randomized Trials. Clin Lung Cancer, 2016, 17(5): 334-340.

2. Mitchell MD, Aggarwal C, Tsou AY, et al. Imaging for the Pretreatment Staging of Small cell Lung Cancer: A Systematic Review. Acad Radiol, 2016, 23(8): 1047-1056.

3. Santarpia M, Daffinà MG, Karachaliou N, et al. Targeted drugs in small-cell lung cancer. Transl Lung Cancer Res, 2016, 5(1): 51-70.

4. Koinis F, Kotsakis A, Georgoulias V. Small cell lung cancer(SCLC): no treatment advances in recent years. ransl Lung Cancer Res. 2016, 5(1): 39-50.

5. Alvarado-Luna G, Morales-Espinosa D. Treatment for small cell lung cancer, where are we now? -a review. ransl Lung Cancer Res, 2016, 5(1): 26-38.

6. Schneider BJ, Kalemkerian GP. ersonalized Therapy of Small Cell Lung Cancer. Adv Exp Med Biol, 2016, 890: 149-174.

（北京协和医院　王孟昭）

# 病例 34　非小细胞肺癌的治疗必须明确诊断和分期

【关键词】非小细胞肺癌　病理类型　分期

## 【引言】

肺癌为高发肿瘤,在许多国家和地区都是肿瘤的首位死亡原因。其中75% 为非小细胞肺癌(non-small-cell lung carcinoma,NSCLC)。NSCLC 诊断时,仅 20%~30% 的病例有手术指征,约 65%~70% 的病例为不适宜手术的Ⅲ、Ⅳ期患者。通过综合治疗 NSCLC5 年生存率ⅠA 期为 67%,ⅠB 期为 57%,ⅡA期为 55%,ⅡB 期为 39%,ⅢA 期为 23%,ⅢB 期为 5%,Ⅳ期为 0。NSCLC 的治疗越来越强调根据疾病分期进行综合治疗。

## 【病例重现】

患者男性,65 岁,查体胸片发现肺部阴影,进一步胸部 CT 检查发现肺部肿物,位于右上叶,直径 3cm,有毛刺和分叶。患者于当地医院行右上叶切除术,病理提示中分化腺癌,同时切除的 2 枚肺门淋巴结有转移。术后给予胸部放疗,然后观察。术后半年出现腰部疼痛,骨扫描和腰椎 CT 均提示腰椎转移,肺癌复发。患者开始全身化疗。

## 【提示点】

1. 查体发现肺部肿物,手术证实为腺癌。
2. 术后发现有肺门淋巴结转移,给予胸部放疗。
3. 很快出现疾病复发。

## 【要点】

**要点 1:肺癌的诊断必须有病理诊断**

## 要　点

◎ 肺癌的诊断必须有病理诊断
◎ 治疗前必须明确分期
◎ 合适病例还需要完成分子生物学检测

肺癌的诊断必须首先明确病理。该例患者术后明确了病理,达到了这点要求。必须明确病理的理由是:有少数良性疾病患者的影像学表现非常类似于肿瘤,如果没有进一步检查而按照肿瘤治疗会带来严重的后果;肺癌的病理类型分为 9 种,各种的治疗方法是有差异的,而且部分肺部转移癌影像学上与原发肺癌很难鉴别;取得病理才能进一步进行分子生物学检测。

**要点 2:治疗前必须明确分期**

取得病理只是诊断的第一步,其次一定要明确分期。NSCLC 的治疗策略都是建立在分期的基础上的。分期检查一般包括胸腹部增强 CT、骨核素显像、头部增强 MRI(除外 I 期患者和无症状IV期患者),必要时行气管镜和(或)纵隔经支气管针吸活检(transbronchial needle aspiration,TBNA)或纵隔镜。此患者发现肺部肿物后未行完整的分期检查就进行了手术,手术中未进行纵隔淋巴结清扫或取样,所以都没得到很好的分期,因此这样的治疗是盲目的。此患者推测在手术时就已经有腰椎的转移。

**要点 3:合适病例还需要完成分子生物学检测**

分子靶向治疗是 NSCLC 治疗中最大的进展,但是患者可否接受分子靶向治疗取决于患者有无治疗的靶点,因此就需要进行检测。目前推荐非鳞癌患者、不吸烟的鳞癌患者或者小标本诊断的鳞癌患者都应该进行 *EGFR* 基因突变检测,有条件的患者可接受 *ALK* 基因重排的检测,为患者今后的治疗做准备。

## 【盲点】

### ✗ 盲点 1:早期 NSCLC 可以单纯手术治疗,不需要术后辅助放化疗

早期肺癌的治疗以手术为主,标准手术方式为肺叶切除加淋巴结清扫或取样活检。淋巴结清扫和取样对不同部位的肿瘤均有明确要求,一般至少包括 3 组纵隔淋巴结,其中包括隆突下淋巴结。术后辅助化疗适合于 II 期以上的 NSCLC 患者,对于 I 期合并高危因素(低分化癌、累及血管或有癌栓、楔形切除、肿瘤距断端 <2cm、肿瘤直径超过 4cm、累及胸膜)的 NSCLC 可选择术后辅助化疗或观察。术后辅助放疗适合于 $N_2$ 阳性的患者,对于 $N_0$ 患者不适合辅助放疗,$N_1$ 阳性患者中有不良因素者(肿瘤侵犯淋巴结包膜、淋巴结广泛转移者、肿瘤距断端 <2cm、未进行规范淋巴结清扫)可选择辅助放疗。

### ✕ 盲点 2：局部晚期 NSCLC 以手术治疗为主

明确证据显示，局部晚期的患者首选同步放化疗，而这些患者接受手术治疗是不能延长生存期的。

### ✕ 盲点 3：晚期 NSCLC 以生命支持治疗为主

NSCLC 的全身治疗包括化疗和分子靶向治疗，化疗仍是治疗的基础。分子靶向药物主要有针对的治疗靶点，因此必须进行靶点的检测。如果患者存在治疗的靶点，则分子靶向药的疗效要好于化疗，耐受性也较好，可以较早选择分子靶向药物；如果没有治疗的靶点，则应该首先选择化疗，分子靶向药放在二、三线使用。

## 【诊治箴言】

1. 肺癌诊断必须明确病理和分期，尽可能进行分子生物学检测。
2. 治疗方案的选择以分期为基础，应该完善分期的检查。
3. 根据分期选择规范化的治疗方案。

## 【参考文献】

1. Dietel M, Bubendorf L, Dingemans AM, et al. Diagnostic procedures fornon-small-cell lung cancerNSCLC: recommendations of the European Expert Group. Thorax. 2016, 71(2): 177-184.

2. Mena E, Yanamadala A, Cheng G, et al. The Current and Evolving Role of PET in Personalized Management of Lung Cancer. PET Clin. 2016, 11(3): 243-259.

3. Gamliel Z. Mediastinal Staging in Non-SmallCellLung Cancer. Surg Oncol Clin N Am. 2016, 25(3): 493-502.

4. Bauer TL, Berkheim DB. Bronchoscopy: Diagnostic and Therapeutic for Non-Small Cell Lung Cancer. Surg Oncol Clin N Am. 2016, 25(3): 481-491.

5. Garg PK, Singh SK, Prakash G, et al. Role of positron emission tomography-computed tomography in non-smallcell lung cancer. World J Methodol. 2016, 26; 6(1): 105-111.

6. de Groot PM, Carter BW, Betancourt Cuellar SL, et al. Staging of lung cancer. Clin Chest Med. 2015, 36(2): 179-196.

（北京协和医院　王孟昭）

# 病例 35　晚期 *EGFR* 基因敏感突变的非小细胞肺癌的治疗不能仅依靠靶向药物

【关键词】非小细胞肺癌　综合治疗　分子靶向治疗

【引言】

晚期非小细胞肺癌（non-small-cell lung carcinoma，NSCLC）的治疗包括化疗和靶向治疗，其中靶向治疗已经成为研究的热点。已上市的 EGFR-TKI 可以在很大程度上改善 *EGFR* 基因突变患者的生存状态，作为目前最常使用的靶向治疗药，EGFR-TKI 仍然显示着持久活力。针对有 *EGFR* 基因突变的患者，EGFR-TKI 的疗效优于化疗，但是只有合理应用 EGFR-TKI 和化疗药物才能使患者得到最长的生存时间。

【病例重现】

患者男性，66 岁，有大量吸烟史。因胸闷，活动后憋气就诊。胸部 CT 发现右侧大量胸腔积液。胸腔积液引流后复查，胸腹部增强 CT 提示右下肺肿物，左侧肾上腺肿物。骨核素显像提示腰椎多发异常浓聚。支气管镜检查发现肺右下叶支气管开口新生物，活检提示低分化腺癌。肿瘤组织分子生物学检测提示 *EGFR* 基因 21L858R 突变。

给予 EGFR-TKI 治疗，用药后病灶明显减小，胸腔积液消失。7 个月后胸部 CT 检查发现肺部肿物增大。患者继续服用 EGFR-TKI 2 个月，检查发现胸腔积液增多，同时出现肝脏转移和新发骨转移，一般情况差，不能接受进一步治疗，1 个月后患者死亡。

【提示点】

1. 患者诊断时已经是晚期腺癌。
2. 患者检测有 *EGFR* 基因突变，而且 EGFR-TKI 治疗有效。

要 点

◎ 化疗是晚期 NSCLC 治疗的基石
◎ 分子靶向治疗的合理应用
◎ 放疗是姑息治疗的手段

3. 患者一直服用 EGFR-TKI 直至死亡,总生存期 10 个月。

## 【要点】

### 要点 1:化疗是晚期 NSCLC 治疗的基石

化疗是可以延长晚期 NSCLC 的生存期的,一线化疗的标准方案是含铂的双药联合方案;二线为单药的多西紫杉醇或培美曲塞(如果之前未用过);三线仍可选择单药的多西紫杉醇或培美曲塞(如果之前未用过)。通过化疗患者的生存期可以延长 6~8 个月。即使 *EGFR* 基因突变患者中,化疗也是非常重要的。NEJ002 研究、WJTOG3405 研究、OPTIMAl 研究、EURTAC 研究等,EGFR-TKI 治疗组的无进展生存期显著延长,但也只有 10 个月左右,而中位生存期为 30 个月,所以化疗非常重要。此后的回顾性分析也证实,接受过 EGFR-TKI 和化疗的患者的生存期明显高于单纯接受 EGFR-TKI 治疗的患者。

### 要点 2:分子靶向治疗的合理应用

ISEL 和 BR.21 这两个研究分别证实了吉非替尼和厄罗替尼与安慰剂相比能延长亚裔晚期 NSCLC 患者一线治疗失败后的生存期。此后多项研究比较了 EGFR-TKI 和标准化疗相比二线治疗晚期 NSCLC 的随机对照临床试验,包括 INTEREST 研究、V15-32 研究、SIGN 研究等,结果显示 EGFR-TKI 与标准化疗相比总生存期均无差异。通过亚群分析发现,EFGR-TKI 治疗的 NSCLC 优势人群是亚裔、腺癌、不吸烟和女性患者。同时在《科学》(Science)杂志和新英格兰医学期刊(The New England Journal of Medicine,NEJM)发表的两篇文章提出了 *EGFR* 基因突变是 EGFR-TKI 疗效的最重要的预测指标。多项针对 *EGFR* 基因突变患者的临床试验,包括 NEJ002 研究、WJTOG3405 研究、OPTIMAl 研究、EURTAC 研究等,EGFR-TKI 治疗组的无进展生存期显著延长,生活质量提高,但总生存期无显著差异。因此 EGFR-TKI 治疗的特定人群为 *EGFR* 基因敏感突变人群,而与患者什么时机接受 EGFR-TKI 治疗关系不大,不论是一线、二或三线还是维持治疗均可延长患者生存。考虑到治疗的无疾病进展生存时间和生活质量,*EGFR* 基因突变患者可尽早使用 EGFR-TKI。

### 要点 3:放疗是姑息治疗的手段

该患者虽然诊断时已经晚期,但一样需要综合治疗。该患者有胸腔积液,应该行胸腔积液引流,局部用药物控制。患者有骨转移,特别是腰椎,应该评估腰椎的稳定性,是否容易骨折而截瘫,同时考虑局部放疗和应用双磷酸类药物。

## 【盲点】

 **盲点 1:对于有 *EGFR* 基因敏感突变的 NSCLC 患者仅需接受 EGFR-TKI 的治疗**

（1）EGFR20 号外显子 T790M 突变是 *EGFR-TKI* 敏感基因

T790M 突变是通过阻碍 EGFR 与 TKI 的结合或者增加 EGFR 与 ATP 的亲和力而导致耐药的,这是 EGFR-TKI 耐药的原因之一。有研究发现,大约 50% 获得性耐药患者发生了 EGFR 20 号外显子 T790M 突变,那么 T790M 突变发生在用药前还是用药后? 它对病情预后有什么提示意义呢? 一些研究提示,原发性 T790M 突变患者 EGFR-TKI 治疗的无进展生存期显著降低,而 EGFR-TKI 耐药患者的肿瘤组织重新进行活检分析发现其中 62% 的患者有继发性 T790M 突变。有趣的是,EGFR-TKI 治疗失败的患者中有 T790M 突变的患者与无此突变患者相比,疾病进展后的中位生存时间显著延长（分别为 19 个月和 12 个月,$P=0.036$）。因此 T790M 突变对 EGGR-TKI 疗效的预测,对患者生存期的预后还不清楚,需要进一步研究。

（2）*EGFR* 基因突变丰度影响了 EGFR-TKI 治疗疗效

*EGFR* 基因突变丰度是广泛讨论的问题,突变丰度的问题其实就是肿瘤组织异质性的问题,肿瘤异质性在肿瘤治疗中有多大的意义呢? 日本的一项研究对比分析了原发肿瘤内及原发肿瘤与转移灶的 *EGFR* 基因突变情况。结果显示,原发肿瘤组织的不同部位、77 对原发灶和转移灶以及 54 对原发性和复发肿瘤组织中 *EGFR* 基因突变状态均无差异,提示了肿瘤的 *EGFR* 基因突变异质性是很少见的。作者 Yatabe 等人认为使用敏感度差的检测方法检测突变,导致了伪异质性产生。肿瘤异质性如果不是肿瘤治疗中的主要问题,则提示了突变丰度也不是需要考虑的问题,以往临床试验中 *EGFR* 基因突变患者一线使用 EGFR-TKI 的客观有效率均大约为 70%,二或三线大约为 40%~50%,而与 *EGFR* 基因突变检测的方法无关,似乎支持此观点。EGFR 敏感基因主要是 19 外显子缺失突变和 21 点突变,NEJ002 等研究均证实两种突变患者使用 EGFR-TKI 的疗效相当。而关于突变丰度的争论仍很多,尤其需要找出一个测定基因突变丰度的可靠的方法,然后再进行进一步研究。

 **盲点 2:EGFR-TKI 耐药后的仍继续使用 EGFR-TKI 单药治疗**

EGFR-TKI 耐药后的治疗选择要考虑多个因素:是否接受过化疗、是否是孤立部位进展、是否为中枢神经系统进展、肿瘤进展的速度快慢、患者的症状是否好转等。根据实体肿瘤的疗效评价标准（Response Evaluation Criteria in

Solid Tumors, RECIST),肿瘤进展(PD)是指肿物的最大径之和较治疗过程中最小的肿物最大径之和增加 20%。如果肿瘤进展就提示目前的治疗无效了,如果患者未接受过化疗,那么双药联合的含铂方案是首选,预计客观有效率为30%;即使之前接受过一线化疗,单药二线化疗也是可以考虑的,预计客观有效率为 10%;如果是孤立部位的进展,也可以考虑局部放疗;中枢神经系统进展,则要首先考虑放疗。因此 EGFR-TKI 治疗后肿瘤进展要考虑加用其他治疗,在一段时间后,也可以考虑 EGFR-TKI 再治疗。

## 【参考文献】

1. Ettinger DS, Wood DE, Akerley W, et al. NCCN Guidelines Insights: Non-Small Cell Lung Cancer, Version 4. 2016. J Natl Compr Canc Netw, 2016, 14(3): 255-264.

2. Socinski MA, Obasaju C, Gandara D, et al. Clinicopathologic features of advanced squamous non-smallcelllung cancer. J Thorac Oncol, 2016, 11(9): 1411-1422.

3. Miller DA, Krasna MJ. Local Therapy Indications in the Management of Patients with Oligometastatic Non-SmallCellLung Cancer. Surg Oncol Clin N Am, 2016, 25(3): 611-620.

4. Naylor EC, Desani JK, Chung PK. Targeted Therapy and Immunotherapy for Lung Cancer. Surg Oncol Clin N Am, 2016, 25(3): 601-609.

5. Kulkarni S, Vella ET, Coakley N, et al. The Use of Systemic Treatment in the Maintenance of Patients with Non-SmallCelLung Cancer: A Systematic Review. J Thorac Oncol, 2016, 11(7): 989-1002.

6. Schild SE, Vokes EE. Pathways to improving combined modality therapy for stage Ⅲ nonsmall-celllung cancer. Ann Oncol, 2016, 27(4): 590-599.

7. Jeremić B, Casas F, Dubinsky P, et al. Surgery for Stage Ⅲ A Non-Small-cellLung Cancer: Lack of Predictive and Prognostic Factors Identifying Any Subgroup of Patients Benefiting From It. ClinLung Cancer, 2016, 17(2): 107-112.

8. Marchevsky AM, Wick MR. Diagnostic difficulties with the diagnosis of smallcell carcinoma of thelung. Semin Diagn Pathol, 2015, 32(6): 480-488.

9. Veronesi G, Bottoni E, Finocchiaro G, et al. When is surgery indicated forsmall-celllung cancer? Lung Cancer, 2015, 90(3): 582-589.

10. Adamowicz K, Goszczynska-Matysiak E. Combining Systemic Therapies with Radiation in Non SmallCell Lung Cancer. Klin Onkol, 2015, 8(5): 321-331.

（北京协和医院　王孟昭）

# 病例 36　基因检测阴性的晚期肺癌患者的个体化化疗

【关键词】非小细胞肺癌　化学药物治疗　体力状况评分

## 【引言】

原发性支气管肺癌(primary bronchogenic carcinoma)主要分为小细胞肺癌(small cell lung cancer,SCLC)和非小细胞肺癌(non-cell lung cancer,NSCLC)两大亚群。肺癌化学药物治疗(简称化疗)是主要治疗方法之一。化疗除能杀死肿瘤细胞外,对人体正常细胞也有损害,应当严格掌握临床适应证,充分考虑患者病期、体力状况、不良反应、生活质量及患者意愿,避免治疗过度或治疗不足。应当及时评估化疗疗效,密切监测及防治不良反应,并酌情调整药物和(或)剂量。

## 【病例重现】

患者男性,65 岁,因"咳嗽、咳痰 2 个月,喘憋 2 周"就诊。以"左侧胸腔积液"收入院,内科胸腔镜确诊肺腺癌胸膜转移。胸部 CT 检查示左肺下舌段结节 17mm×20mm,左侧胸腔积液,左肺门、纵隔淋巴结肿大(图 5-1)。体力状况评分 0 分。行表皮生长因子受体(epidermal growth factor receptor,EGFR)基因检测未检出敏感突变,间变性淋巴瘤激酶(anaplastic lymphoma kinase,ALK)融合基因检测阴性。右侧胸膜腔给予白介素行胸膜闭锁。给予多西他赛＋顺铂(DP 方案)化疗 4 周期,2 周期后评估病变部分缓解(图 5-2),4 周期后评估病变进展(PD),体力状况评分 1 分,改为培美曲塞二线治疗,至今确诊肺腺癌 6 个月评估病情部分缓解(PR)。

## 【提示点】

1. 中年女性,确诊时已是肺腺癌Ⅳ期,已失去手术机会。

要　点

◎　化疗前应评估患者的功能状态

2. 体力状况(performance status,PS)评分 0 分。*EGFR* 基因敏感突变和 *ALK* 融合基因阴性。给予以铂类(多西他赛 + 顺铂)为基础双药全身化疗,无明显化疗副反应。

3. 4 周期后评估病变进展(PD),PS 评分 1 分,改为培美曲塞二线治疗。

## 【要点】

**要点 1:化疗前应评估患者的功能状态**

PS 评分 0~1 分的患者,以铂类为基础双药全身化疗优于最佳支持治疗;PS 评分 2 分的晚期 NSCLC 患者应接受单药化疗;PS 评分 >2 分的晚期 NSCLC,不能从化疗中获益,可酌情仅采用最佳支持治疗。

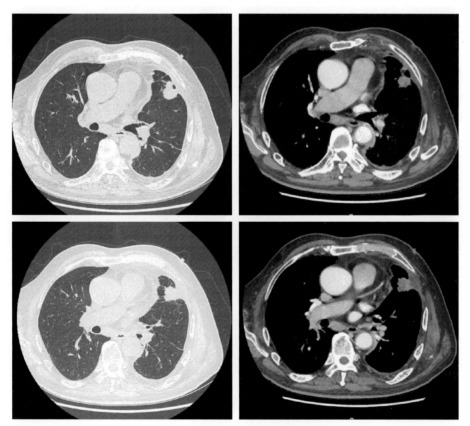

图 5-1　治疗前,左肺下舌段结节 17mm×20mm,左侧胸腔积液,左肺门、纵隔淋巴结肿大

## 要 点

◎ 常用的 NSCLC 一线化疗方案

◎ 化疗疗程及疗效评估

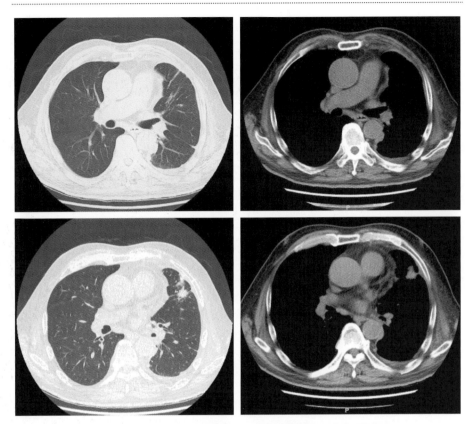

图 5-2　顺铂联合多西他赛化疗 2 周期后复查,病变部分缓解

**要点 2:常用的 NSCLC 一线化疗方案**

含铂类双药方案是标准的一线化疗方案。顺铂或卡铂与以下任何一种药物联合都是有效的:紫杉醇、多西他赛、吉西他滨、长春瑞滨、伊立替康、依托泊苷、长春碱、培美曲塞。由于不含铂的双药方案(如:吉西他滨/多西他赛、多西他赛/长春瑞滨)也有效,毒性较以铂类为基础的双药方案低,可作为另一种选择。

**要点 3:化疗疗程及疗效评估**

随机临床试验显示超过 4~6 个周期的同一方案化疗并无优势。不应给予患者超过 6 个周期的细胞毒药物双药化疗方案。通常在每 2 个周期化疗后进行疗效评估。当疾病进展明显时,必须权衡用替代药物进行治疗的风险和获

◎ 什么是一线、二线、三线药物治疗？什么是维持治疗？什么是最佳支持治疗？

益。在一线治疗 4~6 个周期之后,对达到疾病控制的患者可酌情选择单药维持治疗。

**要点 4:什么是一线、二线、三线药物治疗？什么是维持治疗？什么是最佳支持治疗？**

（1）一线药物治疗:含铂双药方案为标准的一线治疗。*EGFR* 基因敏感突变或 *ALK* 融合基因阳性患者,可以有针对性地选择靶向药物治疗;*EGFR* 基因敏感突变且不合并耐药突变的患者,可选择靶向药物 - 表皮生长因子受体酪氨酸激酶抑制剂(EGFR-TKI,厄洛替尼、吉非替尼或埃克替尼)的治疗;*ALK* 融合基因阳性患者,可选用克唑替尼。有条件者,在化疗基础上可联合抗肿瘤血管药物(贝伐珠单抗、西妥昔单抗)。

（2）维持治疗:是指在一线治疗 4~6 个周期之后,对达到疾病控制(完全缓解、部分缓解和稳定,CR+PR+SD)的患者所给予的全身治疗。包括继续维持治疗、换药维持治疗。前者是指使用至少一种在一线治疗中使用过的药物进行治疗,如:贝伐珠单抗、西妥昔单抗或培美曲塞。换药维持治疗是指开始使用另外一种不包含在一线方案中的药物进行治疗,如培美曲塞、多西他赛或厄洛替尼。一般选择继续维持治疗。另外不予任何治疗严密随访至疾病进展也是一种合理的选择。

（3）二线药物治疗:对一线治疗期间或之后疾病进展(PD)的患者,开始使用另外一种不包含在一线方案中的药物进行治疗。单药多西他赛、培美曲塞(PS=0~2 分),EGFR-TKIs 可作为二线药物。*EGFR* 基因敏感突变且不合并耐药突变的患者,如果一线和维持治疗时没有应用 EGFR-TKIs,二线治疗时应优先应用 EGFR-TKIs;对于 *EGFR* 基因敏感突变阴性的患者,应优先考虑化疗。

（4）三线药物治疗:二线治疗期间疾病进展,可选择最佳支持治疗或选择 EGFR-TKI,对 PS=0~2 分亦可选择进入临床试验。

（5）最佳支持治疗:包括姑息性放射治疗、增进食欲(甲地孕酮)、营养支持、纠正电解质紊乱、吗啡类止痛治疗和心理社会支持等。

## 【盲点】

### 盲点 1:晚期 NSCLC 患者一线应首选靶向治疗

口服靶向治疗是近 10 年来临床开始逐渐使用的肺癌有效治疗方法之一。具有口服使用方便、毒副作用小、安全、耐受性强的特点。但是对于基因突变阴性的患者,化疗优于靶向治疗。所以治疗前应该进行基因检测,并根据检测结果决定首选化疗还是靶向治疗。

**❌ 盲点 2：晚期 NSCLC 患者一线化疗进展后应首选支持治疗**

基因检测阴性的 NSCLC 患者，一线化疗进展后应该评估患者的一般情况，对于 PS 评分 0~2 分的患者，可以首选多西他赛或培美曲塞单药化疗。而对于 PS 评分 >2 分的患者则考虑支持治疗。

## 【诊治箴言】

1. 晚期 NSCLC 的治疗原则是以全身治疗为主的综合治疗。在一线治疗前应首先获取肿瘤组织，明确病理分型和分子遗传学特征，根据检测结果，全面评估患者的功能状态制订综合的治疗方案。

2. 化疗期间密切观察患者化疗副反应、功能状态及病变情况，及时调整治疗方案。

## 【参考文献】

1. 中国抗癌协会肺癌专业委员会 . 2010 中国肺癌临床指南 . 北京：人民卫生出版社, 2010.

2. Treatment of Stage Ⅳ Non-small Cell Lung Cancer, Diagnosis and Management of Lung Cancer, 3rd ed：American College of Chest Physicians Evidence-Based Clinical Practice, CHEST, 2013, 143 (5)：341-368.

3. 中国原发性肺癌诊疗规范（2015 年版）. 中华肿瘤杂志, 2015, 37 (1).

4. 中国晚期原发性肺癌诊治专家共识（2016 年版）. 中国肺癌杂, 2016, 19 (10)：1-14.

（首都医科大学附属北京朝阳医院　许晓岩　马迎民）

# 病例 37　男性吸烟晚期肺腺癌患者可能从靶向治疗中获益

【关键词】非小细胞肺癌　基因检测　靶向治疗

【引言】

　　肺癌靶向治疗是在细胞分子水平上,针对已经明确的致癌位点(该位点可以是肿瘤细胞内部的一个蛋白分子,也可以是一个基因片段)来设计相应的治疗药物。靶向药物进入人体内会特异地选择致癌位点来结合并发生作用,使肿瘤细胞特异性死亡,而不会波及肿瘤周围的正常组织细胞。分子靶向治疗又被称为"生物导弹",相比于化疗,靶向治疗的选择性更强、疗效更好、毒性更低。

【病例重现】

　　患者男性,47岁,主因"咳嗽、咳痰2年,气短1年,加重2天"入院。既往体健。吸烟20年,20支/日。入院查体:神清,喘息貌,端坐呼吸,左侧锁骨上淋巴结肿大,胸廓不对称,左侧呼吸运动减弱,左下肺呼吸音低,双肺无干湿啰音。心率100次/分,律齐。腹软,双足踝可凹性水肿。辅助检查:动脉血气分析:pH 7.32,PaO$_2$ 54mmHg,PaO$_2$ 57mmHg,FiO$_2$ 21%。胸部增强CT(图5-3):左肺下叶中央型肺癌,双肺及胸膜可见多发结节影,考虑转移癌,左侧液气胸。入院后行胸腔穿刺,胸水脱落细胞学查见腺癌细胞。左锁骨上淋巴结活检:淋巴组织中可见腺癌转移。淋巴结转移癌送检表皮生长因子受体(EGFR)基因突变检测:19外显子缺失突变。患者确诊肺腺癌Ⅳ期。患者体力状况评分4分,不能耐受全身化疗,予以靶向药物EGFR抑制剂(吉非替尼)口服。2个月后复查胸部增强CT,肺部病灶较前缩小。

## 要　点

◎ 所有晚期的非小细胞肺癌患者,在条件许可的情况下都应行肿瘤组织或脱落癌细胞的 *EGFR*、间变性淋巴瘤激酶(ALK)突变检测

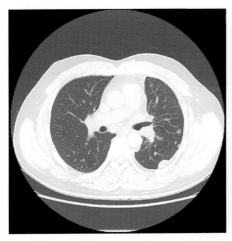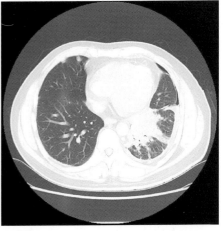

图 5-3　胸部 CT:左肺下叶中央型肺癌,双肺及胸膜可见多发结节影,考虑转移癌,
左侧液气胸

## 【提示点】

1. 患者中年男性,吸烟史,明确诊断肺腺癌Ⅳ期,患者体力状况评分(PS 评分)4 分,不能耐受放化疗。

2. 基因检测:*EGFR* 基因突变,是应用靶向药物的指征。

## 【要点】

**要点 1:所有晚期的非小细胞肺癌患者,在条件许可的情况下都应行肿瘤组织或脱落癌细胞的 *EGFR*、间变性淋巴瘤激酶(ALK)突变检测**

《NSCLC 靶向药物治疗相关基因检测的规范建议(2016 版)》推荐基因检测的对象:针对所有晚期的非小细胞肺癌(non-small-cell lung carcinoma, NSCLC)患者,在条件许可的情况下都应行肿瘤组织或脱落癌细胞的 *EGFR*、*ALK* 突变检测,以明确靶向药物的敏感位点和可能存在的耐药情况。对 *EGFR*、*ALK* 突变阴性的患者可进行 *ROS1*、*c-MET*、*RET*、*KRAS* 及 *BRAF* 的基因检测。

《中国非小细胞肺癌患者 *EGFR* 基因突变检测专家共识(2016 版)》推荐,在未经选择的中国 NSCLC 患者中 *EGFR* 基因的突变率约为 30%,所有非小细胞肺癌患者和含腺癌成分的其他类型肺癌患者都应当尝试进行 *EGFR* 基因突

要 点

◎ 晚期 NSCLC 患者应合理选择靶向药物

变检测。腺癌患者的突变率大大高于非腺癌患者,且亚裔腺癌患者的突变率可高达 50%。其中不吸烟女性、非黏液性腺癌患者的突变率更高。非吸烟患者的突变率高于吸烟患者,有吸烟史的腺癌患者突变率也可达到 30%,因此对于肺腺癌患者应当常规进行 *EGFR* 基因突变检测。*ALK* 融合基因主要出现在不吸烟或少吸烟的肺腺癌患者中,其阳性检出率仅约为 5%。

**要点 2:晚期 NSCLC 患者应合理选择靶向药物**

晚期 NSCLC 患者的中位生存期仅 4~5 个月,标准化疗可将生存期延长至 9 个月,而基因治疗能将生存期延长至 2 年。确诊 NSCLC 后,应进行基因检测再行靶向药物治疗,因为有了合适的生物标记物检测,70%~80% 的患者可能从靶向治疗治疗获益,如果没有做检测,仅有 10% 患者可能对有效。靶向药物安全性相对较高,通常为口服药物,其毒性低于化疗药物,因此接受该类药物治疗的患者的生活质量更佳。

**【诊治箴言】**

1. 所有 NSCLC 患者不论性别、种族、是否吸烟或伴其他临床危险因素,均应接受基因检测。

2. 推荐对肺癌基因检测阳性的患者应用靶向治疗。

**【参考文献】**

1. 王恩华,朱明华,步宏,等.非小细胞肺癌靶向药物治疗相关基因检测的规范建议.中华病理学杂志,2016,45(2):73-77.

2. 中国肿瘤科专家小组.非小细胞肺癌血液 *EGFR* 基因突变检测中国专家共识.中华医学杂志,2015,95(46):3721-3726.

3. 中国非小细胞肺癌患者表皮生长因子受体基因突变检测专家组,中华医学会病理学分会.中国非小细胞肺癌患者表皮生长因子受体基因突变检测专家共识.中华病理学杂志,2016,45(4):217-220.

(首都医科大学附属北京朝阳医院西院　李杰
首都医科大学附属北京朝阳医院　马迎民)

# 病例 38  以肺部弥漫性磨玻璃影为首发表现的淋巴瘤

【关键词】弥漫性磨玻璃影  淋巴瘤

## 【引言】

淋巴瘤是一类起源于淋巴造血组织的恶性肿瘤,一般分为霍奇金淋巴瘤和非霍奇金淋巴瘤。肺是恶性淋巴瘤较常累及的器官,文献报道达 20%~50% 淋巴瘤患者可累及肺部,且绝大多数为非霍奇金淋巴瘤。结外鼻型 NK/T 细胞淋巴瘤是一种少见的结外淋巴瘤,大多数发生于鼻腔或邻近组织(鼻咽、鼻窦、扁桃体),但也可发生于鼻腔外部位如皮肤、胃肠道、睾丸等。该病恶性程度高、进展快、预后差且早期症状不典型,临床容易误诊误治。肺部淋巴瘤的影像表现形式多样,可以表现为肿块型、肺炎型或间质改变,缺乏特异性,应临床、影像和病理相结合以尽早明确诊断。

## 【病例重现】

患者男性,47 岁,主因"活动后气短 3 周"入院。入院前 3 周出现活动后气短,进行性加重,2 周前出现腰腹部和双上肢皮疹,1 周前低热,体温 37.5℃,动脉血气分析示呼吸衰竭 I 型,胸部 CT 示两肺弥漫性磨玻璃影(图 5-4),血常规:血小板计数 $60×10^9$/L,肝功能轻度异常。患者自发病以来,反复鼻衄,量少,可自行止血。

入院后给予抗感染治疗效果不佳,病原学检查均为阴性,鼻部查体和鼻窦 CT 均未见异常,肝功能异常进行性加重,肝脾进行性增大,血常规三系(白细胞系、红细胞系、血小板系)计数明显减少,血小板计数降至 $11×10^9$/L。行骨髓穿刺考虑"NK/T 细胞淋巴瘤,可见 1% 噬血细胞",诊断为"结外鼻型 NK/T 细胞淋巴瘤,淋巴瘤相关性噬血细胞综合征",予地塞米松加 VP-16 化疗,肺内病变很快消退,但血小板进行性下降,后因脑出血抢救无效死亡。

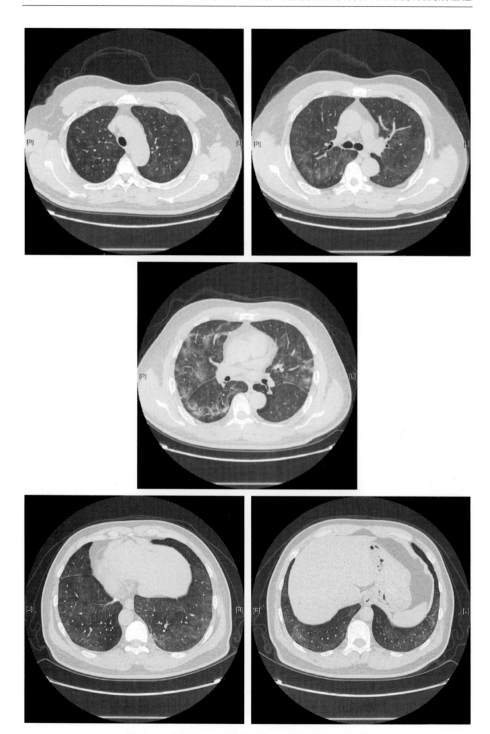

图 5-4　入院前一天胸部 CT：双肺弥漫磨玻璃影

## 要 点

◎ 淋巴瘤肺部表现多样,缺乏特异性

## 【提示点】

1. 患者既往体健,以活动后呼吸困难来诊,胸部 CT 示肺内弥漫性磨玻璃影,呼吸衰竭 I 型,入院后血常规三系下降和肝功进行性恶化,肝脾进行性增大,经骨穿等确诊为结外 NK/T 细胞淋巴瘤,淋巴瘤相关性噬血细胞综合征。

2. 患者鼻部查体和鼻窦 CT 均未见异常,提示无鼻腔受累,为发生于鼻腔外的结外鼻型 NK/T 细胞淋巴瘤。

3. 肺内弥漫性磨玻璃影在予地塞米松加 VP-16 化疗后迅速改善,而之前的抗感染治疗无效,提示肺内病变为淋巴瘤浸润,而非感染所致。

## 【要点】

### 淋巴瘤肺部表现多样,缺乏特异性

约有 50% 左右淋巴瘤可有肺部受累,其影像学表现多种多样,文献一般将其分为 5 种类型:①肿块(结节)型:表现为肺内胸膜下结节或肿块,密度均匀,可互相融合;②肺泡肺炎型:表现为斑片状渗出或实变;③粟粒型:呈肺门向肺野发出的网状结节阴影;④支气管血管淋巴型:表现为肺门区肿块及肺内阻塞性改变;⑤混合型,即有以上两种或两种以上表现者,该型最常见,约占50%。

## 【盲点】

### 淋巴瘤不会导致双肺弥漫性磨玻璃影

双肺弥漫性磨玻璃影临床会考虑到很多种疾病,如病毒感染、肺孢子菌肺炎、过敏性肺炎、肺水肿、弥漫性肺泡出血等,而常见淋巴瘤肺部表现为局部磨玻璃影,多出现在其他病灶周围,在淋巴瘤肿块型肺部病变患者中其发生率为83.3%,可能由瘤细胞浸润肺间质或肺泡间隔,破坏肺泡并部分充盈造成。淋巴瘤也会导致双肺弥漫性磨玻璃影,如本例所见全肺弥漫均匀磨玻璃影,但该影像学表现罕见,查阅文献目前仅有少数个案报道。

## 【诊治箴言】

1. 淋巴瘤肺部表现多种多样,结外鼻型 NK/T 细胞淋巴瘤可以表现为肺内弥漫性磨玻璃影。

2. 多系统受累患者,除考虑结缔组织病外,还应考虑到累及全身的恶性肿瘤的可能。

## 【参考文献】

1. 丁浩 . 结外 NK/T 细胞淋巴瘤鼻型诊断和分期认识进展 . 中华眼耳鼻喉科杂志,2011,11（3）:183-186.

2. 唐光才 . 肺淋巴瘤的影像学表现 . 内科急危重症杂志,2015,21（2）:92-95.

3. Nakamura S,Yanagihara K,Izumikawa K,et al. A 52-Year-Old Male with Fever and Rapidly Progressive Dyspnea. Respiration,2008,76（4）:454-457.

4. Deisch J,Fuda FB,Chen W,et al. Segmental tandem triplication of the MLL gene in anintravascular large B-cell lymphomawith multisystem involvement:a comprehensive morphologic,immunophenotypic,cytogenetic,and molecular cytogenetic antemortem study. Arch Pathol Lab Med,2009,133（9）:1477-1482.

（北京大学第三医院　王建丽）

# 第六章　间质性肺疾病

# 病例39 以急性呼吸衰竭为首要表现的急性嗜酸性粒细胞性肺炎

【关键词】急性嗜酸性粒细胞性肺炎 社区获得性肺炎 糖皮质激素

## 【引言】

急性嗜酸性粒细胞性肺炎（acute eosinophilic pneumonia，AEP）是1989年首先由 Allen 及 Badesch 等学者报道的。其诊断标准为：①急性发热性疾病；②中毒低氧血症；③X线表现为双肺弥漫性或浸润性病变；④支气管肺泡灌洗液中嗜酸性粒细胞占细胞成分的25%以上；⑤排除寄生虫、真菌及其他病原体所致的肺部感染；⑥排除药物反应所致；⑦应用激素后很快痊愈；⑧停用皮质激素后不容易复发。病因尚不明确，推测可能是由于吸入不明抗原引起的过敏反应。可发生于任何年龄，男女均可发病。临床症状可持续数小时至数天。可出现高热，肌痛、低氧血症有时很严重，需要机械通气。

## 【病例重现】

患者男性，29岁，入院5天前受凉后出现发热及轻度咳嗽，逐渐出现呼吸困难；查外周血白细胞计数及分类正常，血气分析提示Ⅰ型呼吸衰竭（$PaO_2$ 53mmHg），肺部CTA提示双肺动脉远端充盈稍差、双肺多发炎性病变、双肺门、纵隔多发淋巴结肿大。既往反复双下肢皮疹2年，皮肤病理诊断为"变应性血管炎"，现口服米诺环素及沙利度胺治疗。入院查体：除双下肢皮肤色素沉着外无阳性体征。肝肾功能、心肌酶、自身免疫指标、ANCA等未见异常；病原学检测：痰细菌、结核菌、真菌培养及血培养、G试验、支原体抗体、军团菌抗体均为阴性。肺功能检查提示限制性通气功能障碍及弥散功能减低（静肺活量63%，肺总量73%，$DL_{CO}$ 70%）。1周后呼吸困难加重，吸氧10L/min，查$PaO_2$ 51mmHg，外周血嗜酸性粒细胞比例升高（13.9%），骨髓涂片嗜酸性粒细胞增高占18.5%，肺泡灌洗液嗜酸性粒细胞比例增高（17%），CT引导下纵隔淋巴结病理为淋巴组织呈反应性增生,局灶可见多量嗜酸性粒细胞,肺组织穿刺病理为肺泡上皮轻度增生脱落及肺泡间隔纤维组织增生,局灶间质及小血管周围可见多量嗜酸性粒细胞。最终诊断为急性嗜酸性粒细胞性肺炎。予以激素治疗后体温降至正常,咳嗽、呼吸困难症状渐消失,3周后复查胸部CT示肺部渗出性病变消失,外周血嗜酸性粒细胞比例正常。甲强龙逐渐减量,4个月后停用,病情无反复(图6-1,图6-2)。

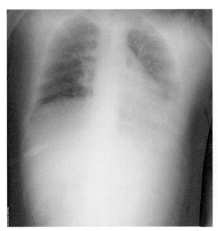
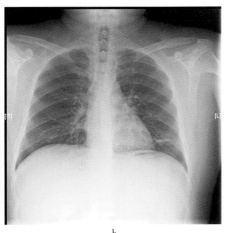

a　　　　　　　　　　　　　　b

图 6-1　a:入院胸片显示双肺浸润性病变;
b:甲强龙治疗 2 周胸片显示双肺渗出明显吸收

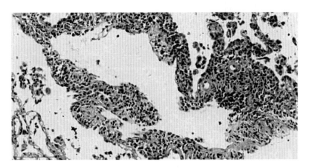

图 6-2　左肺穿刺组织病理:肺泡上皮轻度增生脱落,个别肺泡间隔纤维组织增生,
局灶间质及小血管周围单个核细胞浸润,其中含有多量嗜酸性粒细胞

## 【要点】

**以发热、急性呼吸衰竭和肺部浸润性病变为首要表现的病例还要考虑急性嗜酸性粒细胞性肺炎的诊断**

急性嗜酸性粒细胞性肺炎疾病初期多以发热、咳嗽及急性呼吸衰竭为

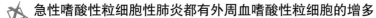

**要 点**

◎ 以发热、急性呼吸衰竭和肺部浸润性病变为首要表现的病例还要考虑急性嗜酸性粒细胞性肺炎的诊断

主要临床表现,同时 X 线检查示肺部的浸润性病变,与重症社区获得性肺炎(community acquired pneumonia,CAP)相似,初期常造成误诊。急性嗜酸性粒细胞性肺炎应用糖皮质激素治疗后临床症状可以迅速缓解,与重症 CAP 的预后及治疗原则完全不同,强调及时诊断及早期应用糖皮质激素,以避免延误治疗时机导致严重后果。本病例的患者初期诊断亦考虑 CAP,予以莫西沙星抗感染治疗,治疗过程中症状一度缓解,但不久即出现病情反复,再次出现发热及低氧血症加重,这与治疗有效的 CAP 临床过程不符,同时出现外周血嗜酸性粒细胞增多,提示了嗜酸性粒细胞性肺部疾病的可能,所以在完善检查的同时及时予以糖皮质激素的治疗,使病情得到根本控制,而且进一步的检查结果也充分证实了我们的诊断。所以以发热、急性呼吸衰竭和肺部浸润性病变为首要表现的病例除了常见的重症 CAP 的诊断,同时还要考虑急性嗜酸性粒细胞性肺炎的可能。

【盲点】

**急性嗜酸性粒细胞性肺炎都有外周血嗜酸性粒细胞的增多**

支持急性嗜酸性粒细胞性肺炎诊断的主要辅助检查指标是支气管肺泡灌洗液中嗜酸性粒细胞比例的增加(一般达 25% 以上)及肺组织活检中发现嗜酸性粒细胞的增多,而不是外周血中嗜酸性粒细胞总数及比例的增高。通常疾病早期表现的是外周血中性粒细胞比例的增加而不是嗜酸性粒细胞的增多,随着病程的进展才出现外周血嗜酸性粒细胞的增加,本例病例与以上情况相符。同时据文献报道临床中只有 1/3 的病例出现外周血嗜酸性粒细胞增多。所以不能在只有外周血嗜酸性粒细胞增多的情况下才考虑急性嗜酸性粒细胞性肺炎的诊断。

【诊治箴言】

1. 急性嗜酸性粒细胞肺炎临床表现类似 CAP,早期易出现低氧血症甚至呼吸衰竭。

2. 急性嗜酸性粒细胞肺炎外周血中嗜酸性粒细胞可以正常,仅表现为支气管肺泡灌洗液中嗜酸性粒细胞比例大于 25%。

3. 用激素治疗有效,并且停药后不易复发。

## 【参考文献】

1. 蔡柏蔷,李龙芸. 协和呼吸病学. 第 2 版. 北京:中国协和医科大学出版社,2011.

2. Allen JD,Pacht ER,Gadek JE,Davis WB. Acute eosinophilic pneumonia as a reversible cause of noninfectious respiratory failure. N Engl J Med 1989,321:569-574.

3. Philit F,Etienne-Mastroïanni B,Parrot A,et al. "Groupe d'Etudes et de Recherche sur les Maladies OrphelinesPulmonaires"(GERM "O" P). Idiopathic acute eosinophilic pneumonia:A study of 22 patients. Am J Respir Crit Care Med,2002,166:1235-1239.

4. David R. Janz,Hollis R. O'Neal,E. Wesley Ely. Acute eosinophilic pneumonia:A case report and review of the literature. Crit Care Med,2009,37:1470-1474.

（北京大学第三医院　杜毅鹏　沈宁）

# 病例40 MPO-ANCA 阳性的嗜酸性粒细胞肉芽肿性多血管炎易出现反复复发

【关键词】嗜酸性粒细胞肉芽肿性多血管炎 激素治疗

## 【引言】

嗜酸性粒细胞肉芽肿性多血管炎(eosinophilic granulomatosis with polyangiitis, EGPA),既往称为变应性肉芽肿性血管炎,又称 Churg Strauss 综合征(Churg—Strauss syndrome,CSS),是一种主要累及中小动静脉的 ANCA 相关性系统性血管炎。其特征为哮喘、血或组织中嗜酸性粒细胞增多、嗜酸性粒细胞坏死性血管炎伴有坏死性肉芽肿,可以累及全身多个系统和器官,如呼吸系统、神经系统、消化系统、皮肤、心脏、肾脏及关节肌肉等,临床表现复杂多样。目前糖皮质激素是 EGPA 的首选治疗药物,也可加用免疫抑制剂,疗程一般在 1 年以上。EGPA 容易复发,复发不仅可加重脏器损害,导致死亡率增加,而且还可增加治疗相关风险。复发原因目前并不清楚,可能与激素减量过快、接种疫苗和感染等有关。EGPA 复发后需要重新开始治疗,部分患者单用激素仍然有效,有些患者需要加用免疫抑制剂强化治疗,但如何选择治疗方案以及治疗疗程尚无统一标准。

## 【病例重现】

患者女性,58 岁,2005 年 5 月体检胸部 CT 示"肺部多个大小不等高密度小结节影,小片状影,伴双肺陈旧结核表现",自觉乏力,2006 年 3 月复查胸部 CT 肺内仍有小结节影和小片状影,部位与前不完全相同(图 6-3)。既往史:支气管哮喘 20 年,共发作 2 次;过敏性鼻炎 2 年;过敏体质。入院后外周血嗜酸性粒细胞 10.6%,红细胞沉降率 94mm/h,尿红细胞计数 10~15 个 / 高倍视野,血 MPO-ANCA 阳性,胸腔镜下肺活检病理示"符合感染相关肉芽肿性疾病或变应性肉芽肿性血管炎"。诊为变应性肉芽肿性血管炎,予泼尼松 50mg/d,并

**要　点**

◎ EGPA 初次治疗首选糖皮质激素治疗,可酌情加用免疫抑制剂

加用环磷酰胺口服,肺部病变吸收明显,ANCA 转阴,红细胞沉降率正常,激素逐渐减量,1 年半后停药。停药 2 年半后,2009 年 7 月复查血 MPO-ANCA 转为阳性,肺内结节影无明显增多,考虑 EGPA 复发,加用激素 50mg/d,MPO-ANCA 转阴性,激素逐渐减量至 5mg/d 维持治疗。2011 年 9 月因出现呼吸困难第三次入院,复查 MPO-ANCA 转为阳性,血脑钠肽 36 000pg/ml,超声心动图显示左心室舒张功能减退,LVEF63%,考虑 EGPA 合并心脏受累,予泼尼松口服并加用环磷酰胺,积极抗心力衰竭治疗后好转。

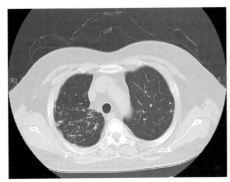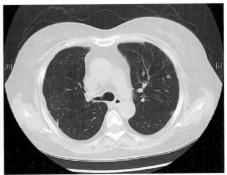

**图 6-3　2006 年胸部 CT:肺内多发小结节影、索条影和小片状影**

【提示点】

1. 中年女性,以乏力和活动后气短为主要表现,有哮喘、鼻窦炎史,外周血嗜酸性粒细胞 >10%,肺内多发大小不一小结节影,小片状影,位置有变化,符合 1990 年美国风湿协会 EGPA 诊断标准,结合血 MPO-ANCA 阳性,胸腔镜下肺活检符合感染相关肉芽肿性疾病或变应性肉芽肿性血管炎,EGPA 诊断成立。

2. 初始治疗予糖皮质激素和免疫抑制剂环磷酰胺,效果满意,维持治疗 1 年半后停药,停药后 2 年半时间内病情稳定。

3. 停药 2 年半后 MPO-ANCA 转为阳性,尿红细胞和潜血阳性,单用糖皮质激素后 ANCA 转阴,但在糖皮质激素小剂量维持治疗中再次出现 MPO-ANCA 转阳性,同时出现心脏受累,经糖皮质激素和免疫抑制剂治疗再次好转。

【要点】

**要点 1:EGPA 初次治疗首选糖皮质激素治疗,可酌情加用免疫抑制剂**

糖皮质激素是 EGPA 的首选治疗药物,单用临床缓解率为 91.5%。对病

◎ EGPA 复发后治疗并无统一标准,FFS 评分确定严重程度后,再选择治疗药物

情相对局限的患者,剂量一般为 1mg/(kg·d),待临床症状好转,胸部影像学、血嗜酸细胞计数、红细胞沉降率等显示病情活动的指标好转 1 个月后逐渐减量,维持治疗 1 年以上。病情进展快、伴有重要脏器严重受累者可以大剂量激素冲击治疗。

免疫抑制剂可提高 EGPA 缓解率,协助糖皮质激素减量或停药,并降低复发率。需要加用免疫抑制剂的情况包括:①对激素治疗反应差或产生依赖的患者;②有致命性并发症的患者,如进展性肾衰竭或心脏受累的患者;③出现与疾病进展相关的并发症,如血管炎伴有周围神经病。以环磷酰胺最常用,剂量为 2mg/(kg·d)口服,疗程不少于 1 年。其他药物包括硫唑嘌呤、环孢素 A 以及霉酚酸酯等。其他治疗如血浆置换、生物制剂等效果有待进一步证实。

本例患者初次诊断 EGPA 时已有肺脏和肾脏同时受累,故予以糖皮质激素和免疫抑制剂同时治疗,效果显著,病情稳定,ANCA 转阴,维持治疗 1 年半后停药。停药后 2 年多时间内病情尚稳定。

**要点 2:EGPA 复发后治疗并无统一标准,FFS 评分确定严重程度后,再选择治疗药物**

临床多用 FFS 评分系统确定疾病严重度,FFS 评分标准为以下 5 点,如果存在 1 点即计 1 分;①蛋白尿 >1g/d;②消化道受累;③肾功能不全,肌酐 >15.8mg/L;④心肌病;⑤中枢神经系统受累。患者无以上危险因素存在(如 FFS=0),可以单用糖皮质激素治疗;当患者有 1 个或 1 个以上危险因素时,可使用糖皮质激素加环磷酰胺治疗。绝大多数复发者仍然对治疗反应良好。需要指出的是,有研究表明这两种方法缓解率、死亡率和复发率并无统计学差异。

本例患者第一次复发时仅有 ANCA 转阳性和血尿出现,肺内病变稳定,故单用糖皮质激素治疗,仍然有效。在治疗 2 年后小剂量激素(5mg/d)维持治疗时第二次复发,ANCA 转阳性,出现心力衰竭。由于心脏受累是 EGPA 重要死亡原因之一,约半数 EGPA 患者死于心脏受累,故同时加用糖皮质激素和免疫抑制剂,并积极抗心力衰竭治疗后 ANCA 再次转阴,临床好转。由于患者反复复发,且有严重并发症即心脏受累,预计临床治疗药物减量将更缓慢,维持治疗时间可能更长,且应密切监测临床和实验室指标及时发现复发迹象,随时调整治疗。

## 【盲点】

### ✘ 盲点 1：EGPA 规律治疗后就不会复发，从而忽视治疗

即便是规律治疗，EGPA 也会复发，且复发原因不明，有人认为可能与激素减量过快有关。本例患者初始治疗维持 1 年半，第一次复发后治疗维持 2 年，并不存在激素减量过快情况，可见在规律治疗的前提下 EGPA 仍然有复发可能。有报道加用免疫抑制剂也并不能降低复发率。可见 EGPA 复发并不能单纯用治疗药物剂量选择和治疗疗程长短来解释。关于 EGPA 复发的研究较少，一项关于 118 例 EGPA 患者的 6 年随访研究发现，41% 的患者出现复发，平均出现在治疗开始后 2 年，其中 57% 发生在激素减量小于 10mg/d 后；再次治疗超过 90% 患者得到缓解，但其中 38% 出现第二次复发。该研究中，复发次数并未曾影响预后，无复发和复发 ≥1 次者生存率相仿。MPO-ANCA 阳性者复发率高，而血嗜酸性粒细胞 >3000/mm$^3$ 者复发率低。

### ✘ 盲点 2：ANCA 监测可有益于及早发现复发

有 40% 左右的 EGPA 患者血清 ANCA 阳性，以 MPO-ANCA 阳性为主。虽然 ANCA 阳性者复发率偏高，但 ANCA 升高监测在复发中的意义尚有争议。有研究表明，对于 ANCA 阳性患者，治疗似乎并不能预防或延迟复发。有人认为 ANCA 升高可预示复发，可以比疾病活动期临床症状更早出现；但也有研究表明 ANCA 升高者 29%~50% 并未出现临床复发。ANCA 升高在 EGPA 复发中的作用尚需进一步的研究。本例患者初始诊断时 MPO-ANCA 即为阳性，两次复发 MPO-ANCA 均转为阳性，经调整治疗，临床好转后 ANCA 均转为阴性，故对于该患者，ANCA 监测可能有益于及时发现复发，指导治疗，但并不适用于所有患者。

## 【诊治箴言】

1. EGPA 复发很常见，原因不明，规律治疗并不能避免复发。

2. MPO-ANCA 阳性者 EGPA 复发率偏高，ANCA 监测可能有益于及时发现复发，指导治疗。

3. EGPA 复发后再次给予糖皮质激素或加用免疫抑制剂，90% 以上仍然对治疗有效。

4. EGPA 复发次数可能并不影响其生存率。

## 【参考文献】

1. 蔡柏蔷，李龙芸. 协和呼吸病学. 第 2 版. 北京：中国协和医科大学出版社，2011.

2. 孟庆春，刘五一，郑燕彪. 变应性肉芽肿性血管炎的诊治. 河北医药，2011，33（16）：2505-

2507.

3. 李天水,夏国光.变应性肉芽肿性血管炎的临床特点、治疗及预后新进展.重庆医学,
2011,40(2):190-192.

4. Samson M, Puéchal X, Devilliers H, et al. Long-term outcomes of 118 patients with eosinophilic
granulomatosis with polyangiitis (Churg-Strauss syndrome) enrolled in two prospective trials. J
Autoimmun, 2013, 43:60-69.

（北京大学第三医院　王建丽）

# 病例41 干燥综合征相关性间质性肺病患者胸部影像可见多发囊状气腔

【关键词】干燥综合征 多发囊状气腔

## 【引言】

　　干燥综合征(Sjogren's syndrome,SS)是一种主要累及外分泌腺体的慢性炎症性自身免疫性疾病,主要侵犯泪腺和唾液腺,表现为眼干和口干,此外其他系统和器官如消化道系统、神经系统、肺、肾脏、肌肉关节等均可受累,血清中可出现多种自身抗体。干燥综合征肺部受累较为常见,主要表现为间质性肺病(interstitial lung disease,ILD),干燥综合征相关性间质性肺病(Sjogren's syndrome-interstitial lung disease,SS-ILD)早期可无呼吸道症状,随疾病进展可出现干咳和活动后气短,晚期可因呼吸衰竭而死亡。磨玻璃影、小叶间隔增厚、网格状影、微结节影及蜂窝影等在 SS-ILD 胸部 CT 中均可见到,这些影像表现多见于胸膜下,以双肺下野多见。较有特征的影像表现为薄壁囊状气腔,双肺上中下肺野均可见,以下肺野多见,大小不等,直径数毫米至数厘米。此类囊状气腔容易被误认为肺气肿或肺大疱,而忽略其在 SS-ILD 中的诊断价值。

## 【病例重现】

　　患者女性,53 岁,5 年前出现活动后气短,上 3 层楼即感气短,1 年来间断干咳,活动后气短逐渐加重,9 天前行胸部 CT 示"双肺弥漫磨玻璃影,多发肺大疱"(图 6-4),肺功能示限制性通气功能障碍。既往史:口干、眼干 5 年。入院后行眼部 Schirmer 试验(+),红细胞沉降率 98mm/h,血清抗核抗体 1∶640,抗 SSA 抗体(+),RA 540IU/ml,支气管肺泡灌洗液巨噬细胞百分比 24%,淋巴细胞百分比 59%,中性粒细胞百分比 15%,嗜酸性粒细胞百分比 2%,BALF 淋巴细胞亚群分析,$CD4^+$ T 淋巴细胞百分比 47.4%,$CD8^+$ T 淋巴细胞百分比 36%,诊为干燥综合征相关间质性肺病,予糖皮质激素和羟氯喹治疗。

**要 点**

◎ 肺间质改变基础上伴多发囊状气腔应考虑到干燥综合征相关性间质性肺病可能

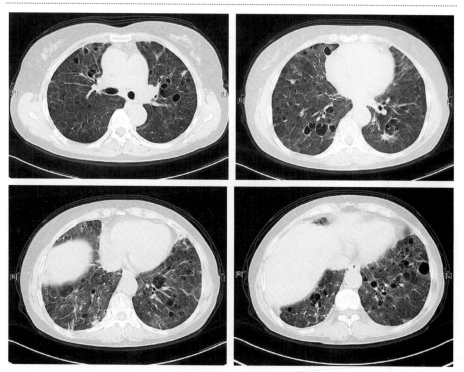

图 6-4 胸部 CT:可见双肺间质改变及肺内多发囊状气腔

【提示点】

1. 患者活动后气短 5 年,且有逐渐加重趋势,胸部 CT 示弥漫性肺间质病变,肺功能示限制性通气功能障碍,间质性肺病诊断成立。

2. 间质性肺病原因众多,结缔组织病是常见原因之一。患者胸部影像学可见在肺间质改变基础上多发薄壁囊状气腔,容易想到干燥综合征的可能。

3. 追问患者有口干、眼干史 5 年,行 Schirmer 试验(+),血清抗 SSA 抗体、ANA 和类风湿因子阳性,患者无其他明确结缔组织病史和相关症状。按照 2002 年国际干燥综合征诊断标准可以诊断为原发性干燥综合征。其肺部病变考虑为干燥综合征相关性间质性肺病。

【要点】

肺间质改变基础上伴多发囊状气腔应考虑到干燥综合征相关性间质性肺病可能。

（1）SS的肺部表现多种多样：SS肺部受累较为常见，其中间质性肺病最为常见，从很轻的肺泡炎到显著的肺间质纤维化或蜂窝肺均可见到。SS也可引起气道病变，表现为气管支气管干燥、广泛的细支气管扩张、支气管壁增厚和"小树芽征"。此外，还有一些少见的并发症，如肺动脉高压、肺淀粉样变、胸腔积液、肺部淋巴瘤等。

（2）SS-ILD影像学可见多发囊状气腔：SS-ILD的组织病理改变常见表现为淋巴细胞性间质性肺炎（lymphocytic interstitial pneumonia，LIP），少见的还有普通型间质性肺炎（usual interstitial pneumonia，UIP）、非特异性间质性肺炎（non-specific interstitial pneumonia，NSIP）和闭塞性细支气管炎伴机化性肺炎（bronchiolitis obliterans organizing pneumonia，BOOP）。LIP的高分辨率CT（HRCT）典型表现为磨玻璃影，边缘模糊的小叶中心结节影，小叶间隔增厚，沿淋巴道周围的间质增厚，合并SS的LIP多出现典型的多发性薄壁囊状气腔，发生率约为68%~82%，大小一般在1~30mm，部分直径可超过6cm，囊状气腔随机分布，以下肺较多见。囊状气腔形成的原因可能为淋巴细胞浸润细支气管管壁，引起管腔狭窄，形成类似活瓣机制，在呼气时小气道关闭导致远端气体潴留形成气囊。本例患者胸部CT可见较多散在分布的薄壁囊状气腔，合并双肺磨玻璃影和小叶间隔增厚，结合支气管肺泡灌洗液以淋巴细胞增多为主，考虑病理可能为LIP，但因患者拒绝肺活检，故未能获得病理学证据。

（3）多发囊状气腔应和哪些疾病鉴别：除LIP外，肺内多发囊样气腔尚可见于其他多种疾病。肺朗格罕斯组织细胞增生症，其HRCT表现为囊状气腔和小结节影共存，囊状影直径常<1cm，形状多不规则，且以中上肺分布为主，近肋膈角区很少累及，该病好发于中年男性，90%以上患者有吸烟史；肺淋巴管平滑肌瘤病HRCT表现为双肺薄壁囊状影，直径2~50mm，弥漫分布均匀一致，气囊可以融合，可伴有乳糜胸和气胸，该病仅发生于女性，特别是生育期妇女；此外还应与蜂窝肺、肺气肿、肺大疱、囊性支气管扩张等鉴别。

## 【盲点】

### ⚠ 肺内多发囊状气腔就臆断为肺气肿、肺大泡或蜂窝肺

肺气肿在临床相对常见，有时小叶中心型肺气肿和间隔旁型肺气肿影像学表现与囊状气腔相似。小叶中心型肺气肿多由吸烟引起，但病变缺少明确的囊壁且最常见于两肺的上叶，通常在囊状气腔的中心或近中心部位出现一局灶性的小动脉影，而其他原因引起的囊性肺疾病，血管是沿着囊腔的边缘分布或完全远离囊腔。间隔旁型肺气肿表现为胸膜下分布，薄壁且内部缺乏血管的囊状气腔，以上肺多见。本例患者放射科报告为肺气肿肺大疱，但患者为中年女性，无吸烟史，薄壁囊状气腔散在分布，以下肺为主，且合并有肺间质病

变,不支持肺气肿和肺大疱诊断。

蜂窝肺也是常见肺内囊状气腔病变,是由多发的、边界清楚的厚壁囊性气腔相互聚集而成的病变,通常分布于胸膜下,以中下肺为主,常合并牵引性支气管扩张,是特发性肺纤维化的特征性表现,病理基础为普通型间质性肺炎。本例患者影像学特点不支持蜂窝肺。

由于肺气肿和蜂窝肺在临床上较为常见,肺内多发囊状气腔很容易被认定为这两种病变,而忽视其他诊断可能。应根据囊腔的分布、囊壁的厚度以及囊腔间肺实质的异常等特点,结合临床表现以对囊性肺疾病缩小鉴别范围或做出明确的诊断。

## 【诊治箴言】

1. 肺内多发囊状气腔不能简单认定为肺气肿或蜂窝肺,应根据囊腔特点结合临床表现做出诊断。

2. SS-ILD 影像学可表现为肺间质改变基础上伴有典型的多发性薄壁囊状气腔,散在分布,下肺居多。

3. 对于间质性肺病患者,如有肺内多发性囊状气腔,应考虑有无干燥综合征的可能。

## 【参考文献】

1. 肖振平,黎庶,喻新茹,等. 原发性干燥综合征肺部病变的 HRCT 表现. 中国医学影像技术,2006,22(2):254-256.

2. 曹孟淑,蔡后荣. 原发性干燥综合征继发间质性肺炎患者胸部高分辨 CT 分析. 临床荟萃,2010,25(8):661-664.

3. 王金月,刘继生. 囊性肺疾病的高分辨力 CT 诊断. 国外医学(临床放射学分册),2003,26(4):224-227.

（北京大学第三医院　王建丽）

# 病例 42　纵隔气肿对皮肌炎相关间质性肺病诊断具有提示意义

【关键词】纵隔气肿　皮肌炎　结缔组织病

## 【引言】

纵隔气肿是结缔组织病较为少见的并发疾病,往往同时伴有继发间质性肺病,最常见于皮肌炎,也有见于系统性红斑狼疮、类风湿关节炎、多发性硬化症等其他疾病的个案报道,对原发病的临床诊断有一定提示。

## 【病例重现】

患者男性,43 岁,主因"咳嗽,咳痰伴活动后气短 1 个月余"入院。患者 1 个月前劳累后出现咳嗽,咳少量白痰,伴活动后气短(平地步行 1000 米出现),于我院查胸片示左下肺炎症,抗感染治疗无效。既往史及个人史无特殊。入院查体:右掌指伸侧皮肤及右踝部可见红色斑丘疹,局部少许脱屑,无杵状指。双下肺闻少许吸气相湿啰音。入院后多次查血清抗核抗体、ENA、dsDNA、ANCA、RF、CK、CK-MB 均正常,血清 LDH 升高(283U/L),HBDH 升高(204U/L)。胸部 CT:双肺透亮度增加,双下肺多发片状索条密度增高影,入院后第 5 天,患者感颈部不适,复查胸部 CT 示纵隔气肿,并双肺病变较前进展(图 6-5)。后开胸肺活检,病理汇报:病变符合弥漫性细支气管炎伴脂质性肺炎,考虑患者皮疹典型,且肺间质病变合并纵隔气肿在皮肌炎中最常见,予皮肤及肌肉活检,病理提示皮肤

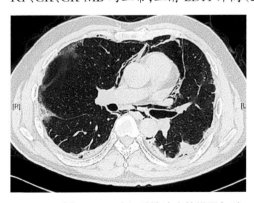

图 6-5　肺部 CT:双肺间质性肺病并纵隔气肿

◎　纵隔气肿可发生于多种结缔组织病（主要是皮肌炎），伴或不伴间质性肺炎
◎　纵隔气肿对于原发结缔组织病的鉴别诊断具有重要的提示作用

（右踝部）非特异性炎症，（右股四头肌）：符合炎症改变。故诊断为皮肌炎，间质性肺炎，纵隔气肿。

## 【提示点】

对于临床表现无明显肌肉损害症状的皮肌炎，出现纵隔气肿给疾病诊断带来重要提示意义，此时即可行肌肉活检证实诊断。

## 【要点】

### 要点 1：纵隔气肿可发生于多种结缔组织病（主要是皮肌炎），伴或不伴间质性肺炎

自发性纵隔气肿是多种结缔组织病极为少见的一种并发症，报道主要见于皮肌炎（dermatomyositis，DM）病例，可同时伴或不伴间质性肺炎，亦有见于系统性红斑狼疮（systemic lupus eythematosus；systemic lupus erythematosus，SLE）、类风湿关节炎（rheumatoid arthritis，RA）、系统性硬化症等其他结缔组织病的个案报道。在皮肌炎中，纵隔气肿的发生率为 2.2%，在大部分病例中，发生于起病的第 1 年内。

既往报道，皮肌炎合并纵隔气肿的患者往往具有如下特点：①多有皮肌炎特异性皮肤损害（如 Gottron 皮疹、甲周溃疡性皮肤损害等）；②肌肉受累多轻微，肌酶正常或轻度升高（多小于正常上限 2 倍），肌肉酸痛或乏力症状不明显；③多合并有肺纤维化或其他肺间质病变；④抗 jo-1 抗体阴性，多处于糖皮质激素治疗过程中。皮肌炎发生纵隔气肿的危险因素包括：合并间质性肺病（尤其是肺纤维化）；皮肤血管病变；肌酶正常或轻度升高；年轻；激素治疗中。纵隔气肿发生机理尚未完全阐明，推测可能为：肺纤维化导致正常肺组织结构破坏，胸膜下气囊形成，在靠近纵隔面气囊破裂，即致气体进入纵隔；血管病变致使气道黏膜屏障的完整性破坏，溃疡形成，故易破裂；激素治疗中，可使得肺间质组织薄弱，在肺泡间压力不平衡时发生破裂，造成纵隔气肿。虽然纵隔气肿在皮肌炎中发生率很低，但是对于此类患者，如出现不能解释的气短或颈部不适，应及时行影像学检查明确是否发生本病。

### 要点 2：纵隔气肿对于原发结缔组织病的鉴别诊断具有重要的提示作用

尽管纵隔气肿可见于多种结缔组织疾病，但是仍以皮肌炎最为常见。由于纵隔气肿多发生于肌肉无受累或受累轻微的皮肌炎患者，故对于具有典型

皮疹改变者,纵隔气肿出现更提示原发疾病诊断。

## 【盲点】

✕ **患者无肌无力症状,且血清免疫指标及肌酶均正常,就不考虑皮肌炎诊断**

在本病中,部分患者可表现为无肌病性皮肌炎,即具有特征性皮肌炎的皮肤病变(眶周紫红色浮肿斑片、甲周红斑、Gottron 皮疹等),无肌肉受累的临床症状(如肌无力、肌痛)及实验室检查(肌酶)依据,甚至肌电图及肌肉活检亦为阴性。此类患者诊断较为困难,需结合临床其他表现(如皮肤活检)综合判断。

## 【诊治箴言】

纵隔气肿可见于多种结缔组织病,主要为皮肌炎,其他疾病也有个案报道。由于纵隔气肿多发生于肌肉无受累或受累轻微的皮肌炎患者,故对于具有典型皮疹改变者,纵隔气肿出现更提示原发疾病诊断。

## 【参考文献】

Tang R, Millett CR, Green JJ. Amyopathic dermatomyositis complicated by pneumome diastinum. J Clin Aesthet Dermatol, 2013, 6(3):40-43.

(北京大学第三医院  丁艳苓  沈宁)

# 病例43　对于以间质性肺炎为首发表现的类风湿关节炎应密切随诊

【关键词】间质性肺炎　类风湿关节炎

【引言】

多种结缔组织病(如类风湿关节炎)可继发间质性肺炎,在以肺部症状首发而其他系统受累表现尚不明显,且血清免疫学指标亦无提示时,较易误诊。因此,对于初诊为特发性间质性肺炎患者,应密切随访,明确是否存在潜在的结缔组织病。

【病例重现】

患者女性,68岁,主因"咳嗽伴活动后气短1年余,加重1个月"首次入院。患者1年余前无明显诱因干咳,伴活动后气短,上3层楼即感气短,未在意。后受凉,接触杀虫剂后咳嗽,气短加重,口服"茶碱、止咳药物"后咳嗽好转,但气短渐加重。于我院门诊查胸部CT示双肺间质改变。既往史:过敏性鼻炎5年,间断口服抗过敏药物。入院查体:全身皮肤未见皮疹,关节无红肿,双下肺散布中等量细湿啰音及少许呼气相哮鸣音。辅助检查:ANA,ENA,dsDNA,ANCA,RF均阴性。支气管镜检查:支气管黏膜轻度充血,肺泡灌洗液:细胞计数$9×10^4$/ml,细胞分类:巨噬细胞百分比68%,淋巴细胞百分比0,中性粒细胞百分比29%,嗜酸性粒细胞百分比3%。胸部CT:双肺小叶间隔增厚,呈蜂窝状,网格状改变,分布以下肺、胸膜下明显,双肺胸膜下可见少许斑片状渗出影及磨玻璃影(图6-6)。入院后根据患者病史及影像特点,考虑诊断特发性间质性肺病,特发性肺间质纤维化可能性大,予口服泼尼松30mg/d,3个月后缓慢减量,8个月后停用,后间断中药治疗。在此期间,患者间断出现多关节肿痛,为双肘、腕关节、双手掌指关节及指间关节,伴晨僵,无关节畸形,并活动后气短加重,步行50米即感气短。2年后再次入院,查体:双肘、双腕、双膝压痛,

## 要　点

◎ 间质性肺炎是类风湿关节炎最常见的肺部受累表现

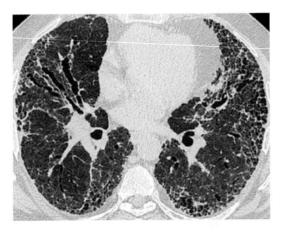

图 6-6　肺 CT：双下肺蜂窝状改变

双肘关节伸直受限，关节无畸形，双肺可闻及爆裂音。胸部 CT 示双肺间质病变较前加重。双手 X 线片：符合类风湿关节改变，血清抗核抗体 1：80，类风湿因子 63.5U/L，抗 CCP 抗体 >500，考虑诊断为类风湿关节炎继发间质性肺病。

## 【提示点】

诊断为特发性间质性肺炎患者，应定期随访，监测皮肤、肌肉等多系器官是否受累，以及血清免疫学指标变化，及时修正诊断。

## 【要点】

### 要点 1：间质性肺炎是类风湿关节炎最常见的肺部受累表现

间质性肺炎是类风湿关节炎最常见的肺部病变，发生率为 19%~56%，在有肺部症状的患者，其发生率可达 60% 以上，15%~20% 的类风湿关节炎患者以间质性肺炎表现首发，其肺部病变可早于关节等其他系统改变数月至数年不等。高龄、吸烟（吸烟指数 >25 年·包）被认为是类风湿关节炎发生间质性肺炎的可能危险因素。

虽然继发于类风湿关节炎的间质性肺炎也存在异质性，但是其肺部主要表现类似于 2 种特发性间质性肺炎改变，即普通型间质性肺炎（usual interstitial pneumonia，UIP）和非特异性间质性肺炎（non-specific interstitial pneumonia，NSIP）。与其他结缔组织病（如系统性硬化症、多发性肌炎 - 皮肌炎

◎ 注意鉴别继发于类风湿关节炎的间质性肺炎与特发性间质性肺炎

等）不同,UIP 是类风湿关节炎的主要肺间质病变类型,约占 30%~35%,其次为 NSIP,其他类型如机化性肺炎（organized pneumonia,OP）,急性间质性肺炎（acute interstitial pneumonia,AIP）等亦可出现。类风湿关节炎合并间质性肺炎常见的影像学表现以磨玻璃影、网格状影最多见,其次为实变、小叶中心型结节,对于早期类风湿关节炎患者,其间质改变多为磨玻璃影为主。

肺组织病理学发现类风湿关节炎合并间质性肺炎,类风湿关节炎 -UIP 与间质性肺纤维化 -UIP 存在差异,即前者成纤维细胞灶较少,蜂窝改变较轻,生发中心数目较多及炎症评分较高,肺组织 $CD4^+$ T 淋巴细胞数量多。因此推测,前者可能对激素或免疫抑制剂效果优于 IPF-UIP。

**要点 2:注意鉴别继发于类风湿关节炎的间质性肺炎与特发性间质性肺炎**

继发于类风湿关节炎的间质性肺炎,其呼吸系统症状与体征、肺功能及影像学表现与特发性间质性肺炎有很多相似之处,尤其是肺部症状首发而其他系统受累表现尚不明显,且血清免疫学指标亦无提示时,较易误诊。对于间质性肺炎患者,出现下述情况,应考虑类风湿关节炎继发间质性肺炎可能:

（1）除肺部症状外,还有关节痛、晨僵等其他临床表现。

（2）RF、ANA、CCP、AKA 等血清免疫学指标阳性。

（3）HRCT 表现除肺间质改变外,还同时可见小叶中心结节、马赛克征等小气道受累或伴有胸腔积液等胸膜受累表现。

（4）肺组织病理学表现,肺成纤维细胞灶较少,蜂窝改变较轻,生发中心数目较多及炎症评分较高,肺组织 $CD4^+$ T 淋巴细胞数量多。

此外,类风湿关节炎 -UIP 与 IPF 相比较,前者发病年龄较为年轻,杵状指较少见,肺部疾病发展较慢,亦对鉴别诊断有一定意义。

**盲点:间质性肺炎除感染、职业接触等已知因素外,若无其他系统受累表现,且血清学免疫指标阴性,即考虑诊断为特发性间质性肺炎**

结缔组织病（如类风湿关节炎）继发间质性肺炎中,少部分患者的肺部病变可早于其他各系统损害出现,且血清免疫指标亦可在早期阴性。因此,对于特发性间质性肺炎诊断应慎重,需要密切随访是否出现多系统受累表现,并复查血清免疫学指标,及时修正诊断。

## 【诊治箴言】

1. 间质性肺炎是类风湿关节炎最常见的肺部病变,影像学最常见为 UIP 样表现,其次为 NSIP,其他类型亦可见到。

2. 约 15%~20% 类风湿关节炎患者以间质性肺炎首发,其临床表现(如症状体征、肺功能、HRCT 等)与特发性间质性肺炎相似。

3. 对于特发性间质性肺炎诊断应慎重,需要密切随访是否出现多系统受累表现,并复查血清免疫学指标,及时修正诊断。

## 【参考文献】

1. Brown KK. Rheumatoid lung disease. Proc Am Thorac Soc, 2007, 4(5):443-448.

2. O'Dwyer DN, Armstrong ME, Cooke G, et al. Rheumatoid Arthritis(RA)associated interstitial lung disease(ILD). Eur J Intern Med, 2013, 24(7):597-603.

(北京大学第三医院 丁艳苓 朱红)

# 病例44 警惕小量咯血为唯一首发症状的弥漫性肺泡出血

【关键词】咯血　呼吸困难　磨玻璃影

## 【引言】

弥漫性肺泡出血综合征(diffuse alveolar hemorrhage syndrome,DAHS),是指肺泡毛细血管、小动脉、小静脉损伤致使红细胞在肺泡远端集聚,以咯血、贫血、低氧血症为主要临床表现的综合征。常见的原因包括坏死性肉芽肿性血管炎、特发性肺含铁血黄素沉着症、显微镜下多血管炎、白塞病、Goodpasture综合征、过敏性紫癜、寡免疫复合物性肾小球肾炎、药物中毒、肺移植急性排斥、弥漫性肺泡损伤、二尖瓣狭窄、凝血功能障碍、肺静脉闭塞等。DAHS多急性起病,严重时危及患者生命。DAHS最主要的表现是咯血,另一个特点是与咯血量不相称的贫血,其次的突出症状是呼吸困难。但是由于DAHS是跨学科的综合征,病因繁多,临床表现各异,导致临床医师对其认识不足,误诊率高。如何能早期识别DAHS、及早准确诊断、争取及时的治疗是值得临床医师关注的问题。

## 【病例重现】

患者女性,49岁,主因"间断咯血40天"入院。40天前无明显诱因出现咯血,每日1~5口不等,鲜红色及暗红色均有。既往史:4年前右乳腺癌手术。入院查体未见异常。辅助检查:血常规、痰检、肿瘤标记物、风湿免疫指标、结核相关检查、喉镜、支气管镜均未见异常。血D-二聚体正常,CTPA未见肺栓塞。尿常规:潜血(+~+++)。胸部CT:双肺散在少量磨玻璃影,右中叶少许支气管扩张伴渗出影(图6-7)。入院后给予多种抗菌药物治疗咯血不缓解,且血红蛋白进行性下降至9.8g/L,胸部CT:双肺磨玻璃影增多(图6-8),患者出现轻度气短,血气分析(未吸氧):pH 7.46,PaCO$_2$ 31.9mmHg,PaO$_2$ 55.8mmHg,复查支气管镜经双侧分段支气管肺泡灌洗证实为弥漫肺泡出血,肺泡灌洗液中可见吞噬含铁血黄素的巨噬细胞,肺功能 CO 弥散率85%。患者试用激素治疗,咯血缓解,胸部 CT 示双侧磨玻璃影吸收(图 6-9)。

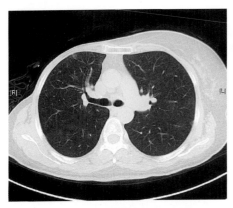 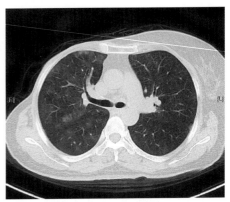

图 6-7　入院时肺 CT:双肺散在　　　　图 6-8　入院后病情加重时:
　　　　少量磨玻璃影　　　　　　　　　　　　双肺磨玻璃影加多

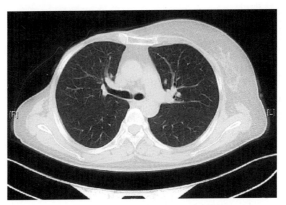

图 6-9　激素治疗 40 天后:双肺磨玻璃影吸收

## 【提示点】

1. 间断咯血 40 天,入院后查体及辅助检查未见明显异常。

2. 胸部 CT 示双侧磨玻璃影,多种抗菌药物治疗咯血不缓解,激素治疗,咯血缓解,胸部 CT 示双侧磨玻璃影吸收。

3. 复查支气管镜经双侧分段支气管肺泡灌洗证实为弥漫肺泡出血,肺泡灌洗液中可见吞噬含铁血黄素的巨噬细胞。

◎ 除外常见的咯血原因及常规抗炎、止血治疗无效时应考虑 DAHS 可能
◎ 小量咯血也不能排除 DAHS 的诊断
◎ 不明原因的呼吸困难要考虑到 DAHS 的可能
◎ 注重 DAHS 影像学特点

## 【要点】

**要点 1：除外常见的咯血原因及常规抗炎、止血治疗无效时应考虑 DAHS 可能**

咯血常见的呼吸系统疾病原因包括支气管扩张、肺结核、肺癌、血管炎、肺炎、肺栓塞。胸部 CT、痰液、支气管镜、免疫指标、D- 二聚体、CTPA 等检查可协助确诊或除外上述疾病。对于咯血为首发症状就诊的患者，我们还是应该首先进行上述常规检查，以除外常见的咯血原因；但当患者经上述常规检查未发现明确病因，或虽不能除外支气管扩张，但经一般抗炎止血治疗无效，仍存在迁延不愈的咯血时，这时就应要考虑到较少见的咯血原因，如 DAHS 的可能，应安排进行分段支气管肺泡灌洗以明确诊断。

**要点 2：小量咯血也不能排除 DAHS 的诊断**

DAHS 最常见的症状是咯血，但是其咯血量可以从极小量咯血到致命的大咯血。当患者为不显著的小量咯血时，我们需要积极关注患者是否出现贫血。与咯血量程度不匹配的贫血；或虽咯血量不大但血色素短期内迅速下降是 DAHS 的一大特点。对于出现上述表现的患者我们应该及早安排多段支气管肺泡灌洗检查以明确诊断。

**要点 3：不明原因的呼吸困难要考虑到 DAHS 的可能**

呼吸困难是 DAHS 除咯血外的第二个主要症状，患者可以以此为首发表现，也可以在原有的基础上突然加重。患者往往表现明显地严重憋气，甚至出现呼吸窘迫、血氧分压下降及呼吸衰竭。并且此时患者往往影像学检查示弥漫性肺泡浸润但同时肺泡弥散功能增加，CO 弥散增加有助于和其他弥漫间质肺病鉴别。当患者出现呼吸困难的表现，而又没有常见的导致呼吸困难的心肺疾病原因，结合患者咯血、贫血的临床特点，我们应该考虑 DAHS 的可能。

**要点 4：注重 DAHS 影像学特点**

胸片或胸部 CT 影像学改变是诊断 DAHS 的必要条件。DAHS 影像学多表现为弥漫性或灶状的肺泡浸润，一般没有胸腔积液和肺不张。当表现为灶状的磨玻璃淡片影时不易与咯血吸入相鉴别；但咯血吸入往往为沿支气管分布的局限性的磨玻璃影，而 DAHS 多范围更广，且弥漫散在，没有局限在支气

管周围的特点。因此临床上我们应仔细观察影像学的特点，避免误诊。

## 【盲点】

### ✖ 慢性迁延起病以小量咯血为唯一首发症状，不考虑弥漫性肺泡出血

弥漫性肺泡出血多见于胶原血管病、肾脏疾病、淋巴瘤及凝血功能障碍患者，表现为咯血、贫血、低氧，多起病急，病情重，可危及患者生命。对于明显的大咯血、进行性加重的贫血或突发的严重的呼吸困难，影像学表现为弥漫性肺泡浸润的患者，我们容易想到弥漫性肺泡出血。但本例患者没有基础疾病，并且病情相对缓和迁延，咯血量少，早期也没有明显的贫血及呼吸困难，肺影像学异常也相对较轻，因此最初误诊为支气管扩张、咯血吸入。后治疗效果差，病情加重才明确诊断。所以临床上对于类似的患者，当治疗效果不佳时，我们应该注意随访患者，了解有无新发的贫血和呼吸困难，或仔细甄别影像学的特点，努力寻找蛛丝马迹，争取及早明确诊断。

## 【诊断箴言】

1. DAHS 轻症患者或初期可以表现为间断少量咯血和轻微影像改变，应注意追踪病情变化。与咯血量不匹配的进行性血色素下降和肺内进展性的多发或弥漫肺泡浸润影提示 DAHS 可能。

2. 呼吸困难是 DAHS 除咯血外的主要临床表现，当患者出现用咯血不能解释的呼吸困难，而又排除常见心肺疾病病因，应考虑 DAHS 的可能。

3. 除可能导致 DAHS 的原发病相关检查，包括免疫指标如 ANCA 等检测，通过检测 CO 弥散量及分段支气管肺泡灌洗有助 DAHS 明确诊断。

## 【参考文献】

1. 蔡柏蔷，李龙芸. 弥漫性肺泡出血综合征. 协和呼吸病学. 第 2 版. 北京：中国协和医科大学出版社，1542-1553.

2. 周新. 弥漫性肺泡出血. 国外医学呼吸系统分册，1987，3：137-140.

3. Green RJ, Ruoss SJ, Kraft SA, et al. Pulmonary capillaritis and alveolar hemorrhage. Chest，1996，110：1305-1316.

4. Specks U. Diffuse alveolar hemorrhage syndromes. CurrOpinPheumatol，2001，13：12-17.

（北京大学第三医院 杨薇）

# 病例45 肉芽肿性多血管炎垂体受累的治疗

【关键词】肉芽肿性多血管炎　垂体

## 【引言】

　　肉芽肿性多血管炎(granulomatosis with polyangiitis,GPA),既往称为韦格纳肉芽肿(Wegener's granulomatosis,WG),是一种坏死性肉芽肿性血管炎,属自身免疫性疾病。该病病变累及小动脉、小静脉及毛细血管,偶尔累及大动脉。其病理以血管壁的炎症为特征,主要侵犯上、下呼吸道和肾脏,通常以鼻黏膜和肺组织的局灶性肉芽肿性炎症开始,继而进展为血管的弥漫性坏死性肉芽肿性炎症。临床常表现为鼻和副鼻窦炎、肺病变和进行性肾衰竭;还可引起其他多器官受累,神经系统受累多以外周神经受累为主要表现,颅内病变较少见。未经治疗的GPA患者的预后较差,使用糖皮质激素加免疫抑制剂,如环磷酰胺联合治疗有显著疗效,患者生存率明显提高,应作为首选的治疗方案。但因为环磷酰胺的副作用,使一些患者无法耐受此治疗方案,就需要临床医师选用其他免疫抑制药物或者其他治疗方案。同时提高对本病的认识,早期诊断,早期治疗对于改善预后尤为重要。

## 【病例重现】

　　患者男性,40岁,急性起病,以发热、皮疹、咳嗽为主要表现,发热时伴明显咳嗽。胸部CT显示"双肺多发团块影"(图6-10),外院就诊,考虑"肺脓肿、皮肤疖肿",予抗感染治疗,效果不佳。入院后,查cANCA阳性,头颅MRI示副鼻窦炎,经肺穿刺活检证实肉芽肿性多血管炎诊断。予激素联合环磷酰胺治疗。

　　住院过程中,患者出现尿量增多至10 000ml/d,伴视力模糊,查垂体MRI示"垂体出血"(图6-11)。查甲状腺功能、性腺功能均减退,考虑肉芽肿性多血管炎垂体受累,予激素替代治疗。糖皮质激素联合环磷酰胺治疗后,患者体温逐渐恢复正常,但出现明显血糖升高及肝功能异常,考虑类固醇性糖尿病及环磷酰胺肝损害。予胰岛素降血糖治疗,并停用环磷酰胺。后患者体温再次升高、肺内病变进展,加用霉酚酸酯。患者体温逐渐降至正常,带激素联合霉酚酸酯出院。

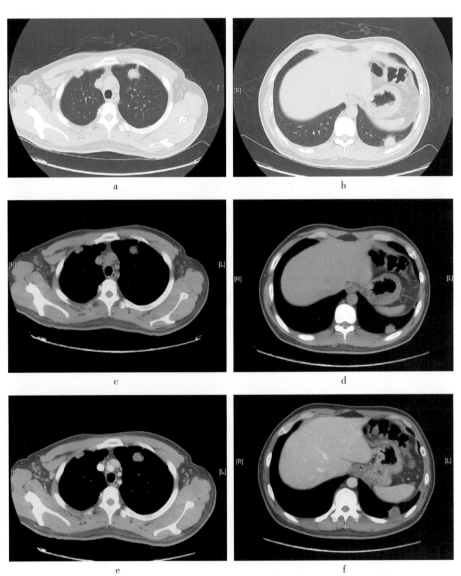

图 6-10 胸部 CT:双肺多发不规则结节状高密度影,增强扫描边缘环形强化

a、b:肺窗;c、d:纵隔窗;e、f:增强扫描

要　点

◎ GPA 伴有肺部和垂体受累的患者不能耐受常规治疗或常规治疗效果不佳的可选用激素
联合霉酚酸酯

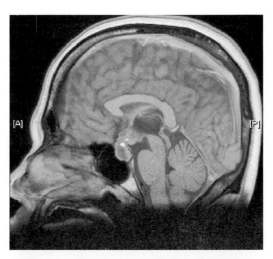

图 6-11　鞍区 MRI:垂体坏死囊变伴局部缺血

## 【提示点】

1. 青年男性,急性起病,以发热、皮疹、肺内团块状影为主要表现。影像学检查提示副鼻窦炎,实验室检查 cANCA 阳性,经皮穿刺肺活检证实坏死性肉芽肿性血管炎。

2. 伴垂体受累,出现尿崩症,性激素水平下降。

3. 糖皮质激素联合环磷酰胺治疗后出现药物性肝损害。

## 【要点】

**GPA 伴有肺部和垂体受累的患者不能耐受常规治疗或常规治疗效果不佳的可选用激素联合霉酚酸酯**

(1) GPA 患者的诱导缓解方案的选择

GPA 治疗可分为 3 期,即诱导缓解、维持缓解以及控制复发。循证医学显示糖皮质激素加环磷酰胺联合治疗有显著疗效,特别是肾脏受累以及具有严重呼吸系统疾病的患者,应作为首选治疗方案。对严重病例如中枢神经系统血管炎、呼吸道病变伴低氧血症、肺泡出血、进行性肾衰竭,可采用冲击疗法:甲泼尼龙 1.0g/d,连用 3 天,第 4 天改口服泼尼松 1.0~1.5mg/(kg·d),然后根据病情逐渐减量。对于环磷酰胺给药途径的选择,口服 CTX 和静脉环磷酰胺冲击治疗可以获得相同的缓解效果,但静脉环磷酰胺冲击治疗的副作用更低。对于本例患者糖皮质激素冲击治疗加环磷酰胺治疗有效。但很快出现了不能耐受的药物不良反应,所以需要更换免疫抑制剂。

目前可以选择的其他免疫抑制剂有硫唑嘌呤、甲氨蝶呤、环孢素、霉酚酸酯和丙种球蛋白。硫唑嘌呤可用于替代环磷酰胺的维持期治疗,或轻中度患者的替代治疗,不适于本例有中枢神经系统受累的患者。甲氨蝶呤免疫抑制作用较弱,且其肝功能损害的发生率较环磷酰胺更高,也不适用。环孢素优点是骨髓抑制较少,免疫抑制作用较弱,对于诱导治疗有效的数据较少。经开放性临床试验数据显示,霉酚酸酯可以显著降低血管炎活性,且不良反应较激素加环磷酰胺组无统计学差异。丙种球蛋白多为短期治疗,且与激素及其他免疫抑制剂合用,所以选择激素加霉酚酸酯作为患者的治疗方案是合适的。

（2）GPA 患者治疗方案的其他选择

GPA 的治疗需要使用强效的免疫抑制药物,这些药物的副反应较大,目前对于这些药物治疗的最佳具体方案及序贯治疗并未达成共识。一些患者在诱导治疗过程中无效或出现复发。对于这些治疗效果不佳的患者可以采用一些生物治疗的方法。目前发现对于 GPA 治疗有效的有利妥昔单克隆抗体,是一种抗 CD20 单克隆抗体,在多个临床试验及病例报道中显示能够诱导复发和难治性 GPA 的缓解或部分缓解,联合激素治疗对于患者的整体治疗应答有益。另外,也有使用肿瘤坏死因子(TNF)-α 受体阻滞剂治疗 GPA 有效的报道。针对 TNF-α、CD20 等的单克隆抗体主要应用于难治性患者或经常规治疗多次复发患者,部分患者取得较好疗效,但最终疗效还需要更多的临床资料证实。

（3）GPA 伴肺部受累患者的治疗疗程

GPA 获得缓解的中位时间是 12 个月,但在治疗有效的患者中 30%~50% 至少复发一次,需要再次治疗。正因为如此,GPA 往往需要长期维持治疗,如何平衡复发与长期维持治疗所带来的药物相关不良反应是一个亟待解决的问题。目前,国际上一般建议糖皮质激素加 CTX 联合治疗疗程不少于 18 个月。

（4）GPA 垂体受累的治疗疗程

对于大多数合并神经系统病变的患者,其全身病变常较重,所以需要强效的环磷酰胺和激素联合治疗,以预防复发。然而,垂体受累的病程与疾病的整体病程并不一定平行,仅 11% 的患者的病情可以随系统治疗而缓解。其余患者需要长期的激素替代治疗。对于全身治疗有效的患者,垂体功能恢复需要6 个月左右。

**【诊治箴言】**

1. 肉芽肿性多血管炎的治疗首选激素加环磷酰胺,重症患者需激素冲击治疗。

　　2. 常规治疗需注意药物副作用,必要时选用其他替代方案。

　　3. 合并肺部和垂体受累的 GPA 替代治疗方案可选用激素联合霉酚酸酯。

　　4. GPA 容易复发,治疗需要长期维持。

## 【参考文献】

1. Yong TY, Li JY. Pituitary involvement in granulomatosis with polyangiitis. J Clin Rheumatol, 2014, 20(3):151-154.

2. Walsh Ml, Merkel PA, Peh CA, et al. Plasma exchange and glucocorticoid dosing in the treatment of anti-neutrophil cytoplasm antibody associated vasculitis (PEXIVAS):protocol for a randomized controlled trial. Trials, 2013, 14:73.

3. Marzano AV, Balice Y, Tavecchio S, et al. Granulomatous vasculitis. G Ital Dermatol Venereol, 2015, 150(2):193-202.

4. Lynch JP, Tazelaar H. Wegener granulomatosis (granulomatosis with polyangiitis):evolving concepts in treatment. Semin Respir Crit Care Med, 2011, 32(3):274-297.

（北京大学第三医院　张静　朱红）

# 病例46　重视以肺间质纤维化为首发表现的ANCA相关性血管炎

**【关键词】**ANCA 相关性血管炎　激素治疗

## 【引言】

　　抗中性粒细胞胞浆抗体 - 相关性系统性血管炎（anti-neutrophil cytoplasmic antibodies-associated systemic vasculitis，ANCA-associated systemic vasculitis）是一组以血管壁炎症和坏死为主要病理表现的系统性自身免疫性疾病，可累及全身多个脏器，最常累及肺脏和肾脏，临床患者可因大咯血和不可逆的终末期肾衰竭而死亡，故及时诊治是改善患者预后的关键。ANCA 相关性系统性血管炎包括肉芽肿性多血管炎（granulomatosis with polyangiitis GPA）、嗜酸细胞肉芽肿性多血管炎（eosinophilic granulomatosis with polyangiitis，EGPA）以及显微镜下多血管炎（microscopic polyangiitis，MPA）。ANCA 相关性系统性血管炎临床表现复杂多样，且缺乏特异性，胸部影像表现呈现多样性，可呈磨玻璃影、斑片实变影、结节团块影、弥漫间质性肺疾病（diffuse interstitial lung disease，DILD）甚至纤维化、蜂窝肺的改变等，其中 DILD 可作为 ANCA 相关性系统性血管炎肺部受累的首发或唯一表现，也可与其他系统受累同时存在。肺间质纤维化病变既往认为是 ANCA 相关性系统性血管炎的少见肺部表现形式，但近年来越来越多的国内外研究表明其在血管炎中并不少见，尤其是多发生于老年 MPA 患者。故临床对以肺间质纤维化为表现的 ANCA 相关性系统性血管炎要提高识别意识，减少误诊和漏诊。

## 【病例重现】

　　患者男性，71 岁，干咳伴气短 3 年。临床诊为特发性肺纤维化，予乙酰半胱氨酸、丹参对症治疗随诊。3 个月后患者出现咯血，血小板进行性下降，复查 P-ANCA 由阴性转为阳性，尿潜血（++），血肌酐正常。予泼尼松和甲氨蝶呤

**要 点**

◎ 患者被首诊为特发性肺纤维化（idiopathic pulmonary fibrosis，IPF）后，要注意动态复查免疫学指标，警惕 ANCA 相关性血管炎
◎ 以肺间质纤维化为首发表现的老年患者在诊断 IPF 时要谨慎，需警惕 MPA

治疗，最终因弥漫性肺泡出血而死亡。

## 【提示点】

1. 老年人，慢性病程。
2. 以肺部间质纤维化为首发。
3. 激素，细胞毒性药物治疗效果差，预后不佳。

## 【要点】

**要点 1：患者被首诊为特发性肺纤维化（idiopathic pulmonary fibrosis，IPF）后，要注意动态复查免疫学指标，警惕 ANCA 相关性血管炎**

（1）IPF 的临床特点

IPF 是一种少见、原因不明、局限于肺以及进行性致纤维化的间质性肺炎。本病多为散发，诊断时年龄常在 50~70 岁之间，男女比例（1.5~2）：1。预后不良，小部分早期病例即使对激素治疗有反应，生存期一般也仅有 5 年。该病多数呈慢性病程，只有约 15% 的病例呈急性经过，表现为进行性呼吸困难加重，最终死亡。IPF 典型病理改变为普通型间质肺炎（usual intersititial pneumonia，UIP）。若患者临床症状、影像典型无需行组织学活检即可做出 IPF 的临床诊断。

（2）病理提示 UIP，不等同于 IPF

IPF 诊断时一定要注意除外其他继发因素。因为在临床实际中，肺纤维化并非一独立疾病，一部分结缔组织病相关的肺部损害可表现为与 IPF 相同的影像学特点，肺部改变可以出现在全身表现和疾病诊断之前。除了特发性肺纤维化以外，继发性肺纤维化代表的是一种疾病的终末期状态，多种影响肺间质的疾病在晚期均可出现不同程度弥漫性肺间质纤维化的表现。不论何种疾病引起，在纤维化病灶部位行活检，病理均可表现出类似 UIP 样的表现。所以如果高分辨率 CT 影像学表现不符合典型的 IPF 特征，尽管病理为典型 UIP 表现，亦不足以诊断 IPF。

**要点 2：以肺间质纤维化为首发表现的老年患者在诊断 IPF 时要谨慎，需警惕 MPA**

肺间质纤维化病变既往认为是 ANCA 相关性系统性血管炎的少见肺部表

现形式,但近年来越来越多的国内外研究表明肺间质纤维化在血管炎中并不少见,发病率约占所有肺部 ANCA 相关性系统性血管炎的 25%,提示两者之间存在某种联系;但其具体机制目前尚不清楚,可能与肺间质反复小血管出血、炎症修复有关。另外,MPO 等 ANCA 抗原在炎症因子刺激下转移到中性粒细胞表面,与循环中中性粒细胞胞浆抗体结合,导致中性粒细胞脱颗粒,释放活性氧自由基,引起血管损伤,随后导致肺间质纤维化也被认为是肺纤维化的重要机制。文献显示此类患者年龄一般偏大(70 岁左右),男性居多,血清学检查 ANCA 以 P-ANCA 阳性为主。肺间质纤维化可以是 ANCA 相关性系统性血管炎肺部受累的首发及主要表现,通常与血清学 ANCA 同时或之后出现,但目前已有研究报道,约 3% 的患者肺间质纤维化可在抗体阳性产生前出现,这也引发了人们对 ANCA 相关性系统性血管炎致病机制的新一轮探讨。以肺间质纤维化为表现的血管炎确诊时间从 1 个月到 5 年长短不等。治疗方面仍以糖皮质激素联合环磷酰胺治疗为首选,预后比无肺间质纤维化的血管炎差。故临床对于原因不明的 DILD,尤其以肺间质纤维化为首发表现的老年患者,在诊断 IPF 时应小心,需考虑 ANCA 相关性系统性血管炎的可能,不仅在首次就诊时应筛查 ANCA 指标,在之后的随诊过程中,也应定期复查 ANCA 指标,动态观察全身系统表现的情况,以免漏诊。多长时间复查血清学指标尚无定论。

本例患者以肺间质纤维化为首发表现,初诊时未出现其他全身表现,风湿免疫指标及血清 ANCA 检查阴性,曾一度诊断为 IPF。在密切随访中,患者血管炎的多系统表现相继出现,P-ANCA 复查阳性,虽然立即给予患者糖皮质激素联合环磷酰胺的治疗,但仍为时过晚,患者最终还是因弥漫性肺泡出血而死亡。故临床工作中诊断 IPF 时一定要谨慎,需动态监测免疫学指标变化,除外继发因素。

## 【盲点】

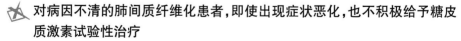

### 对病因不清的肺间质纤维化患者,即使出现症状恶化,也不积极给予糖皮质激素试验性治疗

2011 年 ATS/ERS 指出,若患者临床症状、影像表现典型无需行组织学活检即可做出 IPF 的临床诊断,治疗上无特殊推荐用药。糖皮质激素由于长期应用会对机体产生一系列副作用,加之其对 IPF 治疗无明显疗效而未被推荐。但是,近年发现病因不明的 DILD,尤其以肺间质纤维化为首发表现的老年患者,需警惕 MPA,若动态观察症状渐进恶化,应立即复查血清学 ANCA 的变化,血管炎一旦明确,应尽早给予患者糖皮质激素试验性治疗,以免延误治疗时机,导致患者病情恶化而死亡。

## 【诊治箴言】

1. 临床症状和影像表现符合 IPF,无需行组织学活检即可诊断 IPF。但诊断时一定要注意除外继发因素。

2. 病理提示 UIP,不等同于 IPF。

3. 病因不明的 DILD,尤其以肺间质纤维化为首发表现的老年患者,临床诊断 IPF 时要小心,需警惕漏诊 ANCA 相关性系统性血管炎,尤其 MPA。

4. 病因不清时,要动态复查免疫学指标,警惕 ANCA 相关性系统性血管炎的可能。

5. 病因不清的患者,临床出现症状或影像表现恶化时,要及时复查 ANCA 指标,尽早给予患者糖皮质激素试验性治疗,争取治疗时机,挽救患者生命。

## 【参考文献】

1. Ganesh Raghu, Harold R. Collard, Jim J, et al. An Official ATS/ERS/JRS/ALAT Statement: Idiopathic Pulmonary Fibrosis: Evidence-based Guidelines for Diagnosis and Management. Am J Respir Crit Care Med, 2011, 183: 788-824.

2. Jennette J C, Falk R J, Bacon P A, et al. 2012 revised International Chapel Hill Consensus Conference Nomenclature of Vasculitides. Arthritics Rheum, 2013, 65(1): 1-11.

3. 丁磊, 张志刚, 李虹, 等. 老年 ANCA 相关性小血管炎肺损害 11 例临床分析. 中国血液净化, 2010, 2, 80-83.

（北京大学第三医院　伍蕊）

# 病例47　并非所有的结节病患者均需要接受糖皮质激素的治疗

【关键词】结节病　激素治疗

【引言】

结节病是一种病因和发病机制未明的系统性肉芽肿性疾病,呼吸系统是结节病最易受累的系统,主要表现为肺门纵隔淋巴结肿大,部分可以伴有全身深、浅淋巴结的肿大;肺实质受累主要表现为双肺淋巴管周边型的小结节影,部分可以表现为肺纤维化、肺部实变、团块,少部分可以表现为空洞影;结节病还可以累及肺血管、胸膜、心包膜等。结节病还可以有皮肤、眼部、神经、肝脾、心脏等器官和组织的受累。结节病的病程可以多种多样,部分结节病患者可以在确诊后的2年内自愈(有文献报道自愈率可达50%~60%,尤其是Ⅰ期结节病患者);部分结节病患者在接受规范的糖皮质激素治疗后可治愈,但也有部分结节病患者在激素停用后复发,或应用激素疗效欠佳。目前国外已有关于结节病治疗的推荐方案,但尚无达成共识的结节病治疗指南;国内的结节病指南也是在20世纪90年代制订的,有待进一步更新来满足临床需求。

【病例重现】

患者女性,50岁,因"咳嗽、胸闷3个月"就诊,无发热、咯血,无胸痛;胸闷在较大活动后有加重,但能胜任日常工作及生活自理。无夜间阵发性呼吸困难;无下肢水肿。体格检查:心界向左右心缘扩大。当地就诊,胸片及胸部CT提示"纵隔肺门淋巴结肿大,心包积液"(图6-12),考虑结核感染可能性大,肿瘤性疾病不除外而转诊我院门诊。辅助检查:血常规、血生化正常,红细胞沉降率32mm/h,血清血管紧张素转化酶正常,结核分枝杆菌γ-干扰素释放试验(TB-SPOT):每$10^6$个外周血单个核细胞中有136个斑点形成细胞。胸部 CT：纵隔肺门淋巴结肿大,心包积液。肺功能:通气功能及弥散功能大致正常。支气管镜:气管、支气管黏膜多发结节。支气管肺泡灌洗液细胞分类:细胞计数 $5.6 \times 10^7$/L,巨噬细胞百分比 45%,淋巴细胞百分比 40%,中性粒细胞百分比 5%;BALF-T 细胞亚群分析:CD4$^+$ T 淋巴细胞 /CD8$^+$ T 淋巴细胞 =5.6。支气管黏膜结节活检:多发上皮样肉芽肿,未见坏死,抗酸染色（ - ）。心脏彩超:中等量心包积液,心脏射血分数 67%。诊断考虑结节病,但鉴于患者临床症状不明显,没有重要脏器受累,暂予以观察、密切门诊随诊。半年后复查,心包积液较前明显吸收,肺门及纵隔淋巴结较前有缩小,继续门诊随诊中。

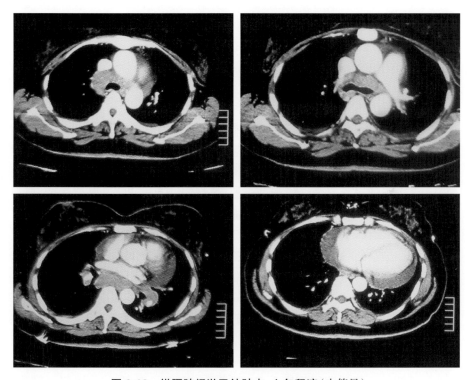

图 6-12　纵隔肺门淋巴结肿大,心包积液（中等量）

【提示点】

1. 结节病患者也可以合并心包积液、胸腔积液等多浆膜腔积液。

2. 组织活检病理在结节病的诊断与鉴别诊断中起了很大的作用。

3. Ⅰ~Ⅱ期结节病自发缓解率很高,诊断后根据病情程度来决定治疗方案。

## 要 点

◎ 多浆膜腔积液也可见于结节病
◎ 各类相关镜下操作技术在结节病的诊断和鉴别诊断中起重要作用
◎ 并非所有的结节病患者均需要系统性糖皮质激素治疗

## 【要点】

### 要点 1：多浆膜腔积液也可见于结节病

结节病是呼吸系统的少见病，一般起病隐匿，临床表现不明显，但肺部影像学表现却经常有明显的异常：主要表现为肺门纵隔淋巴结肿大、肺内多发结节影。少部分可以有心包积液、胸腔积液等，对于这部分病例尤其要与结核感染、肿瘤性疾病鉴别，常常这部分病例被误诊为结核感染而给予抗结核治疗。该患者就是因为在当地医院拟诊为结核感染、肿瘤性疾病不除外，为进一步确诊才转诊我院的。

### 要点 2：各类相关镜下操作技术在结节病的诊断和鉴别诊断中起重要作用

大多数的结节病都可以通过支气管镜黏膜活检、支气管肺泡灌洗液的细胞学和 T 细胞亚群分析、超声引导下经支气管镜淋巴结活检以及经支气管镜肺活检等操作技术来确诊。而且这类操作的创伤性都比较小、安全系数较高。本例患者就是通过支气管镜检查，发现有典型的结节病支气管黏膜病变、典型的支气管肺泡灌洗液细胞特征以及有确切的支气管黏膜活检的病理，从而得以通过小创伤性检查手段来确诊。但对于支气管镜下表现不典型，尤其是没有阳性的病理诊断时，在结节病和结核感染之间的鉴别有很大的困难。

### 要点 3：并非所有的结节病患者均需要系统性糖皮质激素治疗

在结节病的治疗方面，目前结节病的分期还是沿用既往的按胸片表现来分期，治疗则根据影像表现分期、临床表现以及脏器功能评估等给予不同的方案。专家一致认为，对于Ⅰ～Ⅱ期的肺结节病，自愈率很高，大部分患者可以临床观察，不必急于予以糖皮质激素的治疗。Ⅰ～Ⅱ期的肺结节病患者，在无重要脏器功能受累或无明显临床表现，建议可以密切临床观察，规律门诊随诊。若病情进展或 2 年后仍未缓解，建议予以治疗干预。而临床工作中常常存在过度治疗的问题，很多初治的肺结节病患者，一经诊断便给予系统性糖皮质激素和（或）免疫抑制剂治疗。

对于该患者，从胸片分期看为Ⅰ期，心、肺功能都正常；从结节病治疗的专家共识中看，对于需要予以积极的激素和免疫抑制剂治疗的适应证中，重要脏器功能受累方面并没有包括心包和（或）胸膜受累，没有包括结节病浆膜腔积液。再结合该患者目前没有明显的临床表现，故而可以临床观察，而不应急于加用系统性糖皮质激素的治疗。事实也证明，这类患者有自愈的可能。

## 【盲点】

 盲点 1：出现心包积液、胸腔积液等浆膜腔积液不考虑结节病诊断

 盲点 2：合并浆膜腔积液的结节病，即便没有重要脏器功能的受累，仍需要给予糖皮质激素甚至糖皮质激素联用免疫抑制剂的治疗

## 【诊治箴言】

1. 对于纵隔和（或）肺门淋巴结肿大的患者，在合并心包积液、胸腔积液等浆膜腔积液时，处理需要考虑到结核感染、肿瘤性疾病的同时，还需要考虑到结节病的可能。可以通过支气管镜等检查来确诊结节病。

2. 支气管镜及多种镜下操作，在结节病的诊断和鉴别诊断中起了很大的作用。

3. 对于单纯以合并浆膜腔积液而没有明显临床表现、重要脏器功能受累的 I ~ Ⅱ期结节病患者，建议还是以临床观察、随诊为主，必要时予以糖皮质激素等的治疗。

## 【参考文献】

1. Iannuzzi MC，Rybicki BA，Teirstein AS. Sarcoidosis. N Engl J Med，2007，357（21）：2153-2165.

2. Et Bradley B，Branley HM，Egan JJ，et al. Interstitial lung disease guideline：the British Thoracic Society in collaboration with the Thoracic Society of Australia and New Zealand and the Irish Thoracic Society. Thorax，2008，5：1-58.

3. Baughman RP，Nunes H. Therapy for sarcoidosis：evidence-based recommendations. Expert Rev Clin Immunol，2012，8（1）：95-103.

（北京协和医院　黄慧）

# 病例 48　特发性肺纤维化患者呼吸困难加重考虑肺栓塞

【关键词】特发性肺纤维化　肺栓塞

## 【引言】

特发性肺纤维化（idiopathic pulmonary fibrosis，IPF）是特发性间质性肺炎（idiopathic interstitial pneumonia，IIP）的一种，好发于老年人，胸部影像学表现为双下肺或者胸膜下为主的网格影或者蜂窝肺，组织病理表现为普通型间质性肺炎（usual interstitial pneumonia，UIP）。呼吸困难和活动耐力下降是 IPF 的主要症状，目前缺乏有效的治疗药物。IPF 自然病程多种多样，可以逐渐缓慢进展，或者急性加重。IPF 患者在病程中可能出现呼吸困难急性加重，是临床医师经常面对的问题，需要进行鉴别诊断以及给予相应的治疗。

## 【病例重现】

患者男性，70 岁，主因"活动后气短伴咳嗽 3 年，加重 2 周"入院。患者 3 年前出现活动后气短，伴干咳。气短逐渐加重，活动耐力下降。5 个月前胸部 CT 显示：双肺网格影和蜂窝肺，病变以双下肺和胸膜下为主（图 6-13）。肺功能：$FEV_1$ 65%，FVC 70%，$FEV_1$/FVC 80%，TLC 68%，$DL_{CO}$ 50%。血气分析：$PaO_2$ 52mmHg，$PaCO_2$ 35mmHg；免疫指标筛查无阳性发现，诊断为特发性肺纤维化。给予泼尼松 40mg，每日一次治疗。患者咳嗽有减轻，然而呼吸困难和活动受限无明显改善。泼尼松逐渐减量至 15mg，每日一次。入院前 2 周，无明显诱因出现呼吸困难加重、干咳，无发热。复查胸部高分辨率 CT，肺内磨玻璃影较之前略有增加。血气分析：$PaO_2$ 46mmHg，$PaCO_2$ 36mmHg。痰涂片未见革兰阴性杆菌。给予头孢曲松和阿奇霉素抗感染治疗无效。将激素加量至每日口服 30mg，症状无缓解。入院后，查 CTPA 显示双侧肺动脉多发肺栓塞（图 6-14）。予低分子肝素抗凝治疗，然后重叠华法林治疗，患者症状逐渐减轻。

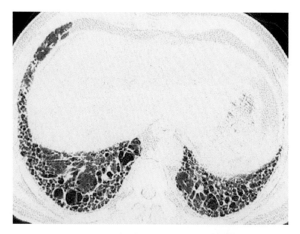

图 6-13　胸部高分辨 CT 显示蜂窝肺

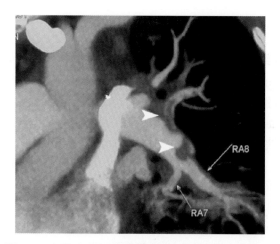

图 6-14　CTPA 显示肺血管多发血栓形成（箭头所示）

## 【提示点】

1. 老年男性,慢性呼吸困难和咳嗽,CT 显示双下肺以及胸膜下为主蜂窝肺及网格影,肺功能符合限制性通气功能障碍和弥散障碍,无明确风湿免疫疾病和职业环境方面的致病原因,故特发性肺纤维化诊断明确。

2. 激素治疗无效,故激素逐渐减量。

3. 激素减量过程中,出现呼吸困难加重并伴有咳嗽。

4. 抗感染治疗无效。

5. IPF 患者以呼吸困难为主要症状,贯穿病程始终。呼吸困难症状可以逐渐缓慢加重,也可能出现反复急性加重。IPF 呼吸困难加重原因有多种,包括感染、IPF 急性加重、气胸、肺栓塞、合并肺外疾病等。相应的治疗手段各不

## 要 点

◎ IPF 容易合并感染,应积极处理
◎ IPF 急性加重是患者呼吸困难加重的重要原因
◎ IPF 患者呼吸困难加重的鉴别诊断应该包括肺栓塞

相同。由于 IPF 基础肺功能差,合并上述情况时往往病情较急较重,需要临床医师尽快进行鉴别诊断。

## 【要点】

### 要点 1:IPF 容易合并感染,应积极处理

IPF 患者容易合并感染原因包括:一是激素治疗,目前认为激素对治疗 IPF 没有确切疗效,因此不推荐激素用于治疗 IPF 患者,但是临床中仍有一部分患者由于症状好转显著而接受了激素治疗。激素治疗抑制免疫力从而增加感染风险。另外 IPF 患者肺内结构破坏、引流差,呼吸功能差,部分患者也可能有营养不良,都可能导致肺部感染风险增加。IPF 合并感染容易威胁生命,需要积极处理。因此 IPF 患者呼吸道症状加重时,首先要警惕感染。及时复查胸部影像学,积极寻找痰或者血清病原学证据,经验性给予抗菌药物治疗,随后根据治疗反应和病原学结果调整治疗。

### 要点 2:IPF 急性加重是患者呼吸困难加重的重要原因

部分 IPF 患者可以发生原因不明的、临床症状急剧恶化的情况,这种情况被称为 IPF 急性加重(acute exacerbation-idiopathic pulmonary fibrosis,AE-IPF)。AE-IPF 首先由日本研究者报道,其后陆续有文献报道类似病例。2011 年最新 IPF 诊治指南中 AE-IPF 的诊断标准为:1 个月内发生无法解释的呼吸困难加重;低氧血症加重或气体交换功能严重受损;新出现肺泡浸润影;呼吸困难无法用感染、肺栓塞、气胸或心力衰竭解释。虽然主要观点均强调 AE-IPF 诊断需要排除已知感染,但目前临床上采用的常规培养和血清学检查等方法,仍难以排除所有感染,尤其是潜在的病毒感染。另外,也有研究者认为感染可能是引起 AE-IPF 的原因之一。AE-IPF 预后差,死亡率高。因此应该提高警惕,及时发现。

### 要点 3:IPF 患者呼吸困难加重的鉴别诊断应该包括肺栓塞

IPF 患者发生血栓栓塞类疾病的风险增加。IPF 合并肺栓塞的高危因素包括:卧床及活动受限、使用激素、低氧、合并肿瘤以及肺移植等。肺栓塞症状表现为呼吸困难、无特异性,与 IPF 的症状类似,临床中容易被忽略。然而肺栓塞是呼吸科的急重症,及时治疗有可能改善患者症状并挽救患者生命,在临床中应该提高警惕。

**要 点**

◎ IPF 患者合并肺外疾病也可以导致呼吸困难加重

**要点 4：IPF 患者合并肺外疾病也可以导致呼吸困难加重**

IPF 患者多为老年人，并且相当一部分患者有吸烟史，所以容易合并心血管疾病。急性冠状动脉综合征或者心功能不全也可以表现为胸闷气短，与 IPF 症状相似，容易被忽略。呼吸专科医师经常更专注于患者的肺部情况，容易忽略其肺外疾病。在临床中应该将患者作为一个整体进行考虑，鉴别诊断思路应该更宽阔。

## 【盲点】

### IPF 患者呼吸困难加重都是由于原发病加重所致

临床医师面对呼吸困难加重的 IPF 患者，鉴别诊断思路应该广泛，而不仅仅局限于原发病加重。肺栓塞症状无特异性，在以呼吸困难为主要症状的 IPF 患者中容易被忽略，但其却是 IPF 加重的重要原因。来自美国的研究资料显示，1998~2007 年美国居民 IPF 死亡患者中有 1.74% 者合并静脉血栓栓塞（venous thromboembolism，VTE），IPF 死亡患者中 VTE 发生率高于 COPD 和肺癌死亡患者中 VET 的发生率。英国一项大型流行病学研究发现，IPF 患者无论在诊断前还是诊断后，发生 VTE 的风险均显著增加（OR 分别为 1.98、3.39）。IPF 合并肺栓塞国内外文献也均有报道。

当患者呼吸困难和胸闷的症状更加明显，同时可伴有活动耐力下降，少见表现有胸痛、咯血等，部分患者可能有下肢深静脉血栓的症状或者体征，此时要警惕肺栓塞的发生，一旦怀疑到诊断并不困难。临床上需结合 D-Dimer、心脏超声、下肢深静脉超声、CT 肺动脉造影等检查，判断有无下肢深静脉血栓和肺栓塞。

IPF 合并肺栓塞的治疗与其他肺栓塞治疗相似。开始予以低分子肝素或者普通肝素治疗，然后过渡至维生素 K 拮抗剂。抗凝药物需至少使用 3 个月。关于华法林治疗 IPF 的研究显示，华法林对 IPF 患者治疗无益处。但华法林对合并肺栓塞的 IPF 患者仍然是重要的治疗药物。另外，加强支持治疗如防止脱水、纠正缺氧、肺康复治疗、避免久坐不动或长期卧床以及戒烟等均有可能减少肺栓塞的发生。

## 【诊治箴言】

1. IPF 患者出现呼吸困难加重时，鉴别诊断思路应该广泛。

2. IPF 发生肺栓塞的风险增高。肺栓塞起病隐匿，症状不特异，在以呼吸困难为主要症状的 IPF 患者中容易被漏诊。临床上应提高警惕,及时诊断和治疗,以改善患者的症状和预后。

【参考文献】

1. 李惠萍.特发性肺纤维化与肺栓塞.中华结核和呼吸杂志,2012,35(9):645-647.

2. Panos RJ,Mortenson RL,Niccoli SA,et al. Clinical deterioration inpatients with idiopathic pulmonary fibrosis:causes and assessment. Am J Med,1990,88(4):396-404.

(北京协和医院　彭敏)

# 病例49 过敏性肺炎的激素治疗不宜过早过快停用

【关键词】过敏性肺炎 激素治疗

## 【引言】

过敏性肺炎(hypersensitivity pneumonitis,HP),也称外源性过敏性肺泡炎(extrinsic allergic alveolitis,EAA),是易感人群反复吸入各种具有抗原性的有机气雾微粒、低分子量化学物质所引起的一组肉芽肿性、间质性、细支气管性及肺泡填塞性肺部疾病。其是以呼吸困难和咳嗽为主要临床表现的肺部疾病,约占所有间质性肺病的4%~15%,现有增多趋势。目前被广为接受的治疗方法是全身(口服或静脉)应用糖皮质激素。通常是严重病例或无法完全脱离致敏抗原的情况下应用。通过适当的治疗,大部分HP患者预后良好,肺功能改善或恢复正常。但也有慢性HP患者会进展为肺气肿,甚至进展为肺纤维化。关于糖皮质素的剂量和疗程现没有统一,应根据患者情况综合判断并制订个体化治疗方案,但是不能过快停用。由于糖皮质激素是双刃剑,长期使用可能带来副作用,故临床医师常难以抉择,而使用不及时或不当更会带来复发甚至进展至慢性纤维化等更大风险。

## 【病例重现】

患者女性,71岁,1年前无明显诱因出现咳嗽,伴轻度活动后气短,胸部CT检查提示双肺弥漫性磨玻璃改变,经开胸肺活检病理学检查诊断为过敏性肺炎,给予口服泼尼松40mg/d治疗,症状及影像表现均有明显改善。治疗约3个月后患者行诱导痰培养,有铜绿假单胞菌生长,故在1个月内停用泼尼松。2个月后再次出现咳嗽、活动后气短。复查肺CT:双肺多发片状磨玻璃影及少许网格影,较停药前明显增多。考虑HP复发,给予甲泼尼松龙24mg/d,1个月后复查,患者咳嗽、气短症状好转,肺CT:双肺磨玻璃影较前吸收好转。

**要　点**

◎ HP 初始治疗剂量的选择常决定疾病缓解程度
◎ HP 的激素疗程要充分

遂激素逐渐减量,维持治疗至 6 月。

## 【提示点】

1. 免疫功能正常宿主,持续性活动后气短,起病隐匿。影像学提示肺部弥漫性间质改变,既往开胸肺活检,病理学检查考虑为过敏性肺炎。

2. 激素治疗初始剂量恰当,很快有效。

3. 治疗 3 个月后因痰培养有铜绿假单胞菌生长遂停药。2 个月后临床症状和肺部阴影再次出现,考虑 HP 复发。

## 【要点】

**要点 1:HP 初始治疗剂量的选择常决定疾病缓解程度**

初始剂量过小,会因剂量不足达不到治疗效果而延误治疗;初始剂量过大,则可能带来副作用或难以减量停药。关于非感染性、间质性肺疾病,且非结缔组织疾病引起的,专家一般推荐初始剂量为 0.5~1mg/kg。按照我们的经验,对于 HP 来说,这个剂量也是合适的。一般可采用 40mg/d 作为初始剂量,可在 1~2 周内获得疗效。

**要点 2:HP 的激素疗程要充分**

本例患者首次诊断时经肺组织活检确诊,同时已经排除了其他疾病,虽然没有发现明确的过敏原,但诊断是成立的。对于 HP 激素治疗的疗程,目前尚无明确规定。根据起病等特点,本例为亚急性或慢性 HP,激素疗程可至 3~6 个月,应长于急性的、有明确过敏原的患者。本例停药后再次出现气短症状,检查双肺弥漫性磨玻璃影较前加重,支气管肺泡灌洗液(bronchoalveolar lavage fluid,BALF)提示存在淋巴细胞肺泡炎,经再次检查仍没有发现其他疾病的线索,支持 HP 复发诊断,考虑此次复发与激素过早停用有关。关于治疗有效后减量停药方法,目前尚缺乏可靠的、可以参考的实验室指标,尽管 BALF 是确定肺泡炎存在与否的敏感指标,但对于其是否可以指导激素使用还没有证据。我们认为可以根据患者的临床表现和胸部 CT 检查结果综合判断,如果明显好转就可以考虑减量,减量原则是先快后慢。本例患者出现了 HP 复发,再治疗的疗程肯定要长于第一次治疗时间,可考虑至 6 个月甚至更长时间。

◎ HP 存在复发可能,激素疗程应适当延长
◎ 合格痰是痰培养具有参考性的必要条件

### 要点 3:HP 存在复发可能,激素疗程应适当延长

过敏性肺炎是一种吸入既往致敏的过敏原后导致的、以呼吸困难和咳嗽为主要表现的肺部疾病,而发现抗原的类型和来源是十分困难的。HP 的抗原通常来源于细菌(如直杆糖多孢菌,SR)、霉菌(如青霉菌)、酵母菌或家禽(如鸽子蛋白);某些化学物质,如异氰酸盐、锌、油墨和染料;大型真菌孢子等。如果患者再次接触到已经致敏的过敏原就可以引起复发。同时和 HP 相关的环境因素也不断增多。一般认为急性症状由大剂量、间断接触抗原所致,慢性症状则是由低水平、长时间接触所致。环境中的抗原浓度、可溶性、颗粒的大小、接触抗原的频度、症状出现前接触的时间、防护情况等都可能影响疾病的发病率、潜伏期及严重程度。间接接触致敏原也可诱发 EAA,有报道接触养鸽者工作服上的灰尘或鸽舍毗邻的屋子也可能发病。由于过敏原的种类繁多,对于过敏原原本不清楚的患者,就更是难以避免接触致敏原了。因此,治疗 HP 患者,要防止疾病复发。对于过敏原不清楚的 HP 患者,无法做到脱离过敏原,激素疗程应适当延长。

### 要点 4:合格痰是痰培养具有参考性的必要条件

由于痰标本获得时经过口腔,且来自深部痰才对判断呼吸道感染具有价值,因此合格痰的标准为痰直接涂片光镜下检查,每低倍镜视野鳞状上皮细胞≤10 个,白细胞>25 个;或鳞状上皮细胞:白细胞≤1:2.5。获取痰标本时,要先让患者漱口,然后咳出深部痰,如需要,也可采用诱导痰的方法,如采用 3% 氯化钠雾化等。在判断痰结果是否具有参考价值时,应首先确定所送标本是否为合格痰标本;也有专家提出定量痰培养可能更有意义。

## 【盲点】

### ⚠ 痰培养检出铜绿假单胞菌,就作为停用激素的指征

痰培养是临床工作中诊治呼吸系统感染常用的方法,但是由于某些细菌存在定植可能,如铜绿假单胞菌,故应根据患者是否存在临床其他感染证据进行综合分析,如患者体温升高、咳黄痰、痰量增多、外周血白细胞总数和嗜中性粒细胞比例升高、胸部 X 线检查出现新的阴影等。如患者所患疾病需要激素维持治疗,切不可仅因痰培养出铜绿假单胞菌而立即停药,进而增加疾病复发的可能。本例患者尽管痰培养有铜绿假单胞菌生长,但是并无临床感染的其他征象,因此,不应判断为铜绿假单胞菌感染,并停用激素。

对于考虑有感染存在,且不宜立即停用激素的患者,可以联合使用抗感染药物治疗,必要时也可以考虑适当减少糖皮质激素剂量。但须注意的是,对于长期应用免疫抑制剂的患者,肺内机会性感染的几率增加。

## 【诊治箴言】

1. HP 存在复发可能,激素治疗疗程应充分。

2. 激素治疗过程中痰培养阳性结果应该综合临床情况进行分析,不应盲目快速停用激素。

3. HP 激素应用没有客观指征,应根据患者情况综合判断并制订个体化治疗方案。

4. BALF 淋巴细胞增高提示肺泡炎,对于 HP 诊断有提示作用,但目前对于指导激素治疗缺乏足够证据。

## 【参考文献】

1. 蔡柏蔷,李龙芸.弥漫性肺泡出血综合征.协和呼吸病学.第 2 版.北京:中国协和医科大学出版社,1527-1540.

2. Lacasse Y,Girard M,Cormier Y,et al. Recent Advances in Hypersensitivity Pneumonitis. Chest,2012,142(1):209-217.

（北京大学第三医院 杨薇 贺蓓）

# 病例 50　肺活检有助于诊断暴露原不明确的过敏性肺炎

【关键词】过敏性肺炎　肺活检

## 【引言】

过敏性肺炎(hypersensitivity pneumonitis,HP),又称外源性过敏性肺泡炎(extrinsic allergic alveolitis,EAA)是易感人群反复吸入各种具有抗原性的有机气雾微粒、低分子量化学物质所引起的一组肉芽肿性、间质性、细支气管性及肺泡填塞性肺部疾病。其是以呼吸困难和咳嗽为主要临床表现的肺部疾病,其发病率约占所有间质性肺病的 4%~15%,现有增多趋势。随着工业化的发展和生活方式的改变,越来越多的小分子化学物质成为 HP 新型的暴露原,其暴露隐匿,临床难以识别,给 HP 诊断带来困难。近年肺活检技术的开展为提升 HP 的诊断率提供了有效的手段,有助于医师为患者作出临床—影像—病理的综合诊断。

## 【病例重现】

患者女性,67 岁,咳嗽、咳痰 1 个月余,发热 10 天,气短 7 天。1 个月前患者无明显诱因出现咳嗽,咳少许白痰,未诊治。10 天前开始发热,最高体温 39.5℃,当地不除外"肺炎",予"左氧氟沙星 0.5g,静脉滴注,每日一次"治疗,体温波动于 38~38.6℃之间。7 天前开始出现气短,上一层楼或平地急走时明显,换用"莫西沙星 0.4g,静脉滴注,每日一次 + 厄他培南 1.0g,静脉滴注,每日一次"治疗,体温、咳嗽、咯痰情况无改善,气短逐渐加重,步行 100 米即感气短,2 天前即来我院急诊,血气提示低氧血症,予"莫西沙星 0.4g,静脉滴注,每日一次 + 哌拉西林 / 舒巴坦 5g,静脉滴注,每日两次"治疗,为进一步诊治收入病房。既往无特殊接触史;高分辨率胸部 CT 提示沿支气管血管束分布的病变;肺功能提示限制性通气功能障碍。最终经开胸肺活检证实为过敏性肺炎。

## 要 点

◎ 获得满意的肺组织病理学结果有助于确诊暴露原不明确的过敏性肺炎

## 【提示点】

1. 老年女性,亚急性病程。

2. 发热、渐进气短、低氧血症,抗生素治疗无效。

3. 肺部影像提示沿支气管血管束分布的病变,肺功能符合间质性肺病改变。

4. 活检证实为过敏性肺炎。

## 【要点】

**要点 1:获得满意的肺组织病理学结果有助于确诊暴露原不明确的过敏性肺炎**

(1)肺活检的必要性

HP 是一个复杂的疾病,临床诊断无金标准。当患者以呼吸困难、咳嗽为主要临床表现;肺功能提示限制性通气功能障碍;高分辨率肺 CT 提示肺部弥漫性间质性改变,符合弥漫性肺实质疾病(diffuse parenchymal lung disease,DPLD)诊断,尤其患者是不吸烟的中老年女性时,临床均应考虑 HP 的可能。对不典型的 HP 病例,特别是暴露原不明确者,临床医师更应有足够的警惕及识别能力。当 HP(尤其慢性 HP)在临床表现、肺功能、影像学改变与其他DPLD 不易进行鉴别或者当暴露原未知或可疑的暴露原与发病间关系不明确时,通过肺活检获取组织病理学诊断就尤为重要了。只有这样才可能最大限度地提高 HP 的诊断水平,减少漏诊和误诊,指导患者及时脱离暴露原,同时尽早进行药物治疗,从而最大限度改善患者临床症状,使其获得最好的预后。

(2)肺活检方式的选择

HP 是一组异源性疾病,病种繁多,有相当多的疾病诊断依靠临床—影像—病理的综合判断。肺组织活检的方式可分为经支气管肺活检(transbronchial lung biopsy,TBLB)和外科开胸肺活检(open lung biopsy,OLB)两大类。因 TBLB 受取材部位和标本量的限制,对 HP 的诊断价值有限,但可作为排除其他疾病(如感染性疾病、肺泡癌或转移瘤)的初步诊断手段。OLB成为 HP 获取理想组织学标本的重要诊断方法。HP 病理分布上呈现不均匀性、形态多样性等特点,故病理确诊 HP 需外科开胸肺活检。HP 的典型病理特征包括淋巴细胞性间质性炎症(CD8[+] T 淋巴细胞为主)、细胞型细支气管炎(气道中心性)和肺间质非坏死性肉芽肿,即 HP 病理三联征。不过,临床接受

◎ 暴露原明确对 HP 的诊断和治疗尤为重要

开胸肺活检的 HP 患者中仅有 50%~75% 者可出现上述典型的病理表现。OLB 对 HP 的诊断阳性率约为 87%。另外，慢性 HP 患者经 OLB 获取到的肺组织标本难以与非特异性间质性肺炎（non-specific interstitial pneumonia，NSIP）或普通型间质性肺炎（usual interstitial pneumonia，UIP）区分。故而肺活检是有助于诊断 HP 的一种手段，但不是诊断的金标准。HP 的诊断仍然要依赖临床—影像—病理的综合判断。

（3）多科室协作沟通

多科室协作沟通对于非常需要依赖病理作出诊断的不典型 HP 患者尤为重要。呼吸科、放射科、胸外科及病理科医师在 OLB 之前要聚在一起就患者取材部位、取材大小、取材处理等进行沟通商榷，尽可能最大限度保证获取到最具代表性的组织标本，增加病理诊断的准确性，提高病理诊断阳性率。此病例正因为有了 OLB 前的多科室协作沟通，在 OLB 取材时避开了舌叶，而针对影像最典型的左下叶后基底段及左上叶后段进行了活检，得到了较好的病理支持。

**要点 2：暴露原明确对 HP 的诊断和治疗尤为重要**

HP 是一种吸入致敏的过敏原后导致的，以呼吸困难和咳嗽为主要表现的肺部疾病。临床医师对患者环境和职业暴露史，暴露原与发病之间的关系进行认真询问，对 HP 的诊断和临床指导，以及为患者进行早期脱敏治疗，促进患者达到最好的临床预后显得尤为重要。目前公认的可能引起 HP 的抗原大致可以分为 3 类：微生物性抗原（如嗜热放线菌）、动物蛋白（如鸟禽）及小分子量化学物质（如异氰酸盐）。以前 HP 的经典代表为农民肺及鸽子肺。近些年，随着工业化发展和人们生活方式的改变，小分子量化学物质（如染发剂、装修涂料中的异氰酸盐等）越来越多的成为导致 HP 的重要抗原，临床医师要予以重视。若暴露原不典型，应重视家庭和日常居住环境中的抗原成分，如室内霉菌（如屋漏、不通风的卫生间）、室内宠物、羽绒制品、空调器或湿化器、热浴装置等。

## 【盲点】

### 暴露原不明确就断然否定 HP 的诊断

虽然暴露原的确定对于 HP 的诊断尤为重要，但在大千世界里，能够引起 HP 的抗原多不胜举，而且还在不断地发现新的接触方式和新的抗原。正是这些已被认识和未被认识的抗原的参与，使得 HP 临床表型更加多样。而且，很多抗原暴露隐匿,现有检测手段难以识别,给临床诊断造成了更大的困难。故临床高度怀疑 HP 诊断时,不要因其暴露原不典型或未报道或未被认知,而轻易否定 HP 的诊断。在临床也会遇到一些病例,即使临床医师给予了认真地评价,但其暴露原仍旧不明确,故目前认为不典型的 HP 诊断并非必须有明确的暴露原。对这类暴露原不明确或血清学检测阴性的患者,选择合适时机进行外科开胸肺活检获得满意的组织学病理结果有助于 HP 的诊断。

## 【诊治箴言】

1. 临床符合 DPLD 诊断,尤其患者是不吸烟的中老年女性时,均应考虑 HP 的可能。

2. 对不典型的 HP 病例,尤其是暴露原不明确者,临床医师更应有足够的警惕及识别能力。选择合适时机为患者进行外科开胸肺活检,这有助于医师作出临床—影像—病理的综合诊断。

## 【参考文献】

1. 金贝贝,许文兵,彭敏,等. 过敏性肺炎 96 例临床特征分析中华结核和呼吸杂志,2013,36(2):947-950.

2. Japanese Guideline for Occupational Allergic Diseases 2014.

3. Dobashi K,Akiyama K,Usami A,et,al. Committee for Japanese Guideline for Diagnosis and Management of Occupational Allergic Diseases. Japanese Society of Allergology Allergol Int,2014,63(3):421-422.

（北京大学第三医院　伍蕊）

# 第七章　胸膜疾病

# 病例 51　恶性胸腔积液的处理

【关键词】恶性胸腔积液　胸膜固定术　硬化剂恶性肿瘤

## 【引言】

几乎所有的恶性肿瘤在晚期都会累及胸膜,导致胸腔积液。恶性肿瘤胸腔转移后的炎症反应可以导致血管通透性增加,使胸腔积液生成增多。最常见的导致胸腔积液的恶性疾病是肺癌(40%),其次是乳腺癌(25%)、淋巴瘤(10%)、卵巢癌(5%)、胃肠癌(5%),约 5%~10% 的恶性胸腔积液找不到原发肿瘤的部位。系统性化疗可以用于原发肿瘤化疗敏感的恶性胸腔积液患者,如小细胞肺癌、乳腺癌、淋巴瘤患者。全身化疗是治疗的一线选择,部分患者胸腔积液随化疗吸收,同步放疗可进一步改善这类患者的生存状态。但即便如此,仍有不少患者需要处理继发于这些疾病的胸腔积液。存在胸膜转移的患者中位生存期一般不超过 12 个月,治疗常是姑息性的。主要治疗方法包括引流胸腔积液(通过胸腔穿刺或永久性的胸腔置管)及胸膜固定术(使脏壁层胸膜黏在一起而消除胸腔的空隙)。对肺癌合并恶性胸腔积液的患者,早就有联合胸腔内治疗、全身化疗、肺放疗的报道。

## 【病例重现】

患者男性,74 岁,活动后喘息 10 个月,伴咳嗽、咳痰 4 个月。曾行胸部增强 CT 显示双侧少量胸腔积液,左上肺团块影。胸腔穿刺后,在双侧胸腔积液中均找到腺癌细胞,痰涂片亦发现腺癌细胞,确诊为肺腺癌、胸膜转移。予以左侧胸腔注射榄香烯乳行胸膜固定术,患者胸膜反应明显。后患者多次住院行培美曲塞($500mg/m^2$,21~28 天一个疗程)化疗共 5 个疗程,并于右侧胸腔注射顺铂(60mg,5 次)局部治疗。治疗后复查,榄香烯乳注射液胸膜固定后术后左侧胸腔积液无复发,但右侧胸腔积液均在注射顺铂后 3~4 周后复发。10 个

## 要　点

◎ 胸膜间皮层是硬化剂治疗的主要靶点

月前复查全身骨扫描未见明显异常。2周前复查全身多处骨转移并伴有骨痛现象。目前患者 PS 评分 1 分。

## 【提示点】

本例患者经胸腔积液穿刺后确诊左肺腺癌伴有双侧胸膜转移，从胸腔积液的治疗看患者行左侧胸腔胸膜固定术成功，而右侧胸腔积液胸膜粘连效果欠佳。

## 【要点】

### 要点 1:胸膜间皮层是硬化剂治疗的主要靶点

胸膜固定术是通过脏壁层胸膜广泛粘连去除两层胸膜间的腔隙，从而避免恶性胸腔积液或气胸的复发。胸膜腔内使用硬化剂后，胸膜的凝血纤维蛋白溶解失衡，成纤维细胞募集、增生，胶原形成，导致胸膜腔发生广泛的炎症，脏层和壁层胸膜粘连。胸膜间皮层是硬化剂治疗的主要靶点，在胸膜固定术的整个过程起着重要的作用，包括数种介质如白介素 -8、转化生长因子 -β 和碱性成纤维细胞生长因子的释放。

可用于胸膜固定术的硬化剂包括滑石粉、四环素衍生物、硝酸银、聚维酮和抗肿瘤药，尚没有最理想的方案。目前认为滑石粉是胸膜固定术最有效的硬化剂，初步研究证实滑石粉会导致肿瘤细胞凋亡，抑制血管增生，从而更好地控制胸腔积液的发生。滑石粉固定胸膜成功率高达 93% 并且成本低。它包括可以通过胸腔闭式引流管推入的混悬液和可以通过胸腔镜喷洒的气雾剂两种剂型。推荐胸膜固定术时采用 24~32F 的肋间胸腔引流管，以预防引流管被纤维蛋白凝块堵塞。最常见的局部反应是疼痛和发热，疼痛可以通过局部应用利多卡因缓解。胸腔引流管至少应该放置 48 小时，且应该在肺复张及胸腔引流量每天小于 100ml 后方可拔出。早期胸膜固定术后发生急性呼吸窘迫综合征（acute respiratory distress syndrome，ARDS）的报道，后改用微粒直径大于 15μm 的滑石粉并限制使用剂量小于 5g，几乎再没有报道 ARDS 并发症出现。

2010 年英国胸科协会关于恶性胸腔积液的处理指南中指出，理想的硬化剂应该具备以下特点:高分子量和化学极性、低局部清除、快速全身清除和很陡的剂量反应曲线及耐受性好而无或较轻的不良反应。本病例中左侧胸膜固定术中采用具有抗肿瘤作用的中药榄香烯乳注射液，虽因剧烈胸膜反应导致

◎　肺不能有效复张的患者不宜行胸膜固定术

榄香烯乳剂量减低（使用 300mg 左右时停止，原预计用 400~500mg），但也取得了很好的治疗效果，未见左侧胸腔积液的复发。

**要点 2：肺不能有效复张的患者不宜行胸膜固定术**

当肿瘤负荷很高时，正常的胸膜间皮细胞罕见，对硬化剂的反应减弱，导致胸膜固定术的失败；胸腔内肿瘤的类型影响胸膜固定术的效果，如弥漫性的胸膜间皮瘤和转移性的肺癌反应差，存在阻塞性肺萎陷或压迫性肺不张，肺不能有效复张的患者不宜行胸膜固定术，建议注入硬化剂前通过影像学证实有无肺复张。在本例患者反复的右侧胸腔内注射顺铂硬化效果欠佳，发现可能主要因为右侧存在肺不张。胸膜初次固定术失败后可以再次行胸膜固定术，否则可行长期留置内置式胸腔引流管，即经皮下隧道植入硅橡胶管以控制复发性胸腔积液和症状性胸腔积液。文献报道不考虑原发肿瘤本身类型，大多数行内置式胸腔引流管的患者在较短的时间内呼吸困难得到缓解，且持续到30 天，约 40% 的患者置管后 2~6 周期间出现自发性胸膜粘连，随后可移除胸引管。内置式胸腔引流管常见并发症有引流管功能不良、气胸、疼痛、引流管堵塞等，而脓胸、蜂窝织炎及肿瘤沿针道转移是相对少见的并发症。

胸膜切除术在恶性胸腔积液的治疗中也有描述，包括壁层胸膜的切除。胸膜切除的范围依据肿瘤播散的情况。为尽快恢复自然呼吸及减少漏气，手术后要尽快拔管。仅推荐对于反复化学性胸膜固定术失败的患者进行胸膜切除。鉴于本例患者存在右侧肺不张，不建议患者继续行胸膜固定术，建议患者间断穿刺放液减压处理。

## 【盲点】

### 盲点 1：胸腔积液 pH 可以预测胸膜固定术是否成功

目前没有可靠的方法可以预测胸膜固定术失败的发生。关于胸腔积液的 pH 可以预测胸膜固定术成败的报道不一。有研究报道经胸腔镜滑石粉喷洒胸膜固定术是有效的治疗恶性胸腔积液的技术，即使胸腔积液 pH<7.3，成功率也高达 88%，失败的患者中均存在肺萎陷。但是近期的一篇综述中发现胸腔积液 pH<7.2 不能预测胸膜固定术成败。

### 盲点 2：胸腔内的纤维蛋白溶解活性增加会导致滑石粉胸膜固定术失败

有研究显示：以 D- 二聚体水平来表示纤维蛋白溶解活性，结果显示成功者在滑石粉喷洒 24 小时后 D- 二聚体水平明显下降，而在那些滑石粉胸膜固定术失败者中无此现象。但是目前这一说法尚缺乏大样本研究的支持，尚无定论。

## 【诊治箴言】

恶性胸腔积液预后欠佳,治疗应在原发病的基础上同时行胸腔积液的局部处理;预计生存期超过 1 个月且不合并肺萎陷的患者行胸膜固定术,失败的患者可重复进行,或反复穿刺放液减压,或留置内置式胸腔引流管。

## 【参考文献】

1. Roberts ME,Neville E,Berrisford RG,et al. BTS Pleural Disease Guideline Group. Management of a malignant pleural effusion:British Thoracic ociety Pleural Disease Guideline 2010. Thorax,2010,65:32-40.

2. Rodriguez-Panadero F,Montes-Worboys A. Mechanisms of pleurodesis. Respiration,2012,83(2):91-98.

3. Zahid I,Routledge T,Billè A,et al. What is the best treatment for malignant pleural effusions? Interact Cardiovasc Thorac Surg,2011,12(5):818-823.

（首都医科大学附属北京朝阳医院西院　毛文苹　马迎民）

# 病例 52　切勿忽视乳糜胸的诊断与鉴别诊断

【关键词】乳糜胸　鉴别诊断

## 【引言】

乳糜胸（chylothorax）系不同原因导致胸导管破裂或阻塞,使乳糜液溢入胸腔所致。胸导管为体内最大的淋巴管,全长约 30~40cm。它起源于腹腔内第一腰椎前方的乳糜池,向上经主动脉裂孔穿越横膈而入纵隔。再沿椎体右前方及食管后方上行,于第五胸椎处跨椎体斜向左上。在椎体及食管左侧上行至颈部,经颈动脉鞘后方跨过锁骨下动脉返行,并注入左静脉角（左颈静脉与左锁骨下静脉汇合处）。

胸导管引流膈以下及膈上左半侧的淋巴液。据研究,人体摄入脂肪的 60%~70%,由黏膜绒毛的淋巴管收集而汇入乳糜池。肠源性淋巴液因富含三酰甘油和乳糜微粒而呈乳白色。它们经胸导管注入体循环。胸导管乳糜流量及性状随饮食而变,通常每小时约 60~100ml,日总量约 1.5~2.5L。进食含脂肪食物时,流量增多并呈乳糜状,饥饿或禁食时则量少较清亮。

乳糜胸临床较少见,由于病因诊断较为困难,如不及时诊断和正确治疗,可导致人体代谢功能紊乱,出现营养不良和免疫功能障碍,甚至导致死亡。

## 【病例重现】

患者男性,69 岁,入院前 2 周出现活动后气短。一周前气短加重,轻微活动即可诱发,步行下楼梯 2 层即需休息,就诊当地医院,胸片（图 7-1）示右侧胸腔积液,胸腔穿刺并留置引流管后查胸腔积液常规:外观呈乳白色,李凡他试验阳性,白细胞计数 $6.0 \times 10^9$/L;白细胞分类:中性粒细胞百分比 5%,淋巴细胞百分比 95%;胸腔积液生化:葡萄糖 6.6mmol/L,乳酸脱氢酶 640U//L,腺苷脱氨酶 7.0U/L,总蛋白 86.4g/L,三酰甘油 2.5mmol/L,胆固醇 / 三酰甘

## 要 点

◎ 诊断性胸腔穿刺后,确诊乳糜胸
◎ 乳糜胸只是表象,寻找病因更关键

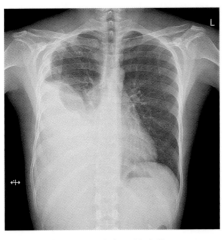

图 7-1　患者正位胸片

油 <1.0;血三酰甘油 1.3mmol/L。隔日抽取胸腔积液,一周共抽取胸腔积液 4200ml 后气短症状改善,抗感染治疗无效。为进一步诊治收入我科。内科胸腔镜检查可见壁层胸膜及膈胸膜充血,黏膜光滑,未见新生物,故行外科胸腔镜检查,后肋膈角内见后纵隔脊柱椎体前方紧贴椎体一长卵形肿物,质硬,固定于椎体,与周围组织界限清晰。胸导管下段被肿物侵及包绕,致其张力高并移位,未探及胸导管破损处。肿物切面呈鱼肉样、质地均匀,肿物部分于纵隔内延伸至对侧,无法探及。病理为非霍奇金淋巴瘤,B 细胞来源。

## 【要点】

**要点 1:诊断性胸腔穿刺后,确诊乳糜胸**

2010 年英国胸科学会指南提出,对心脏大小正常的单侧或双侧胸腔积液患者行诊断性胸腔穿刺,积液应做如下常规检查:白细胞计数及分类、总蛋白、乳酸脱氢酶、淀粉酶和葡萄糖含量,pH 和细胞学测定。乳糜胸胸腔积液外观呈乳状混浊,离心后不沉淀分层,仍呈乳糜状,苏丹Ⅲ染成红色,三酰甘油含量 >1.24mmol/L,胆固醇不高,脂蛋白电泳可显示乳糜微粒,多见于胸导管破裂。假性乳糜胸的胸腔积液呈暗黄色或褐色,含有胆固醇结晶及大量退变细胞(淋巴细胞、红细胞),胆固醇多 >5.18mmol/L,三酰甘油含量正常。

**要点 2:乳糜胸只是表象,寻找病因更关键**

乳糜胸的病因诊断常较为困难。常见的病因主要有以下 4 个方面。

(1) 肿瘤:为最常见的病因,占 50%,其中以淋巴瘤多见,占肿瘤中的 75%。肿瘤纵隔转移侵及胸导管或其分支也可引起乳糜胸。对于不明原因的乳糜胸患者应首先排除继发于肿瘤的可能性。

(2) 创伤:占病因的 25%,其中医源性损伤占创伤病因的 30%。最常见于胸腔手术,因胸导管和食管关系密切,故尤其发生于食管手术后,发生率为

0.6%~21.6%。临床多表现为急性症状,诊断相对较容易。少见的非手术性创伤性原因有肋骨或脊椎骨折引起胸导管的刺伤,压榨伤等均可导致乳糜胸。

（3）特发性:特发性乳糜胸无明确的原发病因,可能与以前的外伤、感染或原有脊椎异常引起胸导管固定后突然发生的过度伸展、牵拉等剧烈运动有关,这类患者的临床共同特征为一般呈慢性病程,早期症状无特异性,胸痛少见,因乳糜对胸膜刺激性很小,故早期易漏诊。患者大多于出现压迫症状后就诊,此时多伴有全身的慢性消耗症状,临床需作谨慎的排除性诊断,同时应作长期随访。乳糜液长期丢失造成水电解质及酸碱平衡紊乱,血浆中蛋白丢失使得血容量难以维持,患者处于高代谢状态,出现营养不良、代谢和酸碱紊乱,故对出现不明原因营养受损、慢性消耗的患者亦需考虑乳糜胸诊断。

（4）其他:先天性乳糜胸非常罕见,可同时伴气管食管瘘和羊水过多等异常,患者可能有产伤史,但胸导管的病变是先天性的,胸导管呈完全闭锁。其他病因包括丝虫病（现已少见）、结缔组织疾病、淋巴结肿大、结核病、淀粉样变性、结节病、静脉血栓、上腔静脉阻塞综合征、二尖瓣狭窄心力衰竭、肾衰竭、肾病综合征、肝硬化胸主动脉瘤、结节性硬化症和淋巴管平滑肌瘤病等。

可行胸腹部增强 CT 检查,了解胸导管沿途有无肿大淋巴结或其他肿物。仍不能确定病因者,进一步行放射性核素淋巴管显像或 X 线淋巴管造影术,观察淋巴管阻塞及淋巴管外溢部位很有必要。

## 【盲点】

### ✘ 看到外观为乳白色的胸腔积液即诊断乳糜胸

脓胸及胸膜纤维化的慢性胸腔积液,如结核性胸腔积液和类风湿胸膜炎可形成假性乳糜胸,仅凭外观无法与真性乳糜胸相鉴别,临床易造成误诊、漏诊。

有如下鉴别方法:①真性乳糜胸三酰甘油含量较高而胆固醇含量较低,胸腔积液三酰甘油 / 血清三酰甘油 >1,胸腔积液胆固醇 / 血清胆固醇 <1,三酰甘油 / 胆固醇 >1。在考虑乳糜胸的诊断时,应同时测定胸腔积液与外周血的三酰甘油和胆固醇值,有助于乳糜性胸腔积液和其他类胸腔积液鉴别诊断。②胸腔积液脂蛋白电泳若出现乳糜微粒带,即可确定为真性乳糜胸。③假性乳糜胸腔积液中含大量胆固醇,胆固醇多大于 5.18mmol/L,胆固醇 / 三酰甘油 >1。④真性乳糜胸积液培养一般为阴性,细胞分类以淋巴细胞为主,而脓胸胸腔积液中因含有大量脓细胞而成混浊外观,胸腔积液的细胞计数和分类以中性粒细胞为主（>50%）,胸腔积液培养常可查到致病菌。

乳糜胸患者由于乳糜液持续丢失造成淋巴细胞减少和脂溶性维生素、抗体水平低下,使患者免疫功能下降,增加细菌或病毒感染的机会。故乳糜胸继

237

发感染者临床表现更为复杂,更易误诊。

## 【诊治箴言】

1. 要明确乳糜胸诊断,通常需完善胸腔积液常规、生化检查及血生化检查,对胸腔积液、血液中胆固醇、三酰甘油含量进行对比,以明确诊断。

2. 乳糜胸诊断确立后,寻因过程更重要。

3. 溢出量大的乳糜胸患者,经正规的内科治疗(包括禁食含脂肪食物及禁用静脉高营养等)2 周以上无显著效果者,应尽早手术,以防止发生营养不良。

## 【参考文献】

1. 丁勇,王洪冰,柯会星,等. 老年人非霍奇金淋巴瘤合并乳糜胸一例并文献复习,中华老年医学杂志,2012,31(3):229-232.

2. Hooper C,Lee YC,Maskell N,et a1. Investigation of a unilateral pleural effusion in adults:British Thoracic Society Pleural Disease Guideline 2010. Thorax,2010,65:4-17.

(首都医科大学附属北京朝阳医院西院　米崧
　首都医科大学附属北京朝阳医院　马迎民)

# 病例 53 糖皮质激素在结核性胸腔积液治疗中的应用

**【关键词】** 结核性胸腔积液 糖皮质激素

## 【引言】

结核病（tuberculosis）是由结核分枝杆菌感染引起的慢性传染性疾病，可侵及多个器官，严重危害人类健康，是目前我国乃至全球关注的公共卫生问题。结核性胸膜炎（tuberculous pleurisy）是独立于肺结核及肺外结核的第Ⅳ型结核病，可发生于任何年龄，是儿童和青年最常见的胸膜炎，分为干性胸膜炎和渗出性胸膜炎，后者又称结核性胸腔积液（tuberculous pleural effusion）。结核性胸腔积液中，大量积液压迫肺脏，减少呼吸面积并限制膈肌活动，导致肺活量减低；同时由于胸腔积液中富含纤维素蛋白，积液吸收过程中，大量纤维素蛋白沉积于胸膜，易于形成胸膜肥厚、胸膜粘连，产生限制性通气功能障碍，是治疗中的一个棘手问题。目前被广为接受的治疗方法是规范抗结核治疗及充分引流胸腔积液。糖皮质激素在结核性胸腔积液治疗中的应用尚存在争议。此类药物可减轻机体的变态反应和炎症反应，控制结核中毒症状，减少渗出，加速胸腔积液吸收。但糖皮质激素是双刃剑，其长期大量应用可带来副作用，导致免疫抑制、继发感染，甚至出现结核播散。

## 【病例重现】

患者男性，32岁，既往体健。1年前无明显诱因出现发热，体温最高达39.8℃，伴轻微干咳、无痰，右侧胸痛，咳嗽及深吸气时加重。抗感染治疗5天，体温无下降，胸痛症状缓解，逐渐出现胸闷，进行性加重，伴乏力、盗汗。胸部CT示右侧大量胸腔积液，行胸腔镜、胸膜活检，病理检查明确诊断为结核性胸膜炎。予异烟肼、利福平、吡嗪酰胺、乙胺丁醇四联抗结核治疗，并予右侧胸腔留置引流管，充分引流胸腔积液；患者胸闷症状改善，咳嗽减轻，仍有高热、乏

**要 点**

◎ 重视结核性胸膜炎的规范治疗
◎ 伴有严重结核中毒症状且单纯抗结核治疗无法缓解的患者需应用糖皮质激素

力、盗汗;加用泼尼松 15mg/d,患者体温逐渐降至正常;2 周后强的松逐渐减量,6 周后停用,继续规范抗结核治疗。1 年后复查胸部 CT 右侧胸腔积液完全吸收,胸膜轻度增厚、粘连。肺功能正常。

## 【提示点】

1. 青年男性,既往体健,急性起病,表现为突发高热、干咳、胸闷,抗感染治疗无效,胸部 CT 示右侧大量胸腔积液,胸膜活检病理检查明确诊断结核性胸膜炎。

2. 规范全身应用抗结核药物并充分引流胸腔积液,发热、乏力、盗汗等结核中毒症状无改善。

3. 抗结核治疗基础上加用糖皮质激素,症状改善后及时减量并逐渐停用,1 年后复查胸部 CT 右侧胸腔积液完全吸收,胸膜轻度增厚、粘连。肺功能正常。

## 【要点】

**要点 1:重视结核性胸膜炎的规范治疗**

未经治疗的结核性胸膜炎自然病程一般为 4~16 周,其中 43%~65% 病例会在若干年后发展为活动性肺结核或肺外结核,因此其规范治疗很重要。结核性胸膜炎治疗药物和方案与肺结核相同,建议按全国推荐的标准化疗方案,疗程不宜短于 1 年。对于结核中毒症状明显的患者,可考虑加用糖皮质激素以减轻机体变态反应,缓解全身症状。

**要点 2:伴有严重结核中毒症状且单纯抗结核治疗无法缓解的患者需应用糖皮质激素**

结核性胸腔积液发病早期,以胸膜充血、水肿、渗出为主要病理改变,由于积液中白细胞及蛋白质含量高,随病情进展,逐渐出现胸膜肥厚、粘连。糖皮质激素具有强大的抗炎作用,在炎症早期可减轻水肿、渗出,加速胸腔积液吸收。因此,糖皮质激素宜应用于早期伴有高热、乏力、盗汗等明显结核中毒症状且单纯抗结核治疗无法缓解的患者。但由于糖皮质激素具有免疫抑制作用,而结核病患者通常免疫力低下,单纯应用该药可能导致继发感染,甚至出现结核播散,故其应用的前提是有规范抗结核治疗。

糖皮质激素宜应用于伴有明显结核中毒症状的患者,其具体剂量及疗程没有统一标准。临床工作中,通常予泼尼松 15~20mg/d 顿服,待患者症状缓解后逐渐减量至停用,疗程一般不超过 4~6 周,可有明显受益,同时无明显激素相关不良反应。

## 【盲点】

### ✕ 盲点 1:结核性胸膜炎患者不需依据患者实际情况,均使用糖皮质激素

无明显结核中毒症状的患者不推荐常规应用糖皮质激素。隐匿起病,诊断时已非炎症急性期或已经出现胸膜增厚、粘连、包裹性积液的患者,应用糖皮质激素的治疗效果欠佳,且可能增加机会性感染、结核全身播散风险,故不推荐应用。合并肺结核的患者,全身应用糖皮质激素至结核播散的风险大,应严格把握应用指征。HIV 阳性的结核性胸腔积液患者,由于存在明显免疫缺陷,应用糖皮质激素会大大增加机会性感染风险,故不推荐应用。

### ✕ 盲点 2:糖皮质激素能够减轻胸膜增厚、粘连

理论上说,糖皮质激素在炎症早期可减轻水肿、渗出,加速胸腔积液吸收;在后期可抑制毛细血管和纤维细胞增生,延缓肉芽组织增生,减少粘连。但实际临床中,大量胸腔积液的结核性胸膜炎患者,即使早期应用了糖皮质激素,其后期都或多或少存在不同程度的胸膜肥厚、粘连。笔者认为,减轻胸膜肥厚、粘连的有效措施是规范抗结核治疗及充分引流胸腔积液,而非应用糖皮质激素。

## 【诊治箴言】

1. 结核性胸腔积液易于形成胸膜肥厚、粘连,产生限制性通气功能障碍,合理规范治疗至关重要。对于存在明显结核中毒症状的患者,在规范抗结核治疗的基础上,可加用糖皮质激素,以减轻全身症状。

2. 糖皮质激素的剂量及疗程无硬性规定,起始予泼尼松 15~20mg/d,待患者结核中毒症状缓解后逐渐减量至停用,总疗程一般不超过 4~6 周,可有明显受益,同时无明显不良反应。

3. 对于无明显结核中毒症状的患者,予积极抗结核治疗及充分引流胸腔积液,不推荐常规应用糖皮质激素。

4. HIV 阳性的结核性胸腔积液患者,应用糖皮质激素可导致机会性感染的风险增加,不建议应用。

(首都医科大学附属北京朝阳医院西院　崔娜)

# 第八章　呼吸系统少见疾病

# 病例54 弥漫性泛细支气管炎抗菌药物治疗之路

**【关键词】** 鼻窦炎树芽征 大环内酯药物

## 【引言】

弥漫性泛细支气管炎（diffuse panbronchiolitis，DPB）是以呼吸性细支气管炎和慢性鼻窦炎为主要表现的少见疾病，肺部受累部位主要是呼吸性细支气管远端的终末气道。"弥漫性"指病变分布于双肺各个部位，而"泛"则指病变累及呼吸性细支气管壁全层，故全称为弥漫性泛细支气管炎。DPB多见于日本、韩国、中国等亚洲国家，西方国家罕见，主要特征为进展性化脓性阻塞性气道疾病，自然病程可以逐渐恶化为支气管扩张、呼吸衰竭甚至死亡。具有特征性的影像学和组织学特点，常合并鼻窦炎，痰检发现流感嗜血杆菌、肺炎链球菌以及终末期患者痰检发现铜绿假单胞菌有助于疾病诊断。长期应用大环内酯类药物治疗显著提高患者存活率。

## 【病例重现】

患者男性，33岁，慢性咳嗽、咳大量黄脓痰4年，加重伴活动后气短2年，反复抗感染、平喘治疗疗效欠佳。否认吸烟史和慢性肺病家族史。查体：双肺痰鸣音。CT显示：鼻窦炎；双肺弥漫树芽征、支气管扩张（图8-1）。肺功能：重度阻塞性通气功能障碍；结合临床、影像学和肺功能诊断DPB，口服阿奇霉素0.25mg，每周4次。半年后临床症状、影像学、肺功能好转，停药半年，病情复发。

## 【提示点】

1. 青年男性，无吸烟史，呼吸性细支气管炎和鼻窦炎，结合影像学和肺功能支持DPB诊断。

要 点

◎ 注意小气道病变的病因筛查
◎ 注意 DPB 的诊断与鉴别诊断

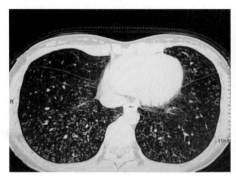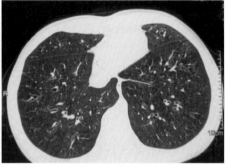

图 8-1　肺弥漫树芽征、支气管扩张

2. 大环内酯类抗菌药物治疗有效。
3. 大环内酯类抗菌药物停药后病情反复。

## 【要点】

### 要点 1:注意小气道病变的病因筛查

DPB 是典型的小气道病变。小气道定义是指内径 <2mm 的无软骨结构的气道,常涵盖从第八级支气管到终末支气管、呼吸性支气管,在正常肺组织中其对气道阻力影响较小,病变范围扩展到 70% 才能引起肺功能的变化。其他常见小气道病变包括支气管哮喘和慢性阻塞性肺疾病。其主要病因包括感染性疾病、结缔组织疾病肺受累、炎症性肠病、骨髓抑制以及肺移植后肺病变和普通变异性免疫缺陷性疾病以及外界环境引起的肺病变。

### 要点 2:注意 DPB 的诊断与鉴别诊断

目前我国尚无诊断标准,主要参考日本厚生省 1998 年第二次修订的临床诊断标准。诊断项目包括必需项目和参考项目。必需项目:①持续咳嗽、咳痰及活动时呼吸困难;②合并有慢性副鼻窦炎或有既往史;③胸部 X 线见两肺弥漫性散在分布的颗粒样结节状阴影或胸部 CT 见两肺弥漫性小叶中心性颗粒样结节状阴影。参考项目:①胸部听诊断续性湿啰音;② $FEV_1$/FVC<70% 以及 $PaO_2$<80mmHg;③血清冷凝集试验(CHA)效价≥1:64。确诊:符合必需项目①~③,加上参考项目中的 2 项以上。一般诊断:符合必需项目①~③。可疑诊断:符合必须项目①、②。

DPB 需要鉴别诊断的疾病包括以下 4 个。

◎ DPB 患者治疗应重视大环内酯类药物的应用

（1）慢性阻塞性肺疾病：根据肺功能和患者临床症状，DPB 患者常被误诊为慢性阻塞性肺疾病。但慢性阻塞性肺疾病患者通常发病年龄较大，长期吸烟史，影像学表现以肺气肿和肺大疱为主；而 DPB 发病年龄相对年轻，20~50 岁多见，平均年龄 40 岁，无吸烟史，影像学表现以"树芽征"和支气管扩张为主。

（2）支气管哮喘：根据患者发病年龄、肺功能易被误诊为支气管哮喘。但支气管哮喘症状为间断出现，咳嗽气喘为主，痰液较少，影像学多表现正常或充气明显，肺功能可逆试验阳性；DPB 患者痰液较多，在未治疗患者中约一半患者每日痰量高达 50ml。

（3）肉芽肿性多血管炎：既往称韦格纳肉芽肿，也常出现慢性鼻窦炎和支气管扩张，但是 DPB 患者影像中常见的"树芽征"在肉芽肿性血管炎中并不常见；同时，肉芽肿性血管炎患者常见的肺外病变如肾脏、神经和皮肤病变并不出现于 DPB 中。

（4）变应性支气管肺曲霉菌病：变应性支气管肺曲霉菌病也常出现阻塞性气道功能障碍和支气管扩张，但是其支气管扩张常见于中心性支气管，外周血嗜酸性粒细胞和 IgE 升高也是二者鉴别的重要检查指标。

**要点 3:DPB 患者治疗应重视大环内酯类药物的应用**

患者大环内酯类药物治疗有效，但是长期应用会引起耐药性以及毒副作用，所以不能长期应用，只能在急性加重期应用。

（1）大环内酯类药物治疗作用机制

长期口服大环内酯类药物不仅能够缓解 DPB 患者症状、提高肺功能，而且将患者 10 年存活率由 12%~50% 提高至 90%。实验发现 DPB 患者不论有无铜绿假单胞菌感染，大环内酯类药物治疗均有效，而且发现患者痰液和血清中药物浓度低于最小抑菌浓度，以上事实证明大环内酯类药物治疗 DPB 不单纯依靠抗细菌的作用，主要是抗炎和免疫调节的功效。

（2）大环内酯类药物毒副作用及应用疗程

长期应用大环内酯类药物可以产生一些毒副作用，如耳毒性（阿奇霉素风险最大，发生副作用后换用克拉霉素后可以恢复听力）、心脏毒性（延长 QTc 间期，增加尖端扭转性室性心动过速风险，特别是有心脏基础疾病或者与其他延长 QTc 间期药物联合应用）和肝损害（影响细胞色素 P450 酶），其他副作用还包括降低抗菌药物药物敏感性、增加分枝杆菌尤其是非结核分枝杆菌感染的风险。目前具体大环内酯类药物疗程尚无双盲随机对照研究证实，但是临床多推荐大于 2 年,最短也要大于 6 个月,当临床症状、影像学表现好转后可以停用,停用后严密监测临床症状和影像学,复发后可以再次应用。

（3）大环内酯类药物的选择

红霉素是最早应用于 DPB 治疗的大环内酯类药物,因其价格便宜故目前仍广泛应用于临床,推荐剂量 400~600mg/d。而克拉霉素和阿奇霉素可以聚集在细胞内,研究发现其肺泡巨噬细胞内的药物浓度可以是血浆药物浓度的400~800 倍,这大大提高了抗感染和抗炎作用,也解释了低剂量药物的有效性,故目前被广泛推荐应用于 DPB 患者,克拉霉素推荐剂量为 200~400mg/d;阿奇霉素推荐剂量为 250mg/d,每周 4 天。

（4）支气管扩张急性加重期的病原学和治疗选择

DPB 患者晚期可以出现支气管扩张,支气管扩张加重可以在大环内酯类药物治疗期间出现,也可以在停药后出现,目前考虑呼吸系统感染是支气管扩张主要原因。疾病加重中常表现为痰量增加、痰液变黏稠以及呼吸困难,此时应该做胸部影像学检查区分 DPB 复发和肺部感染。如果诊断感染,则需要按照支气管扩张继发感染治疗,根据痰病原学选择抗菌药物。DPB 常见细菌感染同其他支气管扩张大致相似,为铜绿假单胞菌和流感嗜血杆菌,而肺炎链球菌和卡他莫拉菌较少,可根据此首先给予经验性选择抗菌药物治疗。

## 【盲点】

### ✖ DPB 患者诊断需要进行肺活检

DPB 的典型病理改变为淋巴细胞、浆细胞、组织细胞,尤其是泡沫巨噬细胞分布在呼吸性细支气管壁全层,疾病晚期可见中性粒细胞,还可见沿支气管分布的增生性淋巴滤泡,病变广泛,下叶重于上叶。在 DPB 诊断标准中并未提及病理指标,所以肺活检并不是诊断必须的。一般亚洲人具有典型的临床症状、影像学特点、肺功能改变则并不推荐肺活检。

## 【诊治箴言】

1. 慢性咳嗽、咳大量脓痰伴有气道阻塞的亚洲中青年患者,无吸烟史,合并鼻窦炎,需要考虑 DPB。

2. 临床考虑 DPB 诊断后,除了临床病史查体资料,还需要完善痰细菌学、自身抗体、免疫球蛋白等检查除外其他细支气管病变。

3. DPB 依靠临床症状、查体、肺功能和影像学资料就可诊断,一般不需要肺活检。

4. 大环内酯类药物治疗 DPB 主要是其抗炎和免疫调节作用,一般推荐大环内酯类药物治疗疗程大于 2 年,最短不少于 6 个月;注意药物副作用,主要包括耳毒性、心脏毒性以及肝损害。

5. DPB 急性加重期可以发生在应用大环内酯药物过程中，首先经验性应用覆盖铜绿假单胞菌药物，然后根据药敏试验选择针对性药物。

## 【参考文献】

1. Spagnolo P, Fabbri LM, Bush A. Long-term macrolide treatment for chronic respiratory disease. EurRespir J, 2013, 42（1）: 239-251.

2. Kudoh S, Keicho N. Diffuse panbronchiolitis. Clin Chest Med, 2012, 33（2）: 297-305.

3. Friedlander AL, Albert RK. Chronic macrolide therapy in inflammatory airways diseases. Chest, 2010, 138（5）: 1202-1212.

4. Poletti V, Casoni G, Chilosi M, Zompatori M. Diffuse panbronchiolitis. EurRespir J, 2006, 28（4）: 862-871.

（北京协和医院　柳涛）

# 病例 55　肺泡蛋白沉积症——以小叶间隔增厚为突出表现的间质性肺炎

**【关键词】**肺泡蛋白沉积症　小叶间隔增厚　影像学

## 【引言】

肺泡蛋白沉积症（pulmoanry alveolar proteinosis，PAP）是呼吸系统的一种罕见病，表现为肺泡腔内可见脂蛋白物质沉积。临床上分先天性、获得性和继发性3种类型。先天性 PAP 的患者是由于编码表面活性物质蛋白及其受体的基因突变所致；继发性 PAP 常与血液系统肿瘤、免疫抑制药物应用、吸入粉尘、有毒气体，以及特殊感染导致的肺泡巨噬细胞功能缺陷有关。本文的主要内容仅涉及获得性 PAP，也叫特发性 PAP，目前被认为是一种针对粒细胞巨噬细胞集落刺激因子（granulocyte-macrophage colony-stimulating factor，GM-CSF）的自身免疫病，因此也被称为自身免疫性 PAP。目前 PAP 确诊需要进行 PAS 染色。虽然被认为是自身免疫性疾病，但是与其他类型的自身免疫性疾病不同，该疾病应用皮质激素治疗非但没有效果，反而可能导致合并感染。因此 PAP 患者不宜使用糖皮质激素进行治疗。

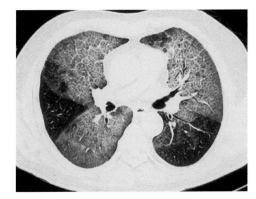

图 8-2　胸部高分辨率 CT 可见双肺弥漫的片状磨玻璃阴影，可见小叶间隔增厚，呈"地图征"及"铺路石征"，右上叶后段可见一个小空洞

## 【病例重现】

男性患者，57 岁，2008 年起出现活动后气促，2010 年胸部 CT 提示"双肺磨砂样、大片渗出性改变"（图 8-2），行支气管镜肺活检发现"肺泡腔纤维蛋白及红细胞渗出改变"，考虑为间质性肺炎，予甲强龙

**要 点**

◎ PAP 的临床表现常常不特异,很难仅通过临床表现进行诊断

80mg/d,3 天后逐渐减量,同时合并使用硫唑嘌呤 25mg/d,但气短症状反而加重,进而出现呼吸衰竭、咳嗽、咳淡黄色黏痰,后外院病理会诊,确诊为肺泡蛋白沉积症。

## 【提示点】

1. 免疫功能正常宿主,持续性活动后气短,起病隐匿。影像学提示肺部弥漫性间质改变,以小叶间隔增厚为突出表现。

2. 皮质激素和免疫抑制剂治疗无效,病情反而加重。

## 【要点】

本例患者经肺组织活检诊断为间质性肺炎,但是泼尼松和免疫抑制剂治疗无效,一些类型的肺间质疾病使用皮质激素治疗有效,如非特异性间质性肺炎、机化性肺炎以及继发于结缔组织病的肺间质病等。但是还有很多疾病也可以表现为肺间质改变,如 PAP,以及一些感染性疾病,如结核病(图 8-3)、病毒感染、肺孢子菌肺炎等,这些疾病应用皮质激素进行治疗都无效,有些反而会加重病情。因此需要对疾病有正确的认识后再进行治疗。

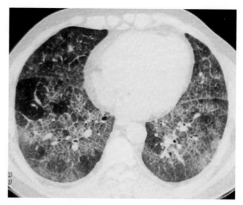

图 8-3  一例肺结核患者的胸部 HRCT,可见双肺弥漫分布的磨玻璃密度斑片影,伴小叶间隔增厚,非常类似 PAP 的影像学改变

**要点 1:PAP 的临床表现常常不特异,很难仅通过临床表现进行诊断**

PAP 的发病多隐匿,典型症状为活动后气短,以后进展至休息时也感气短、咳嗽。患者常常对低氧耐受良好,虽然缺氧比较严重,活动耐力尚可。患者可以出现咳白色或黄色痰、乏力、消瘦等症状。继发感染时有发热、脓性痰,可出现胸痛、咯血症状。少数病例可无症状,仅在查体时发现影像学表现异常。体格检查可无阳性发现,50% 的患者出现吸气相的爆裂音,25% 的患者有发绀,少数患者可以出现杵状指,呼吸功能障碍随着病情发展而加重。临床上很难通过症状和体征来确诊本病。

## 要 点

◎ 典型 PAP 的影像学表现对放射科医师与临床医师常常有提示作用

◎ PAP 的病理诊断需要有经验的病理科医师确认，但也常常需要临床医师提供预先的准备和支持

**要点 2：典型 PAP 的影像学表现对放射科医师与临床医师常常有提示作用**

PAP 患者的高分辨率 CT（HRCT）有特征性的改变，这常常是提示临床医师想到这一疾病的重要线索。胸部 HRCT 表现为在弥漫的磨玻璃影背景上的小叶间隔增厚，被称为"铺路石征"；病变与正常肺组织分界清楚，被称为"地图征"。一些肺结核的感染也可以出现类似改变，但是 PAP 的特点是肺内结构完好，而肺结核常出现肺内结构的破坏；PCP 和病毒性肺炎也常出现类似改变，与 PAP 的差别在于病史中常有免疫缺陷基础疾病，患者会合并发热，且起病急骤；此外肺水肿也有类似特点，不同于 PAP 之处在于患者常常有心脏病基础，且磨玻璃样病变在重力下垂部位更显著，CT 上可见增大的心影；肺泡癌患者也可出现"铺路石征"，但是由于是肿瘤细胞浸润肺泡腔所致，病变在纵隔窗上显影清晰，而 PAP 的患者除非合并感染，否则纵隔窗常常不可见病变或病变轻微。在掌握了上述影像学特点之后，PAP 的诊断会很明确。

**要点 3：PAP 的病理诊断需要有经验的病理科医师确认，但也常常需要临床医师提供预先的准备和支持**

PAP 的病理诊断主要依靠支气管肺泡灌洗或经支气管镜肺活检，通常不需开胸肺活检。经肺段支气管肺泡灌洗所获得的灌洗液，通常呈"牛奶状"，是本病的特征性改变，临床医师一旦发现这种肺泡灌洗液，需要请病理科医师将标本静置沉淀，而不宜离心，之后将沉淀物用石蜡包埋，光镜下沉淀物可见大量粉染的无定形的均质物，淀粉酶消化后 PAS 染色阳性，有确诊意义。此外光镜下还可见巨大的吞噬细胞，含有丰富的细胞质，PAS 染色为阳性。除巨噬细胞外，无其他细胞成分。如发现有中性粒细胞或淋巴细胞，则应考虑到感染或自身免疫反应的可能。

## 【盲点】

#### ⚠ 看到双肺弥漫性病变，只想到常见的间质性肺病

对于我们常说的特发性间质性肺病，除了隐源性机化性肺炎和急性间质性肺炎以肺实变为主要影像表现之外，其他几种，包括普通型间质性肺炎、非特异性间质性肺炎、脱屑性间质性肺炎、呼吸性细支气管炎并间质性肺疾病以及淋巴样间质性肺炎，影像学更多表现为不同程度的双下肺胸膜下为著的磨

玻璃影、网格影和蜂窝。而小叶间隔增厚，并不是以上几种间质性肺病的常见影像表现。如 PAP 患者的胸部 HRCT 表现为弥漫的磨玻璃影背景上的小叶间隔增厚，也被称为"碎路石征"；以及病变与正常肺组织分界清楚，被称为"地图征"。如果临床医师和放射科医师对这两个征象视而不见，或者认识不足，则会导致误诊误治。

## 【诊治箴言】

1. PAP 的诊断需要临床、影像学和病理三方面结合判断。
2. 影像表现为小叶间隔增厚为主的间质性肺病，应想到 PAP 可能。
3. 一旦肺间质病患者出现对皮质激素和免疫抑制剂治疗反应不佳的情况，需要重新核对病理诊断。

## 【参考文献】

1. Rosen SH, Castleman B, Liebow AA. Pulmonary alveolar proteinosis. New England Journal of Medicine, 1958, 258: 1123-1142.

2. Seymour JF, Presneill JJ. Pulmonary alveolar proteinosis progress in the first 44 years. Am J Respir Crit Care Med, 2002, 166: 215-235.

3. Trapnell BC, Whitsett JA, Nakata K. Pulmonary alveolar proteinosis. N Engl J Med, 2003, 349: 2527-2539.

（北京协和医院　田欣伦）

# 病例 56　肺泡蛋白沉积症——糖皮质激素治疗无效的间质性肺病

【关键词】肺泡蛋白沉积症　间质性肺病　全肺灌洗术

## 【引言】

肺泡蛋白沉积症（pulmoanry alveolar proteinosis，PAP）是呼吸系统的罕见病。临床上分先天性、获得性和继发性 3 种类型。获得性 PAP，也叫特发性 PAP，目前被认为是一种针对粒细胞巨噬细胞集落刺激因子（granulocyte-macrophage colony-stimulating factor，GM-CSF）的自身免疫病，因此也被称为自身免疫性 PAP。虽然被认为是自身免疫性疾病，但是与其他类型的自身免疫性疾病不同，该疾病应用皮质激素治疗非但无效，反而可能会导致继发感染。因此目前针对 PAP 的治疗主要是采用全肺灌洗术，不宜使用糖皮质激素治疗。

## 【病例重现】

患者男性，57 岁，2008 年起出现活动后气促，2010 年胸部 CT 提示"双肺磨砂样、大片渗出性改变"，行支气管镜肺活检发现"肺泡腔纤维蛋白及红细胞渗出改变"，怀疑间质性肺炎，予甲强龙 80mg/d，连用 3 天，40mg/d，连用 6 天；后改为泼尼松 40mg/d，连用 14 天，泼尼松 20mg/d，连用 1.5 个月；同时合并使用硫唑嘌呤 25mg，每日一次。气短症状反而加重，出现呼吸衰竭，咳嗽、咳淡黄色黏痰，2010 年 6 月住我院后经外院病理会诊确诊为肺泡蛋白沉积症。复查胸部 CT 示：新发肺部空洞病变（图 8-4），经痰培养多次发现鼻疽奴卡菌、曲霉菌等多种菌的混合感染，迅速减停泼尼松，加用磺胺和哌拉西林/他唑巴坦及抗真菌等联合治疗，后经全肺灌洗，患者病情好转出院。

## 【提示点】

1. 免疫功能正常宿主，持续性活动后气短，起病隐匿。影像学提示肺部

◎ 虽然 PAP 患者体内存在抗 GM-CSF 抗体，是一种自身免疫性疾病，但是糖皮质激素治疗对之无效

◎ PAP 合并感染时，原则上先尽可能控制感染，然后再进行全肺灌洗治疗

弥漫性间质改变，但是经皮质激素和免疫抑制剂治疗无效，病情反而加重。

2. 免疫抑制状态下合并了多种机会性感染。

本例患者经肺组织活检诊断为间质性肺炎，但是泼尼松和免疫抑制剂治疗无效，提示原诊断有疑问，需要重新核查病理，最终确诊为PAP。本病容易合并机会感染，且该患者为免疫抑制宿主，痰培养发现少见的鼻疽奴卡菌，需先抗感染治疗，再行全肺灌洗术。分析本病例治疗过程，存在以下要点和盲点。

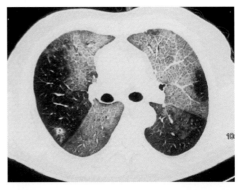

图 8-4　胸部 HRCT 可见双肺弥漫的片状磨玻璃阴影，可见小叶间隔增厚，呈"地图征"及"铺路石征"，右上叶后段可见一个小空洞

【要点】

**要点 1：虽然 PAP 患者体内存在抗 GM-CSF 抗体，是一种自身免疫性疾病，但是糖皮质激素治疗对之无效**

特发性 PAP 虽然是一种针对 GM-CSF 的自身免疫病，但是没有任何证据表明糖皮质激素对于本病的治疗有效。PAP 的治疗主要是清除沉着于肺泡内的蛋白样物质。全肺灌洗可获得较好疗效，明显改善了患者的 10 年存活率。一般认为全肺灌洗的指征包括：①动脉血氧分压 <60~65mmHg；②肺泡动脉氧分压差 >40mmHg；③分流大于 10%~12%；④严重的运动时低氧。事实证明，本例患者使用糖皮质激素以及免疫抑制剂后，病情无改善。此外，雾化吸入或皮下注射 GM-CSF 对于自身免疫性 PAP 的治疗有效。具体为：GM-CSF 雾化吸入 125~250μg/ 次，每天 2 次，用 1 周停 1 周。根据疗效决定治疗疗程。

**要点 2：PAP 合并感染时，原则上先尽可能控制感染，然后再进行全肺灌洗治疗**

PAP 患者存在感染的高危因素，研究表明 11% 的患者在观察期间合并有不同类型的感染，包括肺孢子菌、军团菌、大肠埃希菌和流感嗜血杆菌等。此外奴卡菌、结核及非结核分枝杆菌的感染也有报道。PAP 患者在使用糖皮质

**要　点**

◎ PAP合并感染后患者缺氧加重,导致治疗困难,必要时可在手术中通过体外循环保证氧合

激素和免疫抑制剂后将进一步增加这一风险。本例患者影像学表现在原有的磨玻璃阴影基础上出现了小空洞病变,痰培养证实合并鼻疽奴卡菌、真菌等的混合感染,造成呼吸衰竭加重,进一步增加了治疗的难度。由于严重的PAP导致肺泡腔内大量蛋白物质成为细菌的培养基,将导致感染控制困难,因此我们在充分抗感染治疗效果不佳的情况下,果断进行了全肺灌洗治疗,患者的病情最终得到了控制。

**要点3:PAP合并感染后患者缺氧加重,导致治疗困难,必要时可在手术中通过体外循环保证氧合**

对于严重低氧的患者,也可以先采用雾化吸入GM-CSF,改善氧合后再行手术,但是这种治疗起效比较慢。此外,也可以在术中采用体外循环保证氧合,以免在全身麻醉气管插管过程中出现危及生命的并发症。

**【盲点】**

**影像学表现为肺间质改变的患者就常规使用糖皮质激素治疗**

由于间质性肺病病因复杂,治疗困难,因此,糖皮质激素往往会成为我们临床过程中无奈的选择之一,但并非所有间质性肺病都适宜激素的使用。几种特发性间质性肺病如非特异性间质性肺炎、隐源性机化性肺炎、脱屑性间质性肺炎和呼吸性细支气管炎并间质性肺疾病,使用糖皮质激素治疗有效,但普通型间质性肺炎、急性间质性肺炎则使用糖皮质激素治疗效果不佳。同时,非特异性间质性肺炎也可进一步分为富细胞型和富纤维型的非特异性间质性肺炎,不同类型的非特异性间质性肺炎对激素的反应也会有所差异。此外,很多疾病可以表现为肺间质改变,如PAP、结节病以及一些感染性疾病,如肺结核、病毒感染、肺孢子菌肺炎等,这些疾病对皮质激素的治疗反应也会差异很大。皮质激素和免疫抑制剂治疗后将导致患者免疫功能下降,因而容易合并机会感染,有些类型的间质性肺病在使用激素后反而会导致病情加重。因此使用激素之前,应结合临床情况,包括患者的症状、并发症、血气、影像、病理等,进行综合判断,充分评估可能的获益和风险。

**【诊治箴言】**

1. 出现低氧血症的PAP患者的标准治疗是全肺灌洗术。
2. PAP使用皮质激素和免疫抑制剂治疗无效。

3. 抗感染治疗的同时及时的全肺灌洗术有助于改善 PAP 患者病情。

4. 雾化吸入 GM-CSF 是 PAP 患者的另一治疗选择。

## 【参考文献】

1. Seymour JF, Presneill JJ. Pulmonary alveolar proteinosis progress in the first 44 years. Am J RespirCrit Care Med, 2002, 166: 215-235.

2. Trapnell BC, Whitsett JA, Nakata K. Pulmonary alveolar proteinosis. N Engl J Med, 2003, 349: 2527-2539.

3. Zhao YY, Huang H, Liu YZ, et al. Whole Lung Lavage Treatment of Chinese Patients with Autoimmune Pulmonary Alveolar Proteinosis: A Retrospective Long-term Follow-up Study. Chin Med J (Engl), 2015, 128 (20): 2714-2719.

4. Khan A, Agarwal R, Aggarwal AN. Effectiveness of granulocyte-macrophage colony-stimulating factor therapy in autoimmune pulmonary alveolar proteinosis: a meta-analysis of observational studies. Chest, 2012, 141: 1273-1283.

5. 黄慧, 陆志伟, 徐作军. 肺泡蛋白沉积症继发感染 9 例临床分析. 中华内科杂志, 2011, 50: 216-220.

（北京协和医院　田欣伦）

# 病例 57　没有内脏转位的原发性纤毛运动障碍

【关键词】原发性纤毛运动障碍　诊断　内脏转位

## 【引言】

原发性纤毛运动障碍（primary ciliary dyskinesia，PCD）是一种少见的常染色体隐性遗传病，由于纤毛结构和（或）功能缺陷造成呼吸道黏膜的纤毛麻痹，纤毛黏液传输功能障碍，继而导致慢性复发性化脓性肺部炎症、鼻窦炎和中耳炎。患者常因反复呼吸道感染或支气管扩张症就诊于呼吸内科。PCD 中50% 的患者被称为卡塔格内综合征（Kargagener syndrome），是 PCD 中的一种类型，表现为支气管扩张、鼻窦炎和内脏转位三联征。PCD 多在幼年发病，男女性发病率相同。但是由于不合并内脏转位的 PCD 患者的临床表现不特异，常被误诊为慢性支气管炎、支气管扩张症或肺结核等，因此误诊率、漏诊率非常高。

## 【病例重现】

患者女性，35 岁。因鼻窦炎 30年，反复咳嗽、咳痰、活动后气短 18年就诊。2004 年曾发现右肺中叶不张行右中叶切除术。胸部 CT 示双肺弥漫性分布的小叶中心性微结节及中心性支气管扩张（图 8-5），曾被诊断为弥漫性泛细支气管炎，但罗红霉素治疗效果不佳。患者自幼听力不佳，结婚 5 年，未孕。查体：双上颌窦轻度压痛，粗测听力下

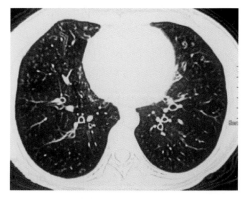

图 8-5　患者的胸部 CT 示双肺弥漫性分布的小叶中心性微结节及中心性支气管扩张

◎ 胸部 HRCT 发现弥漫性支气管扩张,其诊断不能只停留在影像诊断层面,还需进一步行病因鉴别

降。血气示 PaO$_2$79mmHg;肺功能正常。支气管黏膜活检电镜病理结果示:上皮层细胞纤毛大部分缺失,纤毛细胞被其他细胞替代,纤毛横断面易见微管数目异常,可见"8+2""8+3"和"7+2"等异常排列方式及中央微管异位,内外动力臂缺失多见。符合纤毛发育不良的形态学表现(图 8-6)。最终诊断为:先天性纤毛运动障碍。

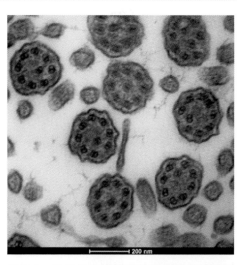

图 8-6 患者的电镜纤毛横断面可见微管数目异常,可见"8+2"、"7+2"等异常排列方式及中央微管异位,内外动力臂缺失

## 【提示点】

1. 青年女性,幼年起病,长期慢性咳嗽、咳痰等呼吸道表现,需要警惕先天性或遗传性疾病的可能。

2. 弥漫性的支气管扩张,有典型的弥漫性泛细支气管炎的影像学改变,但是应用大环内酯类药物治疗无效,需要考虑其他诊断的可能。

3. 支气管扩张,除了影像学诊断,有时还需进一步病因鉴别。

## 【要点】

本例患者经长期大环内酯类药物治疗,症状没有得到改善,外院肺病理会诊排除了弥漫性泛细支气管炎(diffuse panbronchiolitis,DPB)的诊断。影像学表现为"树芽征"的小叶中心性结节和弥漫性中心性支气管扩张,鉴别诊断需要考虑引起弥漫性支气管扩张的其他病因。

**要点 1:胸部 HRCT 发现弥漫性支气管扩张,其诊断不能只停留在影像诊断层面,还需进一步行病因鉴别**

支气管扩张是呼吸系统的常见疾病,根据分布部位,分为弥漫性支气管扩张和局灶性支气管扩张。局灶支气管扩张常常由于感染或异物等造成。弥漫性支气管扩张的病因复杂,除了感染因素之外,还包括:①先天性疾病,如囊性纤维化(cystic fibrosis,CF)、PCD、DPB 等;②免疫缺陷,如普通变异性免疫球蛋白缺乏、获得性免疫缺陷综合征等;③免疫介导的疾病,如变态反应性支气管

**要　点**

◎ 缺乏对 PCD 认识, 很多临床细节会被忽略

肺曲霉菌病(allergic bronchopulmonary aspergillosis, ABPA)、类风湿关节炎、干燥综合征、炎症性肠病等;④其他疾病如反流性食管炎、误吸等。因此, 出现弥漫性支气管扩张的患者, 还需要常规进行以下检查:免疫球蛋白定量、痰培养及抗酸染色、抗核抗体、类风湿因子、曲霉菌皮肤点刺试验、曲霉菌特异性 IgE 测定等, 必要时可进行纤毛的形态和功能检查以及 CF 基因检测、汗液氯离子等测定。

**要点 2:缺乏对 PCD 认识, 很多临床细节会被忽略**

纤毛柱状上皮主要位于呼吸道, 因此 PCD 患者的呼吸道纤毛结构或功能缺陷, 造成呼吸道黏膜的纤毛麻痹, 纤毛黏液传输功能障碍, 继而导致慢性复发性化脓性肺部炎症和鼻窦炎。此外, 人体内还有很多部分也有纤毛结构存在, 包括:脑室室管膜细胞、生殖道上皮细胞、精子鞭毛、耳内、肾小管、胆管、胰管上皮、骨、软骨、胚胎结纤毛等, 因此 PCD 还可以表现为中耳炎、不育、不孕、脑室扩张、生长异常、内脏转位等。该患者自幼起病, 同时有鼻窦炎、听力下降、结婚 5 年未孕。这些细节原本是诊断该病的重要线索, 一旦视而不见, 自然会导致误诊。

# 【盲点】

**影像表现为弥漫性支气管扩张或没有内脏转位, 就不考虑 PCD**

PCD 是常染色体隐性遗传病, 50% 的患者合并内脏转位, 如果患者存在"支气管扩张, 鼻窦炎和内脏转位"三联征, PCD 的诊断则较易获得。而不合并内脏转位的 PCD 诊断则存在很大困难。而且本例年轻患者的胸部影像学表现为双肺弥漫的树芽征, 且合并有慢性鼻窦炎, 很容易与 DPB 相混淆。当临床上经过大环内酯类药物治疗效果不好时, 诊治则更加困难。

电镜检测纤毛结构异常, 是诊断 PCD 的金标准。男性患者观察其精子也有助于本病的诊断。在非急性感染时, 可以经鼻黏膜或支气管黏膜取 2 块组织(无需外科肺活检), 经戊二醛固定后, 送检标本需至少观察 100 个纤毛超微结构才能做出 PCD 的诊断, 以免出现对 PCD 过度诊断的现象。如果条件许可, 基因鉴定对于诊断的确立有帮助, 但是由于 PCD 的基因异常非常多样, 这一检查的开展在国内还存在困难。但同时也应注意, 许多慢性呼吸道炎症疾病可以表现出纤毛的非特异性且潜在可逆的超微结构异常。如:各种感染、囊性纤维化、慢性支气管炎等。感染时可以出现纤毛运动的无序, 在抗感染治疗后可以恢复。此外长期吸烟的患者也可以引起继发性纤毛结构破坏。

## 【诊治箴言】

1. PCD 患者常因反复呼吸道感染或支气管扩张症就诊于呼吸内科,应提高对该病的认识和警惕。

2. 临床上如遇下述情况应考虑为 PCD:新生儿无明显诱因发生呼吸窘迫或新生儿肺炎并出现持续的耳鼻咽炎;儿童表现为慢性咳嗽、咳痰、对治疗无反应的不典型哮喘、弥漫性支气管扩张症、鼻窦炎和中耳炎等;成人患者除有儿童所有表现外,女性可出现异位妊娠或生育功能低下,男性可有不育。

3. 怀疑本病需要行纤毛电镜检查明确诊断。

## 【参考文献】

1. Narayan D,Krishnan SN,Upender M,et al. Unusual inheritance of primary ciliary dyskinesia (Kartagener's syndrome). J Med Genet,1994,31(6):493-496.

2. 金贝贝,田欣伦,郑妹颖,等. 原发性不动纤毛综合征四例并文献复习. 中华结核和呼吸杂志,2010,33(3):197-201.

3. Lucas JS,Paff T,Goggin P,et al. Diagnostic Methods in Primary Ciliary Dyskinesia. Paediatric Respiratory Reviews,2016,(18):8-17.

4. Knowles MR,Daniels LA,Davis SD,et al. Primary Ciliary Dyskinesia. Recent Advances in Diagnostics,Genetics,and Characterization of Clinical Disease. Am J RespirCrit Care Med, 2013,188(8):913-922.

（北京协和医院　田欣伦）

# 病例 58　肺淋巴管肌瘤病获得诊断的多种途径

【关键词】淋巴管肌瘤病　弥漫性囊性肺部疾病

## 【引言】

肺淋巴管肌瘤病（lymphangioleiomyomatosis，LAM）是一种主要发生于女性的弥漫性囊性肺部疾病。随着对 LAM 认知度的提高，临床医师对 LAM 的诊断已经有了很大的改善。过去，LAM 的确诊主要依赖胸腔镜肺活检，但现在已经有多种途径可以确立诊断，外科肺活检不是唯一的诊断手段。

## 【病例重现】

患者女性，35 岁。因"呼吸困难 4 年，加重 2 个月"入院。患者在 4 年前出现右侧自发性气胸。气胸恢复后出现逐渐加重的呼吸困难，活动后明显。近两个月呼吸困难加重，同时出现右侧胸痛。胸部 CT 检查发现双侧肺弥漫性囊状改变，右侧气胸和胸腔积液。胸腔积液为乳糜胸。诊断为 LAM，乳糜胸。

给予胸腔积液置管引流，每天引流量约 1000ml，因为胸腔积液难以控制收住院。既往史：3~15 岁癫痫，采用苯妥英钠等药物治疗。妊娠 2 次，女儿 10 岁（体健），2 年前人工流产 1 次。双侧肾脏巨大错构瘤，先后给予无水酒精介入治疗共 8 次。查体：体温 37℃，心率 88 次 / 分，呼吸 20 次 / 分，血压 108/60mmHg，消瘦，一般状况弱。面部皮肤可见多发血管纤维瘤状改变。左小趾可见甲周纤维瘤。右侧背部置有胸腔引流管。双肺呼吸音粗，右侧呼吸音低，无干湿啰音。心脏 $P_2>A_2$，肺动脉瓣区 II / VI级收缩期杂音。腹部平软、无压痛，肝脾未触及。移动性浊音阴性。双下肢轻度凹陷性水肿。

患者诊断为 LAM，考虑与结节性硬化症相关。经检查，患者有结节性硬化症相关的脑、肺、肾、皮肤等多系统表现，肺部 LAM 是结节性硬化症的表现之一。

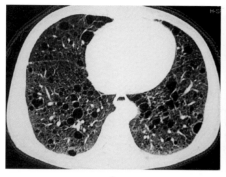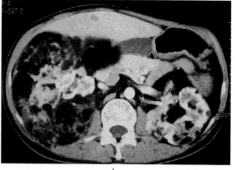

图 8-7　图 a：该患者肺部弥漫性大小不一的囊状改变；图 b：右肾体积增大变形，含巨大血管肌脂瘤，左肾多个结节，为血管肌脂瘤

## 【提示点】

1. 女性患者，在发生气胸或乳糜胸时，胸部 CT 检查发现双肺弥漫性囊性病变，需要考虑到 LAM 的诊断。

2. LAM 分为两大类。一类是没有遗传背景的散发 LAM，这是临床上常见到的类型。另一类与遗传性疾病结节性硬化症（tuberous sclerosis，TSC）相关。不管是哪一类，LAM 几乎仅发生在女性，男性患者如需要考虑 LAM，需要极其谨慎。目前报道在 TSC 男性患者中可能也有 LAM 患者，这方面的研究比较少。

3. 该患者院前诊断确定了 LAM，但对患者的既往史与 LAM 的关联未引起足够的重视。实际上，本患者有典型的 TSC 表现。LAM 除了散发病例，也发生于遗传性疾病 TSC 的女性患者。TSC 患者典型的临床表现包括神经系统和皮肤的受损。在询问病史时需要特别注意了解有无癫痫史和面部、全身和甲周的有无受损。其诊断标准见表 8-1。

表 8-1　结节性硬化症临床诊断标准（2012 年）

| 主要特征 | 次要特征 |
| --- | --- |
| 1. 色素脱色斑（≥3 个） | 1. "斑驳样"皮肤改变 |
| 2. 面部血管纤维瘤（≥3 个）或前额斑块 | 2. 牙釉质多发性小凹（≥3 个） |
| 3. 甲周纤维瘤（≥2 个） | 3. 口腔内纤维瘤（≥2 个） |
| 4. 鲨革斑 | 4. 视网膜色素缺失斑 |
| 5. 多发视网膜结节状错构瘤 | 5. 多发肾囊肿 |
| 6. 脑皮质结构异常（≥3 个）* | 6. 非肾脏的错构瘤 |

## 要 点

◎ 女性患者出现肺部多发囊性改变,需要将 LAM 列为鉴别诊断

◎ 肺部弥漫囊性改变如果合并乳糜胸、AML 或 TSC,可基本确定 LAM 诊断

续表

| 主要特征 | 次要特征 |
| --- | --- |
| 7. 室管膜下结节 | |
| 8. 室管膜下巨细胞星形细胞瘤 | |
| 9. 心脏横纹肌瘤(单发或多发) | |
| 10. 肺淋巴管肌瘤病 | |
| 11. 肾血管肌脂瘤(≥2 个) | |
| TSC 确诊:2 个主要特征,或 1 个主要特征加 2 个次要特征 (LAM+AML,可以为散发 LAM,如果没有其他特征不能确诊 TSC) TSC 疑诊:1 个主要特征,或 2 个次要特征 基因诊断:*TSC1* 或 *TSC2* 基因突变 | |

\* 包括结节和脑白质辐射状迁移线

## 【要点】

**要点 1:女性患者出现肺部多发囊性改变,需要将 LAM 列为鉴别诊断**

由于 LAM 是一个罕见疾病,很多医师,包括呼吸科专科医师,未必有过对 LAM 的诊治经验。然而,对于有双肺弥漫性囊性病变的女性患者,需要将 LAM 列为鉴别诊断。肺部囊性病变,可以是散在的,也可能是连成片的,壁薄,大部分在 2~5mm,也可以出现较大的肺大疱。肺部囊性病变如果符合典型的 LAM 改变,对诊断的提示度相当高,这时候,如果有其他临床表现支持,可以直接作出 LAM 的诊断,而不需要病理检查。虽然 LAM 仅发生于女性患者,但在男性患者也有个别病案报告,诊断 LAM 需要极其慎重。

LAM 虽然罕见,但需要重视筛查。对于成年女性患者,出现气胸、乳糜胸、肾血管肌脂瘤((angiomyolipoma,AML)或 TSC 患者,均需要注意 LAM 的筛查。

**要点 2:肺部弥漫囊性改变如果合并乳糜胸、AML 或 TSC,可基本确定 LAM 诊断**

LAM 具有诊断特征的临床表现有 3 个:①乳糜胸或乳糜腹腔积液;② AML;③ TSC。LAM 累及淋巴系统,容易出现乳糜胸或乳糜腹腔积液,而且通常是难治的。LAM 也可以出现肺外器官的受累,最具特征性的是肾脏的 AML,过去也称错构瘤。散发 LAM 的患者发生 AML 的概率大约在 18%~28%。对于任

◎ LAM 患者可以通过血液化验确定诊断
◎ 在考虑胸腔镜肺活检之前,先考虑经支气管镜肺活检

何怀疑 LAM 的患者,均需要行腹部 CT 或磁共振检查,至少需要做腹盆部超声检查。AML 的影像表现非常具有特征性,通常并不需要病理就可以诊断。所以如果患者有提示性的肺部囊性改变,又有乳糜胸或乳糜腹腔积液,或 AML,LAM 的诊断就可以确定,不需要进一步的病理检查。

前面我们提到,LAM 可以为散发,也发生于患有 TSC 的成年女性,所以,对于任何一位 LAM 患者,需要了解有无遗传性疾病 TSC。TSC 大部分从婴幼儿开始发病,常因脑部受累有癫痫表现,同时患者的皮肤有特征性改变,在临床上需要仔细查体来了解有无 TSC。TSC 患者的皮肤表现包括面部血管纤维瘤、皮肤色素脱色斑、鲨革样皮损及甲周纤维瘤等。查体时尤其对面部和手脚的指(趾)端需要详细检查。TSC 还有很多其他系统的表现,其主要临床特征就有 11 条,除了我们提到的 4 种典型皮肤表现外还包括视网膜结节、脑皮质发育不良、室管膜下结节或巨细胞星型细胞瘤、心脏横纹肌瘤、LAM 和 AML。另外,还有多条次要表现(表 8-1)。TSC 可以通过基因检测了解有无 *TSC1* 基因或 *TSC2* 基因突变而获得诊断。TSC 与 LAM 具有相似的分子发病机制,但 TSC 是遗传性疾病,散发的 LAM 不具有遗传性。

**要点 3:LAM 患者可以通过血液化验确定诊断**

对于临床拟诊的 LAM 患者,可以通过血液生物标记物——血管内皮生长因子 -D(vascular endothelial growth factor, VEGF-D)来诊断。VEGF-D 的临床诊断截点不同的实验室稍有差异。北京协和医院以 850pg/ml 为截点,LAM 诊断的敏感性和特异性分别达到 96% 和 100%,对于临床诊断有重要参考价值。血液化验用于 LAM 诊断将极大地简化诊断流程。

**要点 4:在考虑胸腔镜肺活检之前,先考虑经支气管镜肺活检**

LAM 诊断的金标准为手术肺活检,通过胸腔镜或开胸可以获得确诊。但经支气管镜肺活检(transbronchial lung biopsy, TBLB)是一个更加简便易行、诊断阳性率高并且安全的检查。很多医师因为担心发生气胸并发症而使用不多。我们的实际临床经验是即使肺部 CT 上仅有少量散在囊腔的 LAM 患者,经 TBLB 诊断阳性率也非常高,而且很少有气胸并发症。但在实际操作中,需要由 TBLB 经验丰富的医师来进行。TBLB 由于标本量小,在获得 LAM 诊断的病理依据后,需要同时检查 LAM 特征性的免疫组化标记物 HMB45 和 SMA,以进一步明确诊断。

## 要 点

◎ 弥漫性囊性肺部病变的鉴别诊断包括多个罕见病

◎ 应用以下推荐的诊断流程图,90% 以上的 LAM 患者通过无创诊断方法就可以获得确诊

**要点 5:弥漫性囊性肺部病变的鉴别诊断包括多个罕见病**

弥漫性囊性肺部病变在鉴别诊断时需要考虑到以下临床上需要注意筛查的可能原因(表 8-2)。

表 8-2 弥漫性囊性肺部病变的原因

**主要原因:**
● 淋巴管肌瘤病
● 肺朗格汉斯组织细胞增生症
● 淋巴细胞间质性肺炎,特发或继发 *
● Birt-Hogg-Dube 综合征
● 淀粉样变,特发或继发 *

**少见原因:**
● 轻链沉积病
● 滤泡性细支气管炎
● 转移性肿瘤,如:肉瘤
● 遗传性疾病:Marfan 综合征、神经纤维瘤病、Ehlers-Danlos 综合征、Proteus 综合征

**包含肺囊性病变的疾病:**
● 肺纤维化疾病:特发性肺纤维化、结节病
● 脱屑性间质性肺炎
● 外源性过敏性肺泡炎
● 肺气肿
● 肺感染性疾病(卡氏肺孢子菌肺炎、球孢子菌病等)

---

\* 如:干燥综合征

**要点 6:应用以下推荐的诊断流程图,90% 以上的 LAM 患者通过无创诊断方法就可以获得确诊**

经过图 8-8 所示的诊断流程,90% 以上的患者通过无创诊断方法就可以获得确诊。对于诊断不明或需要其他鉴别诊断的患者,可以考虑进一步有创诊断方法。

## 【盲点】

**盲点 1:弥漫性囊性肺部病变,认为只是普通肺大疱而没有得到重视**

呼吸科医师看到薄壁囊性病变容易想到肺大疱而不予重视。实际上,有

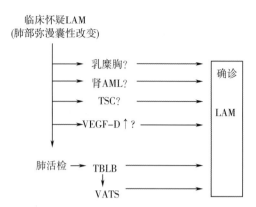

**图 8-8　淋巴管肌瘤病的诊断流程示意图**
AML：血管肌脂瘤；TSC：结节性硬化症；VEGF-D：血管内皮生长因子-D；
TBLB：经支气管镜肺活检；VATS：胸腔镜肺活检

很多疾病可以表现出肺部的弥漫性囊性改变。病因多样，可以是肿瘤性病变，如 LAM、淋巴瘤、转移癌等。

**盲点 2：对于弥漫性囊性肺部疾病，不重视全身表现和家族史**

由于弥漫性囊性肺部疾病包含很多疾病，有一些是有全身表现的。如干燥综合征有口眼干燥症状；结节性硬化症和 Birt-Hogg-Dube 综合征有皮肤和肾脏病变；LAM 可以有肾、腹膜后或盆腔病变。所以需要全面了解患者的肺外情况，以帮助建立诊断。

**盲点 3：不了解 TSC，而忽视 LAM 与 TSC 的关系**

TSC 也是一种罕见病，对于大部分医师来讲也很陌生，所以需要熟悉 TSC 的全身系统表现。出现于成年 TSC 的女性患者的肺部弥漫囊性病变，基本可以确定为 LAM。

## 【诊治箴言】

1. LAM 患者以双肺弥漫性肺部囊性病变为特征，需要提高诊断意识。

2. LAM 的诊断可以通过病史、肺部高分辨率 CT 和特征性临床表现来确定诊断。

3. LAM 分为散发或与 TSC 相关两类，发病人群以成年女性为主。

4. 以下证据对确定 LAM 的诊断意义最大：肺部高分辨率 CT、乳糜胸或乳糜腹、AML、TSC 和血清 VEGF-D 以及病理检查。

## 【参考文献】

1. Ryu JH, Tian X, Baqir M, et al. Diffuse cystic lung diseases. *Front Med*, 2013, 7: 316-327.

2. McCormack FX. Lymphangioleiomyomatosis：A clinical update. *Chest*，2008，133：507-516.

3. Johnson SR，Cordier JF，Lazor R，et al. European respiratory society guidelines for the diagnosis and management of lymphangioleiomyomatosis. Eur Respir J，2010，35：14-26.

4. Xu KF，Zhang P，Tian X，et al. The role of vascular endothelial growth factor-d in diagnosis of lymphangioleiomyomatosis（LAM）. Respir Med，2013，107：263-268.

5. Northrup H，Krueger DA. Tuberous sclerosis complex diagnostic criteria update：recommendations of the 2012 international tuberous sclerosis complex consensus conference. *Pediatr Neurol*，2013，49：243-254.

（北京协和医院　徐凯峰）

# 第九章　经支气管镜介入治疗相关问题

经支气管镜介入治疗技术是一种在软性或硬质气管支气管镜下通过多种介入手段治疗气道腔内病变的一种微创手术。这种微创手术在气管支气管内进行,因而具有极高的风险,处理不当将导致严重的并发症,并可能造成患者的死亡。气道腔内介入治疗因腔内病变的性质、部位及大小的不同而导致治疗的难度差异极大,无法制订统一的诊疗标准和操作规范,如果对病变可能带来的风险评价不准确、介入治疗技术选择不当,往往不能到达满意的疗效,或造成对患者严重伤害,甚至死亡。

笔者根据既往 10 余年在这一领域的操作经验,拟对气道腔内难于处理的几种情况,结合具体病例对如何处理这些病变、采用何种技术手段来得以使患者转危为安进行评述,希望能对从事这一专业的医师有所裨益。以下列出了5 种临床上难以处理的气道腔内疾病及其处理方法。

1. 大咯血的腔内机械性止血方法及其临床应用疗效评价。
2. 恶性气道隆突病变的处理。
3. 难治性复杂性良性瘢痕性气管狭窄的处理。
4. 局部麻醉下难以取出的气管支气管异物的处理方法。
5. 软镜下难以取出的金属支架的处理方法。

上述 5 种情况都是临床上呼吸介入医师感觉处理起来比较棘手的问题,在此通过具体的病例,向大家介绍一下临床上如何合理、安全地处理这些窘况。

# 一、大咯血的腔内机械性止血方法及其临床应用疗效评价

## 【引言】

大咯血是临床工作中面临的一种极为危急的状况,处理不当可导致患者的死亡。在大咯血期间是否应用支气管镜检查及治疗仍存在争议,过去的观点认为在大咯血期间应慎用支气管镜检查。而笔者的观点是,对于出血已经停止的大咯血患者,为避免支气管镜检查对患者的刺激而造成再次出血,应慎用支气管镜检查;但对于出血尚未停止或加重的患者,支气管镜则是有力的治疗工具,但如何使用以及何时使用,我们结合下面的病例进行评述。

## 【病例重现】

患者男性,83 岁,2 天前无明显诱因出现憋气,右侧卧位加重明显,无咳嗽、咳痰,无发热、盗汗,无咯血,无胸痛、心前区疼痛、心悸等症状。于门诊查胸片示:左肺胸膜病变并包裹积液,左侧横膈抬高,左下肺病变? 为进一步诊治,收入院。

既往史:患者既往高血压病史 4 年,最高血压 180/100mmHg,规律服用硝苯地平缓释片,血压控制可。3 年前诊断为冠状动脉粥样硬化。其余无特殊。

入院查体:左下肺叩诊浊音,听诊左肺呼吸音低,未闻及干湿啰音,左肺听觉语颤及语音共振减弱,余无特殊。

辅助检查:血常规:白细胞计数 $6.93×10^9$/L,淋巴细胞百分比 15.3%,中性粒细胞百分比 73.3%,红细胞计数 $4.44×10^{12}$/L,血红蛋白 130g/L,血小板计数 $384×10^9$/L。尿常规:尿蛋白(++),余阴性。红细胞沉降率75mm/h。血生化检查无特殊。凝血象:凝血酶原时间 11.7 秒,INR 1.02,活化部分凝血活酶时间 29.3 秒,纤维蛋白原 6.6g/L,凝血酶时间 16.5 秒。胸腔积液常规:外观黄色微浊,比重 1.036,Riv-T 阳性,细胞总数 2880/μl,白细胞数 720/μl,多核细胞百分比 10%,单核细胞百分比 90%。胸腔积液生化:乳酸脱氢酶 344U/L,氯化物109mmol/L,糖 5.9mmol/L,蛋白 5003mg/dl。胸腔积液 ADA 47U/L。

影像学检查(图 9-1):胸 CT 示两侧胸廓基本对称,纵隔居中;左肺上叶支气管闭塞,左肺上叶肺不张;沿左侧后胸壁可见半弧形液性密度影,左肺下叶含气不良;纵隔内主动脉窗及气管分叉下方可见少许增大淋巴结影。心脏外缘可见浅弧形液性密度影。

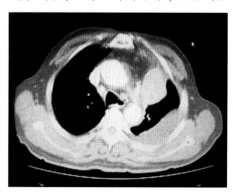

图 9-1　左上肺不张、左胸腔积液

支气管镜检查(图 9-2):左上叶支气管管腔闭塞,黏膜增厚,左下叶支气管开口黏膜充血红肿,余多处支气管黏膜黑色素沉着,管腔通畅,黏膜光滑,于左上叶支气管开口处病变黏膜局部活检 3 次后出血不止,遂进行抢救。

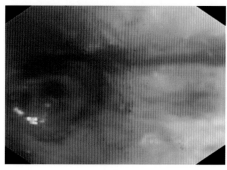
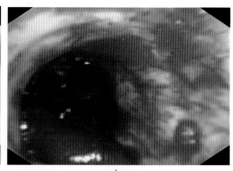

a　　　　　　　　　　　　　b

图 9-2　a:左上叶支气管活检前,已闭塞;b:隆突上气管左上叶支气管活检后大出血,出血进入气管

治疗经过：立即镜下喷洒肾上腺素盐水、凝血酶等，静脉应用酚磺乙胺、巴曲酶、垂体后叶素等，出血仍不止，镜下充分吸引健侧及气管内积血，共经气道吸出血性液体 1600ml（估计总失血量在 2000ml 以上），由于及时应用气管镜将患者气道内的积血清除，患者未发生窒息，血氧饱和度一直维持在 80% 以上。但患者血压开始下降并出现休克状况，给予患者加压静脉输注胶体、输入悬浮红细胞及血浆，并应用多巴胺升血压，保障患者生命体征的稳定。

为将出血止住，尝试放置双腔气管插管 3 次，由于双腔插管无法准确定位，不能进行镜下吸引且插管头端被小血块阻塞而又无法清理，导致患者通气不足、血氧饱和度下降，遂拔出双腔气管插管，换用 8.5 号单腔气管插管（因当时无备用的镜下止血用球囊导管），插管头端置于右中间段支气管，气囊位于右主支气管，Murphy 孔朝向右上叶支气管，隔离双肺，行右侧单肺机械通气，得以维持患者通气功能，生命体征趋于稳定，经声门于气管插管外侧进入气管镜直达隆突观察到左主支气管已被血栓阻塞，未再有新鲜出血，抢救结束，将患者转入呼吸 ICU 继续观察。

插管后第 1 天，经气管插管进镜，插管较前无移位，右中、下叶支气管少许黏痰，右侧远端气道无积血。插管第 2 天后患者出现左肺不张、肺部感染，插管第 4 天后出现血氧饱和度下降，并出现消化道出血，予积极对症、抗感染治疗，经鼻进支气管镜至左侧支气管，见血块阻塞左主支气管（图 9-3a），部分陈旧积血后，为防止刺激引发再出血故拔镜。插管后第 7 天，经气管插管进镜，右中间段支气管内少许黄白色黏性分泌物，放气囊后，从左侧支气管涌入多量血性分泌物。经鼻进镜，气管下段及左主支气管较多积血，吸引出血 160ml，清理出部分左主支气管内血栓（图 9-3b）。插管后第 11 天，经气管插管进镜，右侧支气管少许黏痰，吸引清理，外撤插管至隆突上 3cm，自左主支气管内清理出较多陈旧凝血块，左肺上叶未见活动性出血。插管后第 16 天，经气管插管进镜，气管右前壁黏膜溃疡，右侧各级支气管未见黏痰阻塞，左主支气管开口见少许陈旧血性黏痰，左上叶支气管黏膜未见新鲜出血。在气管插管、机械通气期间患者出现了左肺不张、严重的 Ⅰ、Ⅱ 型呼吸衰竭，最严重时需吸入纯氧以维持血氧饱和度，并发生了呼吸机相关性肺炎（多重耐药的铜绿假单胞菌及鲍曼不动杆菌、耐甲氧苯青霉素金黄色葡萄球菌感染等），而且反复发生病变再出血，还伴有肝、肾功能不全、心力衰竭、低蛋白血症等各种并发症，均救治成功。插管后 27 天，病情稳定，成功拔管、撤机（图 9-3c）。

## 【提示点】

1. 大咯血死亡的原因

（1）血块阻塞气道——窒息——死亡

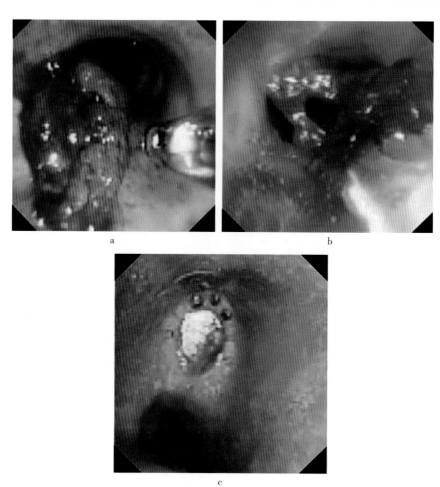

图9-3 a:插管后第4天,镜下清理左主支气管血栓;b:插管后第7天,镜下清理
左主支气管血栓拔管末端被血栓阻塞;c:拔管前的左主支气管,未见新鲜出血

（2）失血——血压下降——休克——死亡

大咯血的死亡率30%~85%,死亡的发生风险与出血速度、出血量,肺内积
血量及肺功能状态密切相关,150ml的血液即可完全充满患者的气管以及左、
右主支气管,引起窒息。因此应该清楚大咯血的主要危险是血液堵塞气管、支
气管引起窒息,这往往比失血更容易导致死亡。

2. 大咯血的临床表现

（1）气道阻塞表现（不能及时咯出或清理积血时）

1）呼吸困难,口唇、四肢末梢发绀;

2）严重时出现窒息;

3）比失血更易导致死亡。

（2）失血表现（当及时咯出或清理出积血时）

1）400ml 以下，无自觉症状，血压、脉搏改变轻微；

2）400ml 以上，可出现头晕、心慌、冷汗、乏力、口干等自觉症状，呼吸、血压、脉搏改变明显；

3）超过 1000ml 可发生休克。

3. 咯血、窒息的前兆

窒息是导致咯血患者死亡的重要原因，常比失血性休克发生更早，其表现有如下一些特点：

（1）咯血量骤然减少或停止，同时出现胸闷、进行性呼吸困难加重。

（2）极度烦躁不安，精神紧张，表情恐怖或呆滞。

（3）喉头痰鸣音，随之呼吸浅快或骤停，一侧或双侧呼吸音减弱或消失，全身皮肤发绀。

（4）四肢乱动、大汗淋漓，再者神志不清、昏迷、大小便失禁，若不及时抢救，即可死亡。

4. 大咯血的处理原则

第一步：保护气道，维持通气功能；

第二步：维持血流动力学稳定；

第三步：寻找出血部位及原因并治疗。

关键点：保持气道通畅，防止窒息是挽救患者生命、赢得控制咯血时间和治疗原发病的前提条件。

## 【要点】

### 大咯血的临床救治分为两个步骤

1. 初始处理

当患者表现为大咯血时，首先应该确认是哪侧出血，大体出血部位；建立通畅的气道，保证气体交换和心血管功能，控制出血。初始处理的目的是保证患者临床情况的稳定，减少出血。

大咯血处理的核心问题是维持气道通畅和血容量稳定。如果已知出血侧，予患侧卧位，防止积血吸入健侧。应转入 ICU 积极救治。如果患者呼吸功能或血流动力学不稳定，应予患者插入大号插管（8 号或以上），以便插入软质支气管镜吸引积血。另外，气道一旦清理通畅，就尽快将插管置入健侧，以防止积血进入健侧，并保证健侧通气，为进一步治疗创造时机。

尽管双腔气管插管理论上能起到更好的隔离双肺的作用,但这项操作费时费力,可能贻误抢救时机;双腔管的每个腔的内径都比较小,只能通过细径支气管镜,镜下吸引等操作有限,且支气管镜视野易被积血及分泌物遮盖不易清理,容易被小的积血块阻塞;一旦移位,由于支气管镜视野不清,较难在直视下将插管调整至正确位置。所以,紧急情况下,不建议插入双腔气管插管。

硬质支气管镜不如软质支气管镜使用频繁,因为需要手术室全麻,并且不如软质支气管镜看得远;但是硬质支气管镜有更好的吸引能力和更好的视野。

止血的方法有多种,包括静脉应用垂体后叶素或其他止血药,局部处理包括冰盐水和(或)止血药的灌洗及经支气管镜的介入治疗。

经支气管镜的介入治疗包括经支气管镜电凝、氩等离子体凝固术、激光凝固止血、冷冻止血和硬质支气管镜下棉纱团压塞止血及球囊导管填塞止血。由于经支气管镜电凝、氩等离子体凝固术、激光凝固止血及冷冻止血等需要找到出血点,因此不适合大咯血的治疗;而硬质支气管镜下棉纱团压塞止血需要在硬质支气管镜下进行,且对出血速度较快的情况疗效不可靠。因此经支气管镜球囊导管填塞止血是目前最有效的治疗大咯血的方法。

1974 年,Hiebert 首次报道了经支气管镜应用 Fogarty 球囊导管填塞紧急治疗了一例血流动力学不稳定的致命性大咯血患者。1994 年 Freitag 等研制出了一种双腔支气管填塞球囊导管,通过软质支气管镜的活检孔道进入到病变部位,可以封闭主支气管及叶段支气管。还可以通过导管向远端注入冰盐水、血管活性药物或其他局部应用的药物。在球囊导管的尾端有两个可拆卸的阀门,以便于撤出支气管镜时不移动球囊导管。这种专用的止血球囊导管国内不易购得,目前多采用用于气道狭窄的球囊扩张器,同样具有很好的效果。

2. 诊断过程

在初始处理过程中,可能明确一些大咯血的部位;如果没有明确部位,则需要进一步检查。检查的时机取决于出血过程:①如果在初始处理后,出血仍较多,必须接着初始处理进一步诊疗以控制出血,稳定患者情况;②如果初始处理后,出血减少或间断出血,那么可以在患者一般情况稳定后开始进行诊断流程。

(1)气管镜检查:如果患者情况稳定或出血停止,一般在前 12~18 小时进行气管镜检查;如果患者情况稳定状态不佳,则尽早进行。应注意出血部位的确定,在气道内发现凝血块并不能确诊出血部位,应看见活动性出血才能确定。气管镜是早期很重要的一项检查,因为其可以提供有价值的诊断和治疗信息。

(2)血管造影:对于采取气管镜检查不能明确诊断而且继续出血的患者,我们建议进行血管造影,因为这对于诊断和治疗均有帮助。

(3)CT 检查:如果患者气管镜检查没有明确诊断但已经不在出血,我们推荐进行 CT 或高分辨 CT 检查。

（4）其他检查：包括询问病史和体检，特殊的实验室检查，血药浓度如阿司匹林测定，细胞学如肿瘤细胞筛查，免疫学方面如 ANCA、ANA、抗 GBM 抗体等，以协助进一步明确诊断。

# 二、恶性气道隆突病变的处理

## 【引言】

恶性气道狭窄的发病率远远高于良性气道狭窄，可见于各种恶性肿瘤及转移瘤。气道腔内介入治疗微创，对患者损伤小，尤其适合不能接受手术的重症患者。术前应注意患者气道狭窄的类型（腔内、外压还是混合），病变的部位（声门下、气管、隆突还是支气管）以及病变的长度、侵及范围、狭窄程度，以选择不同的介入技术与方法。隆突病变因同时影响双侧主支气管，因此在处理起来风险极大，稍稍处理不当即会导致患者气道阻塞窒息死亡，是呼吸介入医师在临床上最难处理的病变。由于隆突病变的不同，应对病变进行充分评估，选择恰当的手术方法对挽救患者的生命极为重要。本文结合以下一些隆突病变的病例谈谈如何安全、有效地处理隆突部位的恶性气道狭窄。

## 【病例重现】

病例 1：隆突及左、右主支气管鳞癌

患者男性，61 岁，气管镜检查示隆突肿瘤堵塞气管下端，左主支气管与右中间段支气管几乎完全堵塞，仅留右上叶支气管通气。患者严重呼吸困难，经氩等离子体凝固术凝切隆突、左主支气管、右主支气管及右中间段支气管肿瘤组织，并应用活检钳、冷冻清除坏死组织后，右主及中间段支气管通畅。左主支气管管腔阻塞改善，于左主支气管放置支架一枚（图 9-4）。患者呼吸困难缓解；病理回报鳞癌。

病例 2：气管 - 隆突 - 支气管多形性腺瘤

患者男性，39 岁，气管镜检查示气管内壁隆突上可见多个肿物组织自气管前、侧壁突向管腔，阻塞管径 2/3，气管镜不能进入。治疗经过：全麻下插入 8.5 号气管插管、接呼吸机，经插管进镜。肾上腺素喷洒肿物表面，经用高频电刀反复切割肿物，活检钳、冷冻清除坏死组织及切除肿物，气管下段 - 支气管开口管腔通畅，隆突成型。氩等离子体凝固术凝切创面。支气管镜进入双侧主支气管，气道恢复通畅。术后 5 天复查示气管腔通畅，黏膜不光滑，气管隆突塑形好；左主和右主气管通畅，黏膜光滑，远端未见异常（图 9-5）。

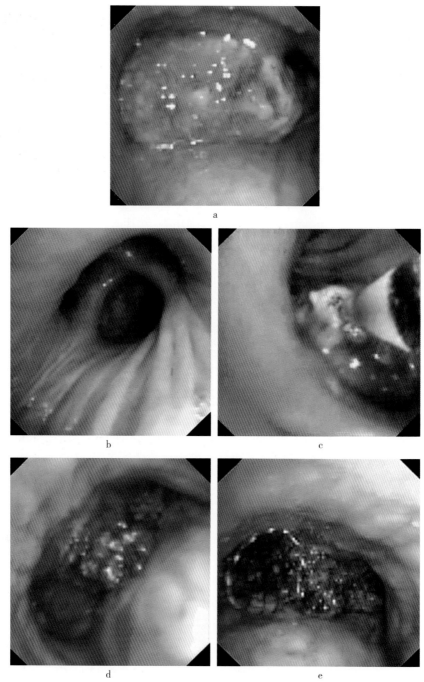

图 9-4　隆突鳞癌致双侧主支气管狭窄置入国产镍钛记忆合金支架
a:术前隆突;b:右上叶开口;c:APC 凝切肿瘤;d:凝切后的隆突;
e:左主放置支架

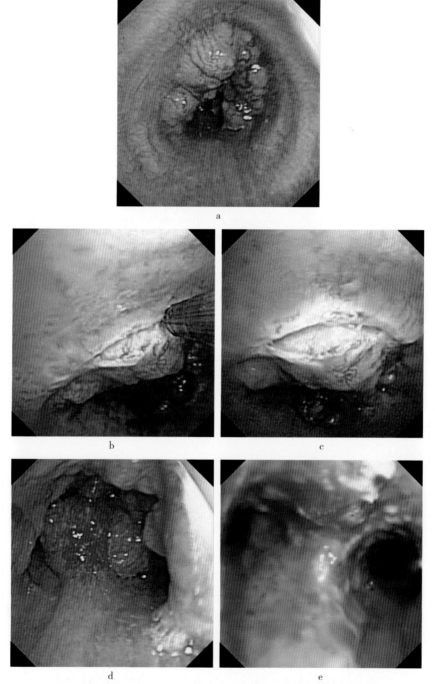

图 9-5　气管 - 隆突 - 支气管多形性腺瘤经气管镜介入治疗过程
a:术前隆突;b:电刀切割;c:切割的肿瘤;d:切割后的隆突;e:术后 5 天隆突

## 【提示点】

1. 病例 1 隆突肿瘤堵塞气管下端,左主支气管与右中间段支气管几乎完全堵塞,仅留右上叶支气管通气。在处理此病变时禁忌出血,因为很少量的出血即可灌满患者仅剩的右上叶支气管从而导致患者窒息死亡。因此介入方法宜选择热消融的方法,如氩等离子体凝固术或激光。禁忌采用冷冻冻切及机械切除等导致出血多的介入治疗方法。病例 2 则更为棘手,由于隆突上肿瘤遮挡无法看到左、右主支气管情况,处理病变时一旦出血将无法有效吸引,造成患者窒息死亡。因此只能选择电刀或激光逐渐切除肿瘤,最终暴露出左、右主支气管开口后再根据情况选择下一步的处理方法。病例 2 由于病变几乎占据全部隆突上的部位,亦不宜选择氩等离子体凝固术,因氩等离子体凝固术烧灼组织慢并形成焦痂,从而阻塞气道导致窒息。

2. 肿瘤大部分切除后,要评价肿瘤破坏气管软骨的情况,如存在气道塌陷,应立即放置气道支架以维持气道通畅(病例 1 即于左主支气管放置一枚支架)。

## 【要点】

类似的隆突病变局部麻醉下操作困难、风险大,难以保证稳定的血氧饱和度;硬质支气管镜下开放通气对于隆突部位几乎全部阻塞的患者来说,亦难以维持满意的血氧饱和度。因此,建议在气管插管正压通气的条件下实施气管镜下的介入治疗。

## 【病例重现】

病例 3:气管及双侧主支气管鳞癌

患者男性,64 岁,气管镜检查示气管狭窄,隆突及双侧主支气管肿瘤组织浸润。予局部麻醉＋镇静,保留呼吸,气管镜引导下成功放置 Y 形支架,气管及双侧主支气管狭窄改善,患者呼吸困难缓解(图 9-6)。

病例 4:食管鳞癌伴气管转移并隆突部重度狭窄

患者男性,70 岁,气管镜检查示气管中下段膜部见外压性改变,并有新生物突出管腔,气管狭窄明显,病变黏膜表面粗糙,接触易出血。考虑为食道癌晚期,气管受压同时侵犯气管,气道严重狭窄接近闭塞。

治疗经过:由于隆突严重受压,立即为患者定制 Y 形气管 - 双侧主支气管支架,但定制支架需等待 1 周时间,期间患者呼吸困难进行性加重,不得不转入呼吸 ICU 行气管插管,由于患者咽腔较长,经口气管插管最远端不能越过狭窄段,插管后患者呼吸困难仍不能缓解,潮气量低,血压不能维持,吸纯氧血

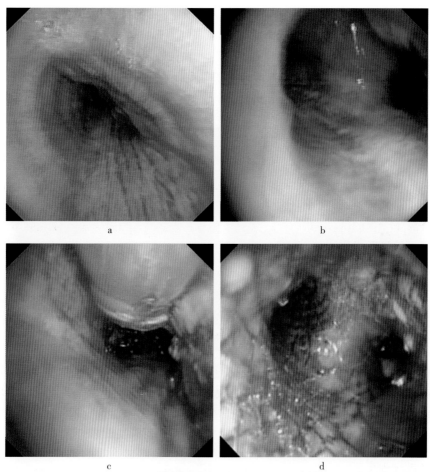

**图 9-6　气管支气管鳞癌致气管外压性狭窄置入 Y 形国产镍钛记忆合金支架**
a:气管下段狭窄;b:隆突增宽;c:Y 形支架置放;图 d:支架成功释放

气分析:pH 7.04,PaCO$_2$ 131mmHg,PaO$_2$ 36mmHg,SaO$_2$ 42%,予静脉滴注碳酸氢钠纠酸、多巴胺升压,因隆突外压兼内生狭窄,支气管镜已无法窥及右主支气管开口,左主支气管开口仅遗留 2mm×1mm 缝隙,支气管镜勉强挤入,麻醉科协助下拔出气管插管,更换喉罩,经喉罩紧急放置左主支气管-气管镍钛记忆合金支架(18mm×60mm),维持单肺通气,支架放置成功后再次将喉罩换为气管插管,继续机械通气,患者血氧饱和度逐渐改善,次日拔管撤机,第 3 天后转出呼吸 ICU。一周后行支气管镜下 Y 形气管-双侧主支气管支架置入,术中予静脉麻醉但保留自主呼吸,下喉罩,撤出原气管-左主支气管支架,使支架下缘位于隆突上,完全暴露左主支气管开口,部分暴露右主支气管开口,高频电刀切除部分气管下段部分内生肿物,经喉罩置入导丝至右下叶基底支气管,撤出喉罩,沿导丝经口进入 Y 形支架推送器,再经鼻进镜,镜下观察释放支架左、右主支气管段,异物钳将原支架提出气道,再镜下观察释放 Y 形支架气管段,整个支架扩张良好,患者返回病房(图 9-7)。术后患者呼吸困难完全缓解,排柏油样便 1 次,抑酸治疗后好转。3 天后复查支气管镜提示支架无移位,清理腔内坏死组织后次日患者出院。

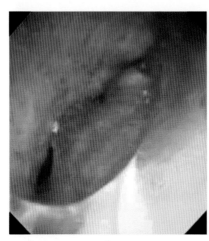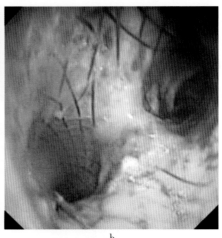

a　　　　　　　　　　　　　　　b

**图 9-7　食管鳞癌伴气管转移并隆突部重度狭窄**
a:气管插管下缘及隆突;b:放置 Y 形支架后(隆突)

## 【提示点】

气管及双侧主支气管受肿瘤浸润和压迫导致呼吸困难的患者,放置 Y 形支架是最佳的解决方法。众所周知,Y 形支架的确具有一定的置放难度,置放失败的病例不在少数。目前国内用得比较多的支架主要有两种,其一是镍钛合金支架,其二是不锈钢 Z 形支架。两种支架各有优缺点,此处不加赘述,在此只谈其推送装置,不锈钢 Z 形支架推送装置是类似硬质气管镜的硬质塑料管(但为双层套管),内含推送杆,置放方式也与插硬质气管镜类似,由于其推送装置较短、较硬,因此置放支架的难度较大,尤其是置放 Y 形支架难度更大。而镍钛合金支架是可以弯曲的软质塑料推送器,推送器很长,置放支架相对容易,并且具有专用的 Y 形支架推送器,因此在临床应用非常普遍,在此重点介绍一下其置放方法。镍钛合金 Y 形支架置放也有一定难度,其放置的方法有 3 种:

1. 局部麻醉、镇静下在 X 线的引导下放置,相对准确并且成功率高,但需要放射科的配合,不太方便。

2. 局部麻醉、镇静下经气管镜直视下放置(病例 3、4 即采用此方法),此种放置方法难度较大,需要娴熟的技术及默契的配合。即便如此,其成功率也仅60%~80%。

3. 全身麻醉下经硬质气管镜放置,选择直径 14mm 的硬质气管镜同时在超细软质气管镜的直视下置放支架,此种方法放置相对容易且成功率高,但需要掌握硬质气管镜技术。

## 【要点】

Y 形支架的置放具有一定的难度,因气管及双侧主支气管受浸润和压迫的隆突病变患者会有严重的呼吸困难,有时由于患者濒临窒息,难以进行 Y 形支架的置放操作(如病例 4),此时可先将单筒支架紧急置入患者的气管及一侧的支气管,保障患者的通气,待患者病情稳定后再置放 Y 形支架,在 Y 形支架到位后,释放前撤出单筒支架(如病例 4)。

## 【病例重现】

病例 5:双侧主支气管小细胞癌

患者女性,75 岁,气管镜检查示双侧主支气管狭窄,呈外压性,右主支气管管腔接近闭塞。患者呼吸困难严重,来不及定制 Y 形支架,遂先后于两侧主支气管分别放置支架(图 9-8)。患者呼吸困难缓解。

病例 6:气管支气管未分化癌

患者女性,46 岁,气管镜检查示气管下段外压性狭窄,隆突被肿瘤组织浸润。右主支气管完全闭塞,左主支气管外压性狭窄。患者呼吸困难严重,来不及定制锥形支架,遂先于气管放置支架,随后于左主支气管再放置支架(图 9-9)。患者呼吸困难缓解。

## 【提示点】

1. 严重的双侧主支气管狭窄来不及定制 Y 形支架,则可直接在两侧主支气管分别放置两枚单筒支架。

2. 严重的气管下段及一侧主支气管狭窄同时伴另一侧主支气管闭塞,来不及定制锥形支架,可先于气管放置单筒支架,随后于另一侧主支气管再放置单筒支架。

## 【要点】

Y 形及锥形等特殊定制支架在狭窄气道内塑形好、疗效相对好,但因定制需要 3~5 天时间,有些地区超过一周。因此,为了挽救患者生命,没有必要追求必须放置 Y 形等特殊定制支架,以免延误救治患者的时机。可先根据情况

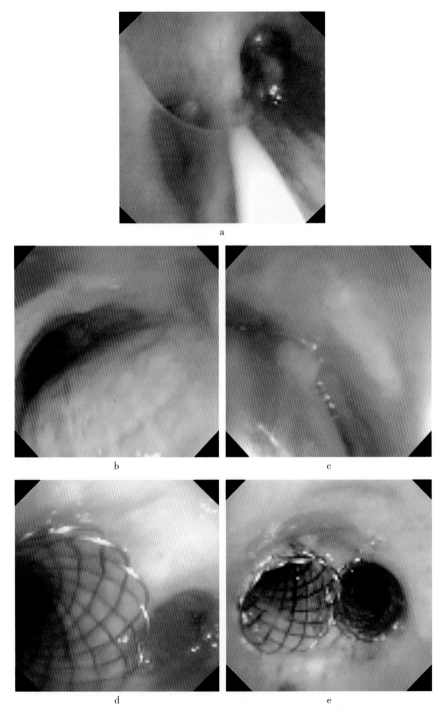

**图 9-8 小细胞肺癌致双侧主支气管外压性狭窄置入双侧国产镍钛记忆合金支架**

a:隆突;b:左主开口;c:右主开口;d:先放左主支架;e:双侧支架放毕

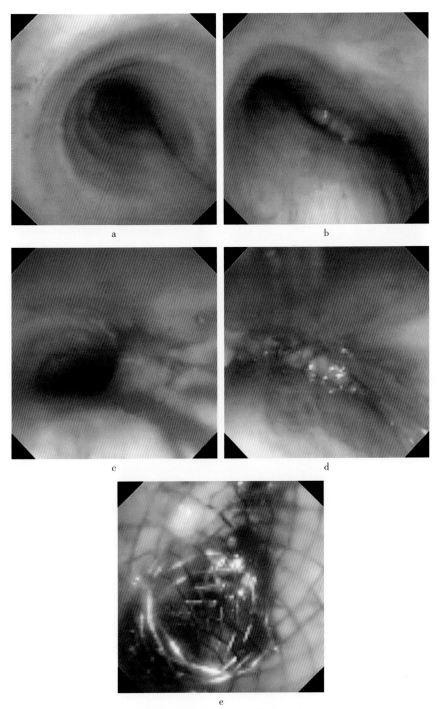

**图 9-9　气管支气管未分化癌致气管支气管外压性狭窄置入国产镍钛记忆合金支架**

a:气管下段;b:隆突;c:左主狭窄;d:右主闭塞;e:气管及左主支架

放置单筒支架挽救患者生命,随后再根据患者病情及经济条件考虑是否更换特殊定制支架。

## 三、难治性复杂性良性瘢痕性气管狭窄的处理

良性气管狭窄是一种可危及患者生命的疾病,气管插管和气管切开术后的患者中 10%~22% 可出现气管狭窄,其他病因包括气管断端吻合术、胸部外伤、吸入性损伤、气管内膜结核等。良性气道狭窄可分为 3 种类型,腔内肉芽增生型气管狭窄可以应用激光、高频电刀或硬质支气管镜(简称硬镜)机械切除的方法治疗,一般预后良好;瘢痕型狭窄型(狭窄段 <1cm)可应用球囊或硬镜机械扩张的方法治疗,预后亦良好;复杂型瘢痕型气管狭窄(1cm< 狭窄段≤5cm)且经球囊或硬镜机械扩张的方法治疗效果不佳者,外科切除狭窄段重建气道仍是最佳选择。但如果狭窄段过长(狭窄段 >5cm)、合并炎症、心血管或呼吸功能很差的患者却无法进行外科手术治疗。对于上述患者及外科术后再狭窄的患者我们通常定义为难治性复杂性良性瘢痕性气管狭窄,在国外其治疗方法一般是放置硅酮支架(一般应用 Dumon 支架)。但是,此种治疗方法往往会造成支架上下缘肉芽组织增生、支架周边组织溃疡、支架移位、分泌物潴留等并发症。因此对于难治性复杂性良性瘢痕性气管狭窄目前尚无理想的治疗方法。在此针对这一问题,笔者谈谈采用非支架置入的方法来治疗这种难治性复杂性良性瘢痕性气管狭窄的处理技术。

【病例重现】

患者男性,44 岁,5 个月前在外院因车祸抢救行气管切开术,拔除气切管后一个月逐渐出现呼吸困难、进行性加重。胸部 CT 发现气管狭窄,气管镜检查发现气管切开处环形瘢痕狭窄及肉芽增生,予以再次气管切开,并予氩气刀治疗后拔管,术后呼吸困难短时间改善。拔管后 1 周再出现喘憋、呼吸困难,此后到多家医院就诊,先后再行三次氩气刀烧灼治疗,每次术后呼吸困难短时缓解,1~2 周后即复发,为进一步治疗以"气管狭窄"收入院。

入院后给予针形电刀＋球囊扩张＋冷冻＋丝裂霉素及紫杉醇局部滴药治疗气道瘢痕狭窄,患者 2 周后即复发并呼吸困难,继续给予同样的处理方法,患者每次治疗后仅能坚持 3 周,即复发再狭窄并呼吸困难。在治疗 3 个多月后(共治疗 5 次),患者每次治疗后可坚持 4 周。在治疗 7 个多月后(共治疗 9 次),患者每次治疗后可坚持 6~7 周。在治疗 10 个多月后(共治疗 12 次),患者未再复诊,电话咨询,患者未有呼吸困难。半年后,在治疗后的 16 个月时,患者来复诊,气管镜检查示气管瘢痕环稳定,直径 6mm 气管镜通过无困难,患

者同时亦无呼吸困难表现,不需要再治疗,患者的气管瘢痕狭窄彻底得到治愈(图 9-10~ 图 9-15)。

【提示点】

难治性复杂性良性瘢痕性气管狭窄复发率高,需反复治疗,气管支架(无论是金属支架、覆膜金属支架或硅酮支架)由于支架本身可刺激气管黏膜而导致瘢痕肉芽组织的生成,因而不是一种理想的方法。而采用非支架的治疗可能是一种相对安全有效的方法。但是如何选择恰当、有效、并发症少的方法对最终能否成功至关重要。以下是需要关注的问题:

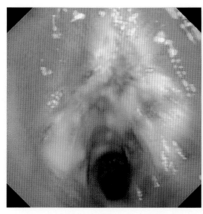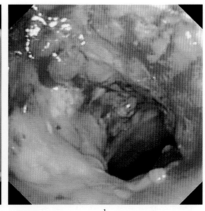
a                                    b

**图 9-10　第一次治疗**
a:术前;b:术后

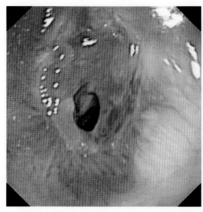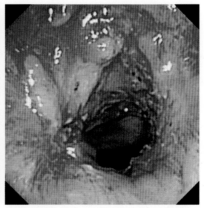
a                                    b

**图 9-11　第二次治疗**
a:2 周后复发;b:术后

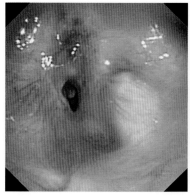 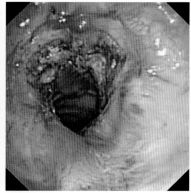

a　　　　　　　　　　　　　b

**图 9-12　第三次治疗**
a:3 周后再复发;b:术后

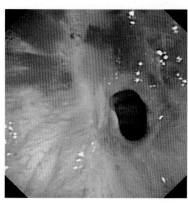 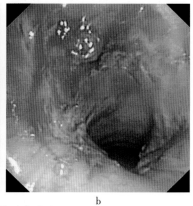

a　　　　　　　　　　　　　b

**图 9-13　第四次治疗**
a:3 周后复发;b:术后

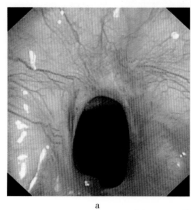 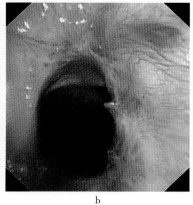

a　　　　　　　　　　　　　b

**图 9-14　第十二次治疗**
a:术前;b:术后

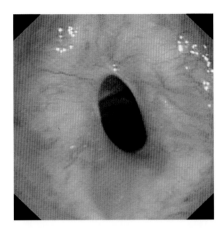

图 9-15　第十三次复查,瘢痕环稳定,患者通气无困难,不需要再治疗,痊愈

1. 经过多种气道介入治疗方法的临床研究,我们最终得出结论:电凝、氩等离子凝固术及激光均可导致瘢痕增生和加重,导致严重的再狭窄;而采用球囊机械扩张治疗并于球囊扩张后应用冷冻处理创面则可减少刺激气道黏膜瘢痕组织的过度增生,减少狭窄复发的概率。对于瘢痕较韧难于球囊机械扩张者,可采用针型电刀首先松解瘢痕然后再用球囊扩张的方法,但禁用电凝及氩等离子凝固术等热凝方法扩张狭窄气道。

2. 除采用针形电刀 + 球囊扩张 + 冷冻介入治疗外,对于气道瘢痕狭窄反复复发者,可采用气道局部涂抹丝裂霉素或紫杉醇的方法来抑制瘢痕组织的增生。

【要点】

难治性复杂性良性瘢痕性气管狭窄治疗周期长、次数多。如我们前面介绍的病例总治疗次数达 13 次,治疗时间 16 个月,最终得以治愈。因此医生需对这种治疗充满自信、坚持不懈。针形电刀 + 球囊扩张 + 冷冻 + 局部用药(丝裂霉素或紫杉醇)四种方法的组合应用可有效地治疗难治性复杂性良性瘢痕性气管狭窄,避免了支架治疗的相关并发症。放置支架应作为最后不得已而为之的处理手段。

此外在治疗期间应严密监测患者气管再狭窄复发的情况,防止因治疗不及时而导致患者意外窒息死亡。

# 四、局部麻醉下难以取出的气管支气管异物的处理方法

【引言】

异物吸入气道可影响患者呼吸,较大的主气管异物有时甚至是致命的。

异物吸入以儿童常见,国内报道10岁以下儿童占96%,亦可发生于成人。多数于吸入后立刻发现,亦有少数于数月之后才被发现。异物的取出通常是由耳鼻喉科医师或呼吸科医师处理、极少数情况下需要胸外科医师处理。

1897年,德国喉科医师GKillian第一次应用硬质支气管镜取出了一位男性患者吸入气管的猪骨头从而避免了气管切开。1937年,美国医生C.Jackson首次报道了191例采用硬质支气管镜取出气道异物的经验。1967年,日本医生Ikeda首次展示了应用可弯曲支气管镜在气道异物的诊断与治疗中的应用前景。此后,软、硬质支气管镜的结合及各种器械的完善使得气道异物取出技术达到了一个新的高度,几乎完全取代了外科开胸手术取气道异物的方法。

【病例重现】

病例1:左主支气管图钉

患者男性,12岁,1年前不慎吞入一图钉,未敢告诉父母,未行特殊处理。近半年来活动后胸闷气短,自诉可闻及"喉鸣音",来我院就诊,胸片提示左主支气管图钉样异物(图9-16),遂收入院。

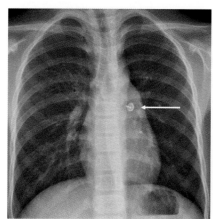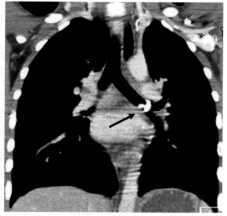

图9-16 胸片及CT提示左主支气管图钉样异物

气管镜检查见左主支气管远端管壁粘连带形成,分隔管腔,其中左上口可见金属异物,试用活检钳钳夹一次,未能取出。全身麻醉下喉罩,接呼吸机。于左主支气管下段见粘连带,管腔狭窄,气管镜越过粘连带后见一图钉,针尖指向右上方,针帽卡于左主支气管上下叶分叉处。活检钳钳夹针尖部,针尖与针帽分离,依次取出针帽、针尖及部分铁锈样物。图钉被完整取出完整(图9-17)。

图钉取出后见左主支气管下端粘连、狭窄,高频电刀分解粘连带后,可见左主支气管远端塌陷,局部肉芽组织增生,经冷冻、活检钳清除肉芽组织后,见左上下叶开口正常,间嵴锐利,左主支气管基本恢复通畅(图 9-18)。

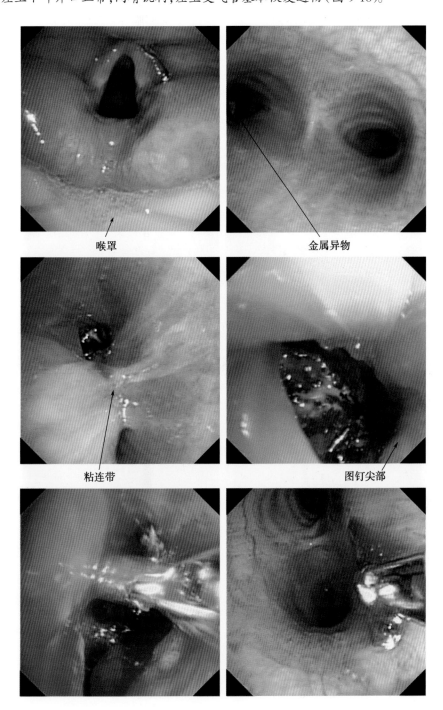

喉罩

金属异物

粘连带

图钉尖部

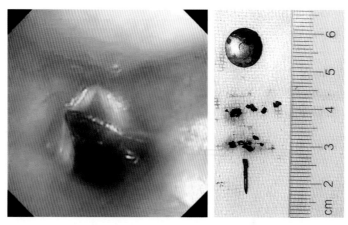

图 9-17　左主支气管图钉取出过程

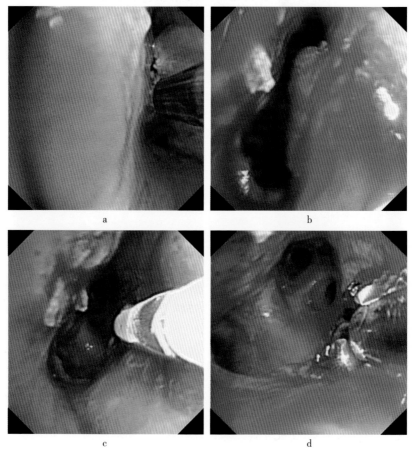

图 9-18　左主支气管下端粘连带分离过程

a:电刀切割粘连带;b:切割后;c:冷冻去除肉芽;d:活检钳钳取肉芽

病例 2：右肺中间段支气管结石

患者女性，67 岁，因右中间段支气管异物，反复右中下叶阻塞性肺炎收住院。气管镜检查示右中间段阻塞，表面脓痰，吸引后发现异物，质地坚硬（图 9-19）。

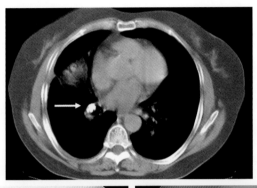

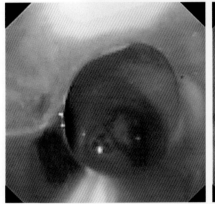 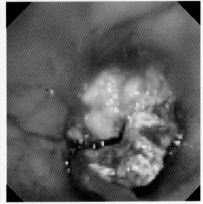

图 9-19　右肺中间段支气管结石

全麻后经口气管插管，接呼吸机，经插管进镜，先用冷冻探头逐渐分离结石与周边组织的粘连，结石活动后再用冷冻探头将结石冻住并成功取出，结石呈不规则形状，质地类似动物骨头（图 9-20）。

病例 3：右中间段支气管异物

患者女性，69 岁，咳嗽、咳痰 1 年，加重伴喘息半年。外院 CT 示：右肺中间段支气管，管腔变窄，腔内见一异常高密度影，遂转来我院。气管镜检查示右中间段支气管黏膜充血增厚，管腔狭窄。内嵌异物表面呈黄黑色条纹样，质地坚硬，阻塞下叶开口，支气管镜无法通过。周围黏膜水肿、疏脆，触之易出血（图 9-21）。

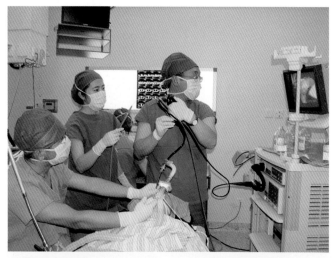

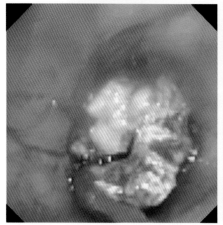　　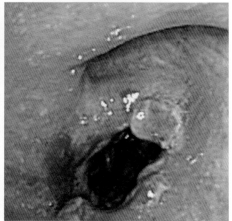

治疗前　　　　　　　　　　　　　　　治疗后

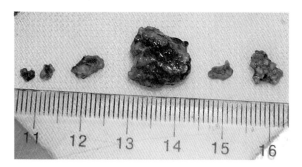

图 9-20　右肺中间段支气管结石的取出过程

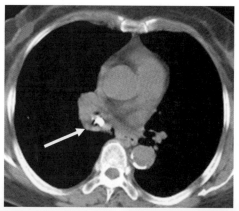

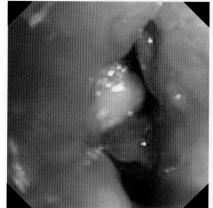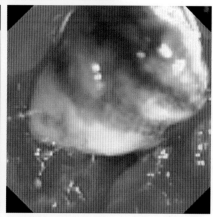

图 9-21　右中间段支气管异物

　　全身麻醉下插入硬质支气管镜,经硬质光学钳取出异物,异物形态不规则,一端光滑,一端粗糙,大体呈黄黑色,质地坚硬为脱落的牙齿。取出牙齿后见右主支气管黏膜纵行改变,右中间段支气管管腔略狭窄,内侧壁黏膜略隆起,远端中、下叶及背段各级支气管通畅(图 9-22)。

## 【提示点】

　　1. 局部麻醉下经软性支气管镜取气管支气管异物

　　因为在取出时需要能够通过异物,故经鼻插入软性支气管镜的方法不可取,异物往往会卡在或划伤鼻腔,应采用经口途径。儿童、痴呆或不易合作的患者不建议采用局部麻醉的方法,因患者不合作,易致失败。此外局麻下患者咳嗽、躁动,因此在取锐利的异物时,应特别注意防止划伤气道。局部麻醉下软性支气管镜操作缺乏对气道的控制,较难取或可能导致窒息的异物,应慎重选择此方法(如前述病例)。

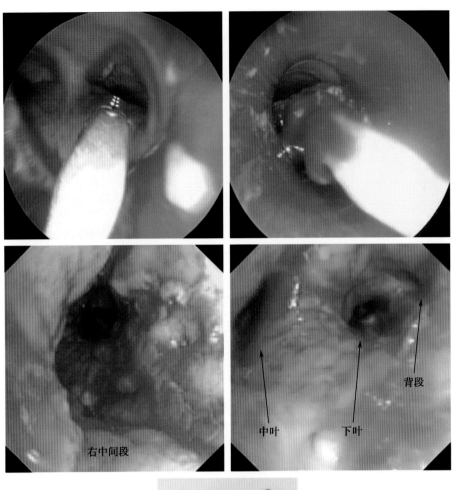

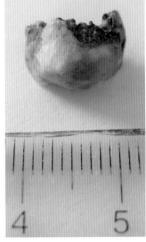

图 9-22  右中间段支气管异物（脱落牙齿）的取出过程

2. 全身麻醉下喉罩经软性支气管镜取气管支气管异物

喉罩通气道可连接机械通气保障有效的通气与氧合,故适合较难取或可能导致窒息的异物。采用全身麻醉,不存在患者配合问题,术者也更容易操作。由于喉罩通气道保护了咽喉部,故更适合采用冷冻来黏取异物,增加了取出异物的机会(如前述病例1)。喉罩的密闭性不如气管插管,因而通气效果略逊于气管插管。

3. 全身麻醉下气管插管经软性支气管镜

气管插管密闭性最好,可提供稳定可靠的氧合及通气效果,因此适合各种危险情况下异物的攫取及诸如出血等并发症的救治。全身麻醉下气管插管不需患者配合,术者操作更加容易。气管插管不但保护了咽喉部,而且保护了声门及上段气管,适合各种软性器械的进入与操作(如前述病例2)。唯一的问题是不适合气管上段的异物,但由于解剖位置的问题,气管上段异物罕见。

4. 全身麻醉下经硬质支气管镜

由于硬质支气管镜下可用器械多,各种各样的专用钳子可以用来取各种各样的异物,尤其是较大的异物,因此通过硬镜取气道异物是最迅捷、最可靠的方法。硬镜也是在全身麻醉下操作、不需患者配合,术者操作容易,并且有些异物非硬镜不能取出,如卡在气道内较大的异物及断裂的金属支架等(如前述病例3)。硬镜的金属管道可有效地保护咽喉部、声门及上段气管,便于各种器械的进出。唯一缺点是硬镜下的开放通气不够稳定,操作时间长容易导致缺 $O_2$ 或 $CO_2$ 潴留。

## 【要点】

气管支气管异物一般均可从气道取出,但某些气管支气管结石可能体积较大,难以通过声门,此时可先用激光将结石打碎,然后分次取出。

支气管镜下异物取出的并发症较少,主要并发症包括异物紧紧嵌入气道不能取出,异物加重气道阻塞导致窒息、甚至死亡,气道撕裂,出血及气管镜操作、麻醉、插管过程相关的并发症。

外科手术是气道异物取出最后也是最不希望采用的方法。手术指征是气道异物有可能或已经导致严重症状同时又不能在支气管镜下取出,显著的阻塞后损伤、严重的感染或肺实质结构的破坏以及支气管扩张可能需要行肺叶切除。

应注意必须避免在支气管镜下操作时将异物紧紧嵌入气道。有时,一些不可取出的异物导致患者产生症状的危险性很低,这样将其留在原处较外科手术将其取出要好。

无论是儿童还是成年人,异物吸入是一个常见,有时甚至是危及生命的问题,应该明确异物吸入的高危因素并使其降至最低。成功的处理需要迅速诊断和经验治疗。

气管镜检查是气道异物诊断和取出的主要方法。支气管镜下异物移除的操作方法有很多,关键是保护气道、操作者经验丰富、足够的设备和备有硬质支气管镜。一旦发现气道异物应尽早就诊,以使并发症降至最低。

## 五、软镜下难以取出的金属支架的处理方法

虽然美国 FDA 在 2005 年已经颁布了在良性气道狭窄放置金属支架(包括裸金属支架及覆膜金属支架)的禁令,但国内仍有很多医生(特别是介入科医生)选择金属支架(裸支架或覆膜支架)治疗良性气道狭窄。因而良性气道狭窄放置金属支架后导致瘢痕肉芽组织增生从而使支架不能取出的病例目前在国内仍屡见不鲜。这是一个非常严重的问题,金属支架或覆膜金属支架在气道内放置时间过长均难以取出,而且取支架是一个具有极高风险的手术过程,存在着出血、气管撕裂及窒息死亡等严重的并发症。

### 【病例重现】

病例 1:气管内断裂的镍钛记忆合金支架(覆膜)

患者男性,64 岁,因左侧肺癌行左肺切除术,术后发生左主支气管残端瘘,于外院放置直筒覆膜金属支架,支架尺寸为 80mm×20mm,近端起自气管下段,远端越过隆突进入右主支气管,顶在右上叶开口处,支架远端 1/3 部位将左主支气管及残端瘘封闭。放置支架 8 个月后,患者突发阵发性咳嗽,频繁发作,观察 3 日无缓解,行气管镜检查,发现支架下段断裂,遂转来我院拟行支架取出术。

气管镜探查示声门活跃,气管上段通畅,软骨环尚清晰,气管中下段管腔狭窄,黏膜呈颗粒状改变,直径 6mm 支气管镜可顺利通过。距声门约 8.5cm 可见气管支架,支架上缘少量肉芽组织增生,支架扩张尚可,下段稍有变形,支架近下段左侧可见断裂支架金属丝向腔内突出,支架覆膜变形向腔内突出,支架内壁附着多量黄白色黏稠分泌物,给予充分吸引,支架长 8cm,下缘进入右主支气管。右上叶支气管开口大部分被支架阻塞,支气管镜可从下缘进入,见右上叶管腔通畅,未见出血及新生物,右中间段及其各级分支管腔通畅,黏膜光滑,未见出血、溃疡及新生物(图 9-23)。

治疗经过:置入硬质气管镜,接高频通气机,经硬镜观察气管中下段管腔狭窄,黏膜呈颗粒状改变,可见气管支架,支架上缘少量肉芽组织增生,支架扩张尚可,下段稍有变形,支架近下段左侧可见断裂支架金属丝向腔内突出,支

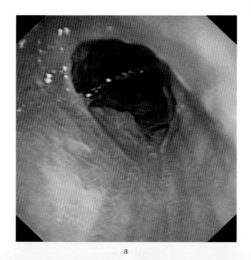

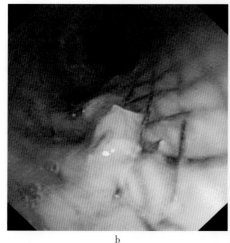
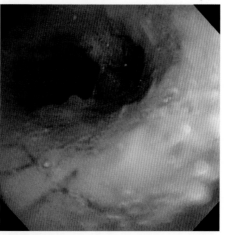

**图 9-23　气管内断裂的覆膜金属支架**

a:支架上端已被增生肉芽覆盖;b:支架下段断裂处;

c:支架下端顶在右上叶开口处并刺激肉芽增生

架长度 8cm,下缘进入右主支气管。经软性活检钳去除支架上缘肉芽组织,剥离出支架上缘后,用硬质大型可视光学异物钳取出断裂支架,然后用软性实心钳取出残留金属丝。

取出支架后,气管下段有塌陷,但吸气后气管尚通畅,可见隆突变形,右主支气管管腔狭窄,软骨环不清,局部黏膜水肿、颗粒样肉芽增生、糜烂,伴有少量出血。右上叶开口通畅,右中间段开口处多量肉芽组织增生。左主支气管残端黏膜光滑,瘘口已封闭(图 9-24,图 9-25)。

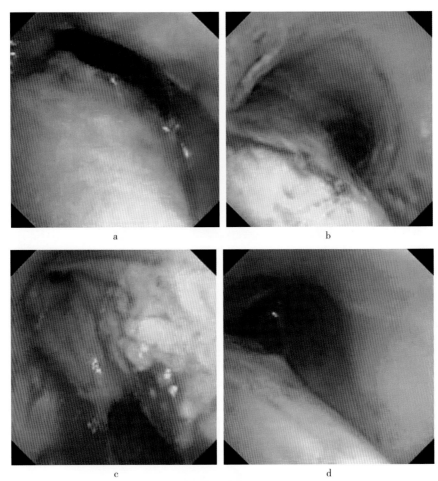

**图9-24　取出断裂覆膜金属支架后气道内情况**

a:支架取出后上端;b:隆突右上叶;c:右中间段;d:左主盲端瘘已封闭;

e:气管已有塌陷

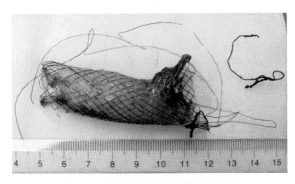

**图9-25　取出的断裂覆膜金属支架**

活检钳钳夹清除肉芽组织,标本送病理检查,并反复冷冻处理肉芽组织,治疗后右中间段开口通畅,中下叶开口通畅,未见狭窄及新生物。

患者恢复自主呼吸,2%利多卡因局部麻醉后经右鼻进入支气管镜,观察气管及右主支气管管腔,吸气时管腔扩张,呼气时管腔缩窄明显,但能维持通气,监测血氧饱和度无下降。

病例2:气管内断裂的Ultraflex支架(覆膜)

患者男性,57岁,因外科手术麻醉时行气管插管导致原先放置的Ultraflex覆膜金属气管支架断裂,全麻下经硬质气管镜取出(图9-26)。

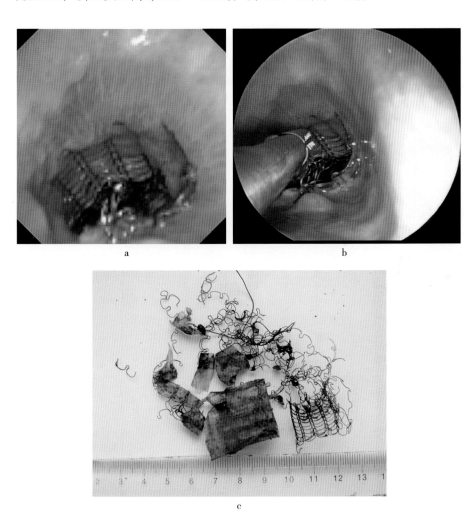

a

b

c

**图 9-26　气管内断裂的 Ultraflex 覆膜金属支架取出过程**

a:气管内 Ultraflex 支架断裂;b:硬镜取支架;c:取出的断裂 Ultraflex 覆膜支架

病例3：气管内断裂的镍钛记忆合金支架（裸支架）

患者男性，50岁，因气管狭窄放置国产镍钛记忆合金支架，放置1个月后支架发生断裂，全麻下经硬质气管镜取出（图9-27，图9-28）。

病例4：气管内瘢痕肉芽组织覆盖的镍钛记忆合金支架（裸支架）

患者女性，20岁，气管内膜结核后气道重度瘢痕性狭窄，呼吸困难。经电刀切割瘢痕后，送入支架推送器，释放支架，患者呼吸困难缓解。3个月后复查，支架被瘢痕肉芽组织覆盖，全麻下经硬质气管镜取出（图9-29，图9-30）。

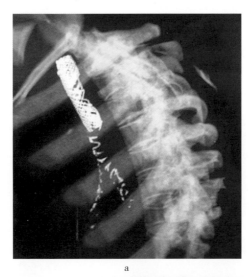

a

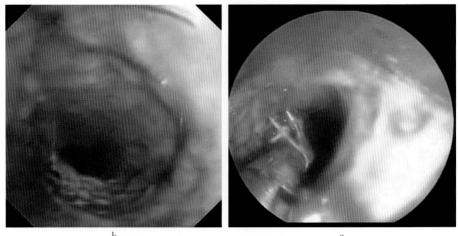

b　　　　　　　　　　　　　　　　c

**图9-27　气管内断裂的镍钛记忆合金支架（裸支架）取出过程**

a、b：气管内断裂的镍钛记忆合金支架（裸支架）；c：硬镜取支架

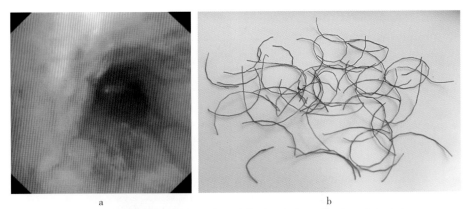

**图 9-28　断裂支架取出后及取出的断裂国产镍钛记忆合金支架残骸**

a:断裂支架取出后气管无明显狭窄或塌陷;b:取出的断裂国产镍钛记忆合金支架残骸

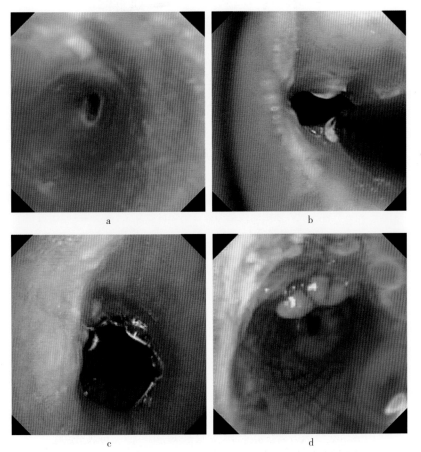

**图 9-29　气管瘢痕肉芽组织覆盖的镍钛记忆合金支架**(裸支架)

a:气管狭窄;b:电刀切割瘢痕;c:置入支架;d:3 个月后支架被瘢痕覆盖

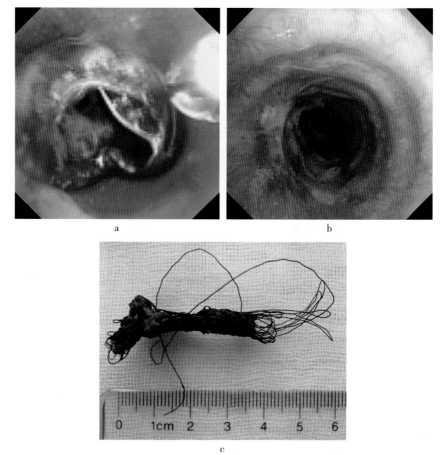

**图 9-30 气管瘢痕肉芽组织覆盖的镍钛记忆合金支架（裸支架）取出过程**
a:硬镜取支架;b:支架取出后的气管;c:取出的支架

病例 5:气管内塌陷的国产覆膜 Z 形不锈钢丝支架

患者男性,19 岁。一年前因吸入化学性气体造成气道灼伤后气管瘢痕狭窄并软化,在外院放置覆膜 Z 形不锈钢丝支架,支架逐渐塌陷,来我院取出塌陷支架并经冷冻处理病变后重新置入镍钛记忆合金裸支架(图 9-31)。

【提示点】

国内常用的金属支架(图 9-32),最常用的是国内镍钛记忆合金支架,有不覆膜和覆膜两种,其次是国产覆膜 Z 形不锈钢丝支架,仅有覆膜一种,还有少量应用的 Ultraflex 金属支架,亦有不覆膜和覆膜两种。取支架的难易程度由难到易排序如下:① Ultraflex 金属裸支架;②镍钛记忆合金裸支架;③ Ultraflex 金属覆膜支架;④镍钛记忆合金覆膜支架;⑤覆膜 Z 形不锈钢丝支架。此外从

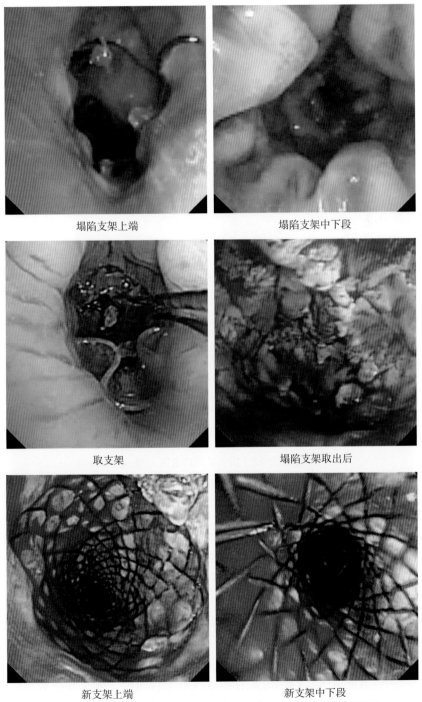

塌陷支架上端　　　　　　　　　　　　塌陷支架中下段

取支架　　　　　　　　　　　　　　　塌陷支架取出后

新支架上端　　　　　　　　　　　　　新支架中下段

图 9-31　气管内塌陷的国产覆膜 Z 形不锈钢丝支架取出及重新置入
镍钛记忆合金裸支架过程

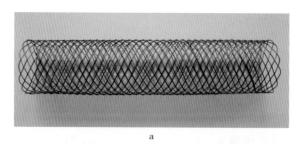

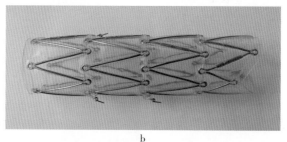

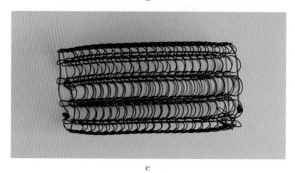

**图 9-32　国内常用的金属支架**
a:镍钛记忆合金支架;b:覆膜 Z 形不锈钢丝支架;c:Ultraflex 金属支架

支架形状来看,异形支架如 Y 形支架等较普通直筒支架难取,支架放置时间越长、瘢痕肉芽组织覆盖越紧密,则越难取出。

## 【要点】

1. 金属支架的取出方法有 2 种:

(1)条件许可时可用硬镜抓钳全部取出,如覆膜金属支架及瘢痕肉芽组织覆盖不严密的裸金属支架;

(2)而对瘢痕肉芽组织覆盖紧密金属支架则宜用激光打断分段取出。激光可选用钬激光或 Nd:YAG 激光,但 Nd:YAG 激光效率更高。

2. 金属支架的取出过程分为 3 步:

(1)支架的剥离:清除瘢痕组织,使支架与气管黏膜分离。支架被大部分剥离则支架可完整取出(多见覆膜金属支架)。支架大部分不能被剥离可应用激光进行金属支架的毁形,金属支架被破碎分次取出。

(2)硬质镜插入支架的外侧:硬镜前端斜面插入被剥离金属支架的上缘,将支架上缘收入硬镜内,并逐渐下推,继续协助剥离支架,将支架逐渐收入硬镜之内。

(3)硬质钳取出支架:当超过 1/2 的支架部分被收入硬镜之内时即可应用大型硬质钳将支架完整取出,拔取支架同时前推硬镜使支架与气道完全分离;对不能一次完整取出的支架,可用硬质钳将其分次取出。

3. 金属支架取出过程的严重并发症

(1)出血:出血不可避免,但大量出血可至患者窒息死亡,导致手术失败。

(2)气管撕裂:可至穿孔、气管食管瘘、伴有血管撕裂可致出血、严重者可致死亡。

(3)气道阻塞:支架不能顺利取出或支架取出后气道塌陷导致气道阻塞,严重者可窒息死亡。

所有并发症导致最严重的问题是气道完全阻塞,导致患者窒息死亡。

## 【参考文献】

1. 张杰,王娟,王婷,等.经支气管镜治疗良性瘢痕增生性气道狭窄方法的比较.中华结核和呼吸杂志,2011,34:334-338.

2. 张杰,党斌温,郭伟,等.氩离子束凝固术治疗气道腔内病变的价值.中国内镜杂志,2007,13:30-33.

3. 中华医学会呼吸病学分会.支气管镜诊疗操作相关大出血的预防和救治专家共识.中华结核和呼吸杂志,2016,39(8):588-591.

(首都医科大学附属北京天坛医院 张杰)